湿 病 论 治

——刘云临证医案医话

编　著　刘　云

学术顾问　赵清树

审　　阅　赵清树　王福彦

科学出版社

北　京

内 容 简 介

本书共分三部分，第一部分为传承篇，以中医八纲辨证与脏腑辨证、营卫气血辨证与三焦辨证、六经辨证等辨证法则，从不同角度论述水湿邪气、湿热、寒湿、暑湿、痰湿、风湿、痰瘀互结等侵袭人体的表现，以及辨证施治法则，总结出 49 种水湿邪气证候的辨治方法。第二部分为实践创新篇，阐述水湿邪气与现代各种急、慢性疑难病的关系，分析论述临证实践中医药治疗急、慢性疑难病。第三部分为生命篇，叙述我国传统中医药的生存与发展。本书适用于各级中医师及中医爱好者参阅。

图书在版编目（CIP）数据

湿病论治：刘云临证医案医话 / 刘云编著. —北京：科学出版社，2020.3
ISBN 978-7-03-064243-1

Ⅰ. ①湿… Ⅱ. ①刘… Ⅲ. ①湿热（中医）-医案-汇编-中国-现代②湿热（中医）-医话-汇编-中国-现代 Ⅳ. ①R254.2②R249.1

中国版本图书馆 CIP 数据核字（2020）第 010222 号

责任编辑：郝文娜 / 责任校对：张 娟
责任印制：赵 博 / 封面设计：龙 岩

科 学 出 版 社 出版
北京东黄城根北街 16 号
邮政编码：100717
http://www.sciencep.com

北京凌奇印刷有限责任公司 印刷
科学出版社发行 各地新华书店经销
*
2020 年 3 月第 一 版 开本：720×1000 1/16
2020 年 3 月第一次印刷 印张：15 3/4
字数：312 000
POD定价： 79.00元
（如有印装质量问题，我社负责调换）

序

　　中医药事业的继承和发扬，需要一代又一代有识之士的无限努力和无私奉献。党和国家历来重视、关注和扶持中医药事业的继承与发展，不断出台多项政策和举措，全力保护和振兴中医。当前是中医药事业发展的大好时机，能为其发展、壮大做出贡献，是每一个中医人的历史使命。

　　刘云先生是一名基层老中医，我与他相识于20世纪90年代，当时我在内蒙古医学院任教，并担任中医系主任，刘云先生在包头市固阳县从医，为探讨某些中医学术问题，他曾多次书信与我交流。为此，我们常有密切联系、修改稿件、参加学术会议、发表论文、合作科研课题、交流临证心得等，相互间便有了更深的了解。

　　刘云先生从医近半个世纪，具有精湛的医术、高尚的医德和独特的学术思想。他从小励志从医，济世救人，造福黎民。50年来，坚持自学了中医学基础理论、中药学、方剂学、中医诊断学、针灸推拿学、临床内外妇儿等大学课程，以及中医经典医著，奠定了较坚实的中医学理论功底。他刻苦钻研，勤做临床；大胆实践，救死扶伤；著书立说，观点明朗。他先后发表中医临床和科研论文60余篇，出版专业书籍3部，完成省级科研课题2项，申请国家专利4项，尤其对临床疑难杂症，如急慢性肾病、糖尿病、心脑血管病、癌症等具有独特的诊治思路并取得很好的疗效。他虽未进过高等学府，但博览群书、博采众长，临床诊疗遵循中医思维，注重理论与实践相结合，善于思悟，勇于总结，精于辨证，方药运用自如。尤其可贵的是对中医事业的执着和对中医兴亡承担的责任，让人深感敬佩！刘云先生为中医事业的继承和发展殚精竭虑，默默奉献着！

　　《湿病论治——刘云临证医案医话》所列刘云先生的学术思想、临床用药经验、奇证治验、临证医案等，全为实录，独具特色，既体现了刘云先生的原创学术经验，又反映出其独特的创新观点，在临床疑难杂病的诊治方面，有其独到的见解。

　　当今，随着人们生活水平的不断提高，人类生存的环境、条件不断改变，生活节奏、工作压力逐渐加大，大气、水源、饮食等污染严重，加之医源性、药源性等因素影响，疾病变得越来越复杂、难治，各种"富贵病"、传染病、癌肿等慢性疑难病也日益增多。究其原因，多为情绪、饮食、劳逸等失于节制，致机体脏腑、气血、阴阳失调，湿浊不化，痰瘀内阻，百病丛生，治当以运湿、除痰、化瘀为先，使邪去而气机调畅、脏腑调和、阴阳平衡，人体自安。此乃本书的精髓所在，本人读后深受启发，亦乐与同道分享。

　　刘云先生已近70岁高龄，在繁忙的临床诊疗之余，潜心钻研，著书立论，总结其从医50余年的经验和体悟，传授于后人，其精神值得赞许。愿该书有益于中医人，更有益于广大民众。

内蒙古医科大学中医学教授、主任医师

自治区名老中医，原中医学院院长　　赵清树

2019年仲夏于呼和浩特

前　言

　　因水湿邪气阻滞于人体肌表、半表半里、五脏六腑、经络、筋骨、血脉循环，导致水湿内停、水湿泛滥、湿毒浸淫等诸多病理改变，即为湿病。

　　在临床中，风、寒、暑、热、火、环境污染等邪毒合并，加之体质差异，失治误治，又可转化成诸多慢性疑难杂病，甚至危症、重症和不治之症。

　　从春秋战国时期形成的《黄帝内经》到清代温热、湿热学派叶天士、薛生白专论的形成，历经约2500年，为湿病防治奠定了理论基础。随着时代的变迁，疾病谱的变化，湿病的复杂化和多变性更加突出。经过近50年的临床体会，吾方知现代诸多慢性疑难病、危重病，甚至不治之症，都与湿邪、痰湿、湿毒有着密切关联，中医辨治湿病在现代防病、治病中占有重要地位。

　　笔者出生在农村，深知最基层的医者对接触到的多病、杂病、疑难病，以及重症、危症、不治之症，不可能进行单科、单病专一研究，必须具备胆大心细、遇事不慌的过硬的心理素质。笔者行医50余年，积累了丰富的临证经验、带徒心得、传承并创新，总结了大量湿病学派的珍贵资料。立志为中医湿病学派的传承和发展做出贡献。

　　以现代医学定名的急慢性肾炎、肾病综合征、尿毒症、肝硬化、结核性胸腔积液、腹腔积液、肺结核、肺心病、肺气肿，以及许多季节性传染病、部分癌症等皆由水湿内停、湿毒浸淫、气血阻滞，阴阳气化、五行生克制化失调，五脏六腑、气血津液的气化紊乱所致。如何避免基层医者因认知所限和失治、误治而转化为慢性疑难病、危重病，如何调节患者的精神意识和情绪，如何理法方药，笔者50余年来对此专心研究，对一些难症、重症、危症、不治之症的防治取得了点滴成果，并因此获得了国家多项专利，分享于书中，以期为湿病防治思路起到抛砖引玉之作用。

　　水湿内停、湿邪阻滞、湿毒浸淫、湿热、寒湿瘀阻合并环境污染毒等病原给人类造成极大危害，人类的疾病不仅仅是靠单纯消炎、激素治疗就能控制的。笔者静心思考，认为湿病的演变与人们的生活习惯、饮食结构、先天体质与环境污染具有诸多的因果关系，笔者愿为人类健康献出微薄之力，为中医湿病学派的传承与发扬做出点滴贡献。

医者当仁心，医者当无私利。希望这本书能够以中医的整体观和辨证施治观念治未病，以西医的诊断治疗观念指导用药，将笔者毕生的研究成果毫无保留地与世人分享，内容与观点不同之处愿与同道之人共同探讨。

本书承蒙内蒙古医科大学中医学院赵清树教授，台州学院王福彦教授审阅修改，在此表示衷心感谢！

编著者

2019 年 9 月

目 录

第一部分 传 承 篇

第二部分　实践创新篇

第三部分　生　命　篇

第一部分 传承篇

第1章 湿病概述

一、湿病的概念

水湿邪气侵害人体肌表、半表半里、五脏六腑、经络、筋骨、血脉、细胞，引发水湿内停、水湿泛滥、湿毒浸淫等性质的诸多病症，即为湿病。

水湿临床中多兼风、寒、暑、热、火、环境毒等邪毒，加之人的体质差异，医者的失治、误治，又常可转化成诸多慢性疑难病、危症、重症甚至不治之症。

二、湿病的病源

湿病的病源分外因、内因两类。

（一）外因

1. 夏日衣着单薄，淋雨着凉或凉水冲澡受凉或晚 9 时后洗澡，水温过热或过凉都可引发湿病，称外感寒湿或湿热。

2. 素体阳虚，江河、湖泊、泳池游泳而患病。

3. 地气潮湿，气温偏低，风湿、风寒、寒湿袭表，深入肌表经络、经脉、筋骨及患风湿、寒湿性疾病。

4. 地气潮湿，气温炽热，湿热蒸腾，弥漫周身、肌表经络、经脉、筋骨、五脏六腑患暑湿或湿热性质的疾病。

5. 地气潮湿，气温炽热，湿热蒸腾，弥漫周身，吹空调、风扇，使冷风、风湿合并中入肌表经络、经脉、筋骨、五脏六腑患风湿、热或寒湿性质的疾病。

6. 湿毒伤及内脏、经络筋骨，失治、误治，长期不愈，病情转化、恶化，可得危症、难症、重症甚至不治之症。

7. 人体体质各不相同，环境、空气、饮食、饮水都可导致中毒，与体质湿毒兼并，使病情更加复杂化，引起循环障碍，代谢紊乱，可能转化发为疑难病。

以上 1. ~5. 属湿病的合并病，6.、7. 是湿病的合并转化病。

（二）内因

1. 脾胃虚寒，阳气受阻，内生湿气或寒湿，引发水湿内停而患病。

2. 生活习惯和饮食结构，多吃，常吃甘、肥、油腻、辛辣、海鲜、厚味（盐）、生冷、快餐食品引起体质酸化、代谢紊乱、水湿内停、聚湿生痰、造成痰湿阻滞或湿热阻滞，血脉不通而生病。

3. 七情六欲可以改变人的体质，大喜伤心、大怒伤肝、大悲伤肺、忧思伤脾、惊恐伤肾。不良情绪使人体内分泌紊乱，体质酸化生湿毒而致病。

内因与外因又可互相合并、转化，使病证变化多端，临证艰难。

三、湿病的防治

湿病防治从古至今有曰："湿邪黏滞，缠绵难愈"，也就是说祛除湿毒比其他内、外邪毒要困难得多，近几十年来众多"高科技"和工商业迅猛发展，湿病合并环境污染使慢性疑难病呈几百倍地剧增，而且病情复杂化、使人类生存与健康受到极大的影响。如果医者还按常规诊疗，或瞻前顾后，自虑吉凶，失治、误治，病情将会转化、恶化，出现难症、危症、重症甚至不治之症。

湿邪湿毒侵害人体内脏，合并环境污染容易发生诸多慢性疑难病。目前人类赖以生存的地球环境已极度恶化，空气污染，淡水资源稀缺；土壤污染，粮食蔬果毒性加剧；人类吸着污染的空气，喝着重金属、五毒超标的水，吃着带毒的粮食果蔬,过度开发和环境的失控将造成一个慢性疑难病急剧增加的生存空间。未来 10 年间，癌症和疑难病要像感冒一样普遍向人类袭来。如各种急慢性肾炎、肾病综合征、肾功能不全、急慢性肾衰竭（尿毒症），脾胃病，暑湿、寒湿、湿热引发的肠胃炎、痢疾、胰腺炎、肠胃癌症、疑难皮肤病、肺气肿、肺源性心脏病（简称肺心病）、哮喘、肺结核、结核性胸腔积液、腹腔积液，肝胆湿热引发的黄疸性肝炎、病毒性肝炎（乙肝、甲肝）、胆囊炎、肝硬化腹水、肝癌，下焦湿热引发的妇科疑难病，癌症等，给人类生命科学提出了严峻的考验。

四、湿病与人类体质

北京中医药大学王琦教授带领的中医体质分类判定标准的研究及其应用

课题组，对我国东西南北中 5 个地域 9 省 26 市进行 2 万例样本流行病学调查指出，人的体质有 9 种类型，并对人体辨证分型给予了较详细的分析验证，也是对中医辨证"阴、阳、表、里、寒、热、虚、实、郁、瘀、特禀、平和"的个体化分析，对中医"治未病"的预防保健和临证"治已病"起到了更加便捷的作用，在"湿热体质、寒湿体质、痰湿体质"的基础上对湿病的防治，以及气虚、阴虚、阳虚、气郁、血瘀、特禀、平和等体质遇到湿邪湿毒外侵后的辨治起到系统标准化的融会贯通作用。

第2章 湿病的证候辨治分析

第一节 八纲与脏腑辨证解析

一、水饮内停证

1. **概念** 水饮内停是人体水液运行输布失常，水饮聚积于机体四肢、胸腹、胃肠等不同部位，出现一系列病症的总称。

2. **病因病机** 人体阳气不足，卫外减弱，外感六淫或饮食不节或七情内伤，劳逸失调等，使肺、脾、肾、三焦气化失调，水液代谢障碍，津液停滞。

3. **临床表现** 水停肠胃，沥沥有声，四肢沉重而肿；胸闷胁痛，咳唾引痛，喘息气短，呕吐涎沫，头晕目眩，颜面略浮，舌苔白腻，脉弦或沉弦。《金匮要略》中称为"痰饮、悬饮、支饮、溢饮、留饮"等病症。

4. **体质与证治分析** 本证多属阳虚体质，阳虚者阴盛，感受寒湿或饮食生冷厚味，气化不利而中病。偏表证者用"小青龙汤合胃苓汤"加减，发汗解表，温化里饮，方选麻黄6g，桂枝10g，干姜10g，细辛5g，五味子15g，白芍20g，半夏10g，炙甘草10g，炒苍术20g，炒白术20g，云苓20g，羌活10g，猪苓10g，泽泻15g，川芎20g，白芷15g，黄芪20g，陈皮20g，生姜20g治疗。方中麻黄、桂枝发汗解表、温经散寒；干姜、细辛温肺化饮；五味子敛气，白芍柔肝养血；半夏、生姜和胃降逆祛痰湿；炙甘草益气和中；炒苍术、炒白术、云苓健脾利湿；羌活除内外寒湿；猪苓、泽泻利水渗湿，加川芎、白芷加强散风寒、宣湿痹，行气血，止头、身疼痛之功；黄芪益气固表；陈皮除湿化痰。临床辨证施治正确，病情多不会缠绵或转化，更不会伤脾传变。

《金匮要略》论述与临证辨治如下。

（1）其人素盛今瘦，肠间沥沥有声谓之"痰饮"。治宜健脾温阳利水，方用"苓桂术甘汤"加姜半夏、生姜，小便不利者加泽泻、猪苓、车前子，若脘腹冷痛，可加吴茱萸、干姜、肉桂、陈皮、焦三仙（焦山楂、焦麦芽、焦神曲）；若口干舌燥，腹满痛而便秘，舌苔黄腻或白腻，脉沉弦，乃水饮壅盛，水气化热，治宜"己椒苈黄丸"加枳实、厚朴、枯苓、黄柏、苍术、茯苓皮。

（2）若饮停胸胁，寒湿浸渍，经脉受阻，肝络不和，肺失宣降，气机失司，症见咳唾引痛，呼吸时疼痛加重，气短息促，苔白，脉沉弦为"悬饮"。治宜攻逐水饮，方选"十枣汤"治疗。当驱逐水饮后可用防己黄芪汤加白术、党参、云苓、桂枝、姜半夏、苍术、生薏苡仁、厚朴、泽泻、车前子、猪苓、陈皮、焦三仙以健脾化饮利水。

（3）若水饮停于胸肺，痰饮涌盛，经久不愈，饮随气逆，咳逆短气不得卧，其形如肿，痰多白沫，舌苔白腻，脉弦紧为"支饮"。治宜温肺化饮，方选"小青龙汤合胃苓汤"加减治疗。

（4）若水饮横溢于四肢，又复感外寒，腠理闭塞，水饮溢于肌表，症见四肢微肿、无汗、身重疼、发热恶寒、痰多白沫、咳喘等，为"溢饮"。治宜发汗解表、除湿化饮，方选"大青龙汤"减石膏，加苍术、生薏苡仁、藿香、厚朴、姜半夏、云苓、黄芪、白术、防风、泽泻、香薷、土茯苓、怀牛膝、陈皮、焦三仙。

5. 水饮内停容易引发的现代疑难病　水饮内停在临床中若辨证不准，用药不对证可引起失治、误治，加之环境污染的影响，会出现兼证、并证，甚者转化、恶化而见变证、重证、危证、不治之证。最常见可引发肺炎、支气管炎、肺气肿、肺心病、哮喘、肺结核、胸膜炎、胸腔积液、腹水、心包炎、肝腹水、部分癌症等。

6. 历代医家文献对本证的论述　《素问·至真要大论》："太阴之胜……独胜则湿气内郁……饮发于中""湿淫所盛……民病积饮……"《金匮要略·痰饮咳嗽病脉证并治》："其人素盛今瘦，水走肠间，沥沥有声，谓之痰饮。饮后水流胁下，咳唾引痛，谓之悬饮。饮水流行，归于四肢，当汗出而不汗出，身体疼重，谓之溢饮。咳逆倚息，短气不得卧，其形如肿，谓之支饮。"《景岳全书·痰饮》："痰之与饮，虽曰同类，而实有不同也，盖饮为水液之属，凡呕吐清水及胸腹膨满，吞酸嗳腐，渥渥有声等证，此皆水谷之余停积不行，是即所谓饮也。若痰有不同饮者，饮清彻而痰稠浊；饮唯停积肠胃而痰则无处不到。"薛生白《湿热论》："湿热症，呕不止，尽夜不差，欲死者，肺胃不和，胃热移肺，肺不受邪也。宜用川连三、四分，苏叶三、四分，两味煎汤，呷下即止。热盛阳明则汗出，湿蔽清阳则胸痞，湿邪内盛则舌白，湿热交蒸则苔黄。热则液不升而口渴，湿则饮内留而不引饮。"

二、水湿泛滥证

1. 概念　水湿泛滥证是指因气化不利而导致水湿潴留，泛滥于肌肤，出现头面、四肢、胸腹、腰背及全身浮肿的各种病症之总称。

2. 病因病机　本证常因阳气不振，水湿浸渍，冒雨涉水，水湿内侵，或饮食不节，湿困脾阳，脾土克水，肾气亏损，肺、脾、肾三焦气化失调，膀胱开合失司，水无所主，停溢肌表、经络、四肢所致。

3. 临床表现　湿犯上焦，则胸闷咳嗽；湿阻中焦则脘腹胀满，食欲不振，口腻口甜，舌苔厚腻；湿滞下焦，则腹胀便溏，小便不利；水湿泛滥于皮肤肌腠，则发水肿，身重胸闷，呕恶欲吐，舌苔白腻，脉沉濡或浮缓。本证常见于"水肿"等病症中。

4. 体质与证治分析　本证大多属阳虚体质，阳虚者阴盛，脾肾阳虚，水湿相搏，阳虚失运，水湿泛滥而发水肿。

（1）常因冒雨涉水，水湿内侵，或饮食不节，水湿困脾，使阳气受阻，脾不制水，症见四肢浮肿、身重胸闷、泛恶欲吐、舌苔白腻、脉沉濡，为水湿浸渍。治宜健脾化湿、通阳利水，方选"二十味利湿汤"加味。方选炒苍术20g，黄柏20g，生薏苡仁30g，怀牛膝20g，藿香15g，厚朴15g，姜半夏15g，云苓20g，佩兰15g，黄芪20g，炒白术20g，炙甘草15g，当归15g，川芎20g，丹参20g，白龙昌菜20g，陈皮20g，焦三仙各20g治疗。本方以四妙丸加藿香、厚朴、姜半夏、云苓、佩兰化湿利湿为基础，加炒白术、陈皮、焦三仙、炙甘草以增强健脾和胃，消食消药之功效，加当归、川芎、丹参、白龙昌菜、黄芪促进行气活血化瘀，改善肾小球、肾小管、五脏六腑血液循环及微循环功能。此方为所有因水湿泛滥证（水湿、湿热、寒湿、湿毒）引发的急、慢性疑难病的基础方。本证水湿浸渍全身水肿，可在此方基础上加猪苓、泽泻、车前子以利尿消肿，加肉桂以通阳利水，加土茯苓以除湿毒。

（2）若素体脾虚，饮食劳倦，伤及脾阳，中气亏损，气不化水，脾不散精，症见全身浮肿。腰以下更甚面色萎黄、神疲无力、纳呆便溏、胸闷、脘腹胀满，小便不利，苔白腻而滑，舌质胖，脉细濡，为脾阳不振。治宜振奋脾阳、温化水湿，方选"二十味利湿汤"加人参以健脾补气，附子、干姜、草果以温阳散寒，大腹皮、土茯苓、木瓜以利水去湿，泽泻、车前子以利水消肿。

（3）若房事过度，肾气亏损，肾虚则水无所主而妄行，膀胱开合失司而尿少，以致水溢停聚，症见面色㿠白，全身浮肿，腰以下肿尤显，形寒肢冷，心悸，动则气促，腰痛酸重，舌质淡胖，苔白腻，脉沉迟，为肾阳虚衰。治宜温肾助阳、化气行水。方选"二十味利湿汤"合"济生肾气丸"重用炮附子、制山茱萸、熟地黄，加五味子、人参以温肾助阳，化气行水。

（4）若眼睑浮肿，继则四肢皆肿，恶寒发热，乃为表证风水，风寒者，方选"二十味利湿汤"加麻黄、防风、紫苏子、泽泻、车前子、桂枝。偏风热加金银花、连翘、牛蒡子、薄荷、泽泻、车前子。偏风湿加羌活、独活、麻黄、泽泻、车前子。若湿热偏重，大便干结，小便短赤，舌苔黄腻，脉沉数或滑数，可加葛根、黄连、枯芩、石膏、知母、天花粉、泽泻、土茯苓、车前子、猪苓。以上诸证兼见血尿者，加小蓟、白茅根、茜草。

5. 水湿泛滥证容易引发的现代疑难病　水湿泛滥证在临床中如若辨证不准，下药不对证会引起失治、误治，出现兼证、并证，甚者转化、恶化出现重证、危证、或不治之症。最常见可引发各类型肾炎、肾病综合征、尿毒症、结核性腹水、胸腔积液、肝硬化腹水或部分癌症等。

6. 历代医家文献对本证的论述　《素问·至真要大论》："诸湿肿满，皆属于脾脾。"《素问·汤液醪醴论》："平治于权衡，去菀陈莝，微动四极，温衣，缪刺其处，以复其形；开鬼门，洁净府，精以时服，五阳已布，疏涤五脏，故精自生，形自盛，骨肉相保，巨气乃平。"《素问·水热穴论》："肾者，胃之关也，关门不利，故聚水而从其类也。"《灵枢·水胀》："水始也起，目窠上微肿，如新卧起之状，其颈脉动，时咳，阴股间寒，足胫肿，腹乃大，其水已成矣。"《金匮要略心典·水气病脉证并治》："风水，水为风激，因风而病水也。风伤皮毛而湿流关节，故脉浮恶风而骨节疼痛也。皮水，水行皮中，内合肺气，故其脉亦浮，不兼风，故不恶风也。"叶天士《温热论》："热病救阴犹易，通阳最难，救阴不在血，而在津与汗，通阳不在温，而在利小便，然较之杂证，则有不同也。"薛生白《湿热论》："身重头痛，湿在表分。宜藿香、香薷、羌活、苍术、薄荷、大力子等味。头不痛者去羌活。身重恶寒，湿遏卫阳之表症，头痛必挟风邪，故加羌活，不独胜湿，用以祛风。而此条乃阴湿伤表之候。"《医宗金鉴·金匮要略注》："诸有水者，谓诸水病也，治诸水病，当知表里上下分消之法。腰以上肿者水在外，当发其汗乃愈，越婢、青龙等汤证也，腰以下肿者水在下，当利小便乃愈，五苓猪苓等汤证也。"

三、寒湿证

1. 概念　寒湿证指寒湿邪气外侵，或素体阳虚，水湿寒气内停所引发的一系列病症的总称。

2. 病因病机　冒受雨露，久坐湿地，或饮食生冷，或地气潮湿，气温偏低，寒冷与潮湿同时侵害人体，致使机体肠胃、四肢、关节、筋骨、经络痹阻。

3. 临床表现　头身困重，关节疼痛并屈伸不利，无汗，神疲畏寒，或面浮身肿，腰以下尤甚，胃脘疼痛，大便多溏，或下痢，白多赤少，小便不利，舌淡苔白润，脉迟濡弱。

4. 体质与证治分析　本证多属阳虚体质，阳虚则阴盛，可致内脏肠胃、四肢、经络、关节、筋骨寒湿闭阻。

（1）若寒湿阻滞胃脘，脘腹闷痛，口黏，头身困重，大便溏薄或泄泻，或下痢，里急后重，舌苔白腻，脉濡。此因外感寒湿，内食生冷，寒湿内盛，中阳被困，脾失运化所致。治宜解表散寒，健脾化湿。方选"香砂胃苓汤合藿香正气散"加减。

（2）若肠胃霍乱上吐下泻，四肢清冷，腹痛，舌苔白腻，脉濡弱，此由寒湿秽浊之气壅滞中焦，阳气被遏，清浊相混所致。治宜散寒燥湿，芳香化浊。方选"藿香正气散合纯阳正气丸"加减。

（3）若寒湿痹阻筋骨、经络、关节，表现于下肢关节疼痛重着，屈伸不利，经久不愈，遇寒或阴雨天加重。治宜温经通络，祛寒化湿。方选"薏苡仁汤"加怀牛膝、土茯苓治疗。

（4）若妇人寒湿痛经，宫寒不孕，带下清稀，皆可温经化湿，行血暖宫。方用"艾附暖宫丸"加土茯苓、白龙昌菜、白鸡冠花、怀牛膝治疗。

寒、湿同为阴邪。寒性凝滞，易伤阳气。湿邪重浊，易遏气机。二邪合并可抑气凝血，出现气滞血瘀证候。寒湿证若兼见气滞血瘀证候，常为阳气损伤过甚，非温阳化气难以祛寒胜湿。

5. 寒湿证容易引发的现代疑难病　寒湿证失治、误治或久治不愈，可转化为阳弱寒湿凝结的难治慢性病，如慢性胃肠炎、萎缩性胃炎、痢疾、痹证、骨关节炎。

6. 历代医家文献对本证的论述　《素问·痹论》："风寒湿三气杂至合而为痹也。其风胜者为行痹，寒胜者为痛痹，湿胜者为着痹也。"《证治汇补·湿证》："伤湿又兼寒，名曰寒湿。因先受湿气，又伤生冷，其症头汗身痛，遍身拘急，不能转侧，近之则痛剧，遍身无汗，小便不利，症与风湿相似，但大便转泄耳，宜渗湿汤主之。"《症因脉治·寒湿身肿》："寒湿身肿之症，身重身痛，足胫冷，胸满闷，遍身肿，此寒湿肿之症也。寒湿肿之因，或时令阴雨，天气寒冷，或居处阴湿，阴寒之气，袭于肌表，或汗出遇水，水寒所伤，则寒湿之症成矣。"薛生白《湿热论》："阴湿伤表必无汗，恶寒身重必头疼，羌、苍、薷、藿、薄、苓等，头不疼，羌活存。"

四、湿热证

1. 概念　湿热证指感受湿热秽浊之邪，或脾胃不健，湿热内蕴而形成"湿遏热伏、湿热交蒸"等病症的概称。

2. 病因病机　因外感湿热秽浊邪气，或嗜食辛辣烟酒，甘肥厚味，伤及脾胃，脾失健运，湿为阴邪，热为阳邪，湿热交阻，黏滞肠胃、三焦、四肢，或多阴雨连绵，与热邪交蒸所致。

3. 临床表现　身热不扬，头身困重，口干不欲饮，胸闷腹胀，不思饮食，或面目周身发黄，皮肤发痒，小便赤而不利，女子带下黄稠，秽浊有味，舌红苔黄腻，脉濡数或濡缓。

4. 体质与证治分析　本证为湿热体质，湿为阴邪，热为阳邪，湿热交蒸，黏滞肠胃、经络、四肢、筋骨、五脏六腑，或失治、误治，即可致疑难病症或转化为重症、危症。

（1）若泄泻腹痛，泻下急迫或不爽、黄臭稀薄，或上吐下泻，肛门灼热，口渴，小便赤黄短，舌红苔黄腻，脉滑数，是感湿热之邪，或嗜酒辛辣伤及胃肠，传化失常，或饮食不洁，湿热毒邪或暑湿下注所致的急性肠胃炎。治宜清化湿热，方选："葛根芩连汤"加苍术 20g，黄柏 20g，生薏苡仁 30g，云苓 20g，车前子 20g，厚朴 15g，陈皮 20g，藿香 15g，半夏 10g 以燥湿利湿、宽中降逆，焦三仙各 20g 以消食化积。

（2）若腹痛、里急后重，下痢赤白，肛门灼热，小便短赤，舌红苔黄腻，脉滑数，是感受湿热毒邪，内伤饮食不洁，损及脾、胃、肠，湿热郁蒸，气血阻滞所致的湿热痢。治宜清热利湿止痢，方选"芍药汤"加金银花 20g，枳实 10g，白术 20g，云苓 20g，泽泻 20g，焦三仙各 20g 以健脾利湿，消食化积解毒。

（3）若肝胆炎症，身目俱黄，色鲜如橘，发热口渴，身热不扬，舌苔黄腻，大便秘结，小便短赤，脉弦数或濡数，是由时邪湿热外袭，或嗜酒辛辣无度，饮食不节，体内缺水及损伤脾胃，湿热交蒸肝胆，胆汁外溢所致的湿热性黄疸。治宜清热利湿退黄，方选"茵陈蒿汤合茵陈五苓散"加枳实 10g，蒲公英 20g，败酱草 20g，马齿苋 20g，苦地丁 20g，金银花 20g 以清热利湿，解毒通便退黄。

（4）若湿热毒邪伤及肝脾，易引发肝腹水，臌胀，腹大坚满，脘腹疼痛，烦热口苦，渴不欲饮，溲赤便秘，或身目发黄。多因嗜酒辛辣，酿成湿热，黄疸积聚，迁延日久，湿热停聚所致。治宜清热利湿、攻下逐水，方选"中满分消丸合舟车丸"加茵陈、土茯苓治疗。

（5）若湿热交阻引发肾病，遍身浮肿，皮色润泽光亮，或肾水膨胀，烦热口渴，小便短赤，舌苔黄腻，脉沉数，多由感受湿热外邪，冒雨涉水，水湿内侵，或饮食不节，湿蕴化热，膀胱气化失司所致。治宜疏风透表、分利湿热，方选"疏凿饮子"加车前子、牵牛子、怀牛膝、土茯苓，或控涎散，或合十枣汤攻逐水饮，水去后调补脾肾，清利湿热，方选"二十味利湿汤加味"。

（6）若湿热下注成淋病或癃闭，小便热涩疼痛，或点滴不通，尿色赤黄，或小便浑浊，小腹胀痛，口苦黏腻，口渴不欲饮等，多由湿热蕴结膀胱，气化不利所致。治宜清热利湿通淋，方选"八正散合萆薢分清饮"加土茯苓、怀牛膝、白头翁治疗。

（7）若湿热蕴结四肢筋骨、脉络，引发肢体痿软无力，微肿，麻木，下肢尤甚，或发热，脘腹痞满，小便涩痛，多为久居湿地，水中作业，或阴雨潮湿，冷水洗澡，外湿入侵，郁久化热，或饮食不节，嗜食甘肥厚味，伤及脾胃，湿从内生，蕴湿积热，体质酸化，缺氧缺钾，湿热阻遏筋脉所致。治宜清热利湿、舒筋活络，方选"四妙木瓜汤"加藿香、佩兰、云苓、蚕沙、厚朴、泽泻、鸡血藤、土茯苓、萆薢治疗。

（8）若湿热蕴结四肢关节、经络，引发关节红肿热痛，拒按，得冷则舒，发热汗出，恶风、口渴、烦闷，小便黄赤，舌苔黄腻，多由阳气偏胜，又中风寒湿邪，逢阳化热，流注关节所致。治宜清热通络、祛风利湿，方选"宣痹汤合白虎桂枝汤"加怀牛膝、土茯苓、苍术、萆薢治疗。

（9）若湿热壅结皮肤引起湿疹，皮肤潮红，肿胀，糜烂，或兼便秘，小便短赤，舌苔黄腻，脉滑数，是由湿热内蕴，外感风邪，风湿热邪聚结皮肤所致。治宜清热利湿，方选"龙胆泻肝汤"加苦参、土茯苓、地骨皮、黄柏、苍术、忍冬藤、云苓治疗。

（10）若夏季或夏、秋季"湿温、暑温、暑湿、伏暑"等外感引发的湿热证，表现为恶寒重，发热轻，头重如裹，肢体困重，胸闷无汗，神志呆滞，口黏不渴，脘痞纳呆，或肠鸣便溏，舌苔白腻或黄腻，脉濡缓。多由外感暑湿之邪，邪郁肌表，暑湿困脾所致。治宜宣化暑湿，方选"藿朴夏苓汤合四妙葛根芩连汤"加土茯苓、白术、生姜治疗。

（11）若暑湿郁结中焦，身热不扬，汗出热解，继而发热，或午后热甚，胸脘痞闷，呕恶不食，口渴不饮，面黄神呆，神昏不清，小便短赤，便溏不爽，苔灰白带黄，脉濡数，此由上焦湿热或外感暑湿或湿热之邪，痰蒙清窍，内伤脾胃所致。治宜清热化湿、豁痰开窍，方选"甘露消毒丹"加姜半夏、枳实、云苓、陈皮、南星、郁金、桔梗、苍术、白术、厚朴、生薏苡仁治疗。

5. 湿热证容易引发的现代疑难病　湿热证复杂多变，湿热郁结上、中、下三焦及肌表内脏，如若稍有不慎或受当今环境污染的影响，饮食结构不合理等因素，本证均可转化为肠胃病、肝胆病、肾病、痿证、痹证、肾炎、肾病综合征、尿毒症、肝炎、肝硬化腹水、肝癌、痢疾、中毒性痢疾、急慢性胃肠炎、胰腺炎等危重疑难病。

6. 历代医家文献对本证的论述　《素问·水热穴论》："其本在肾，其末在肺，皆积水也，肾者，胃之关也，关门不利，故聚水而从其类也。上下溢于皮肤，故为胕肿，胕肿者，聚水而生病也。"《医学心悟·黄疸》："黄疸者，目珠黄，渐及皮肤，皆见黄色也。此温热壅遏所致……湿蒸热郁而黄色成矣，然湿热之黄，黄如橘子，柏皮，因火气而光彩，此名阳黄。……阳黄者，栀子柏皮汤，若便闭不通，宜茵陈大黄汤。……其间有伤食者，名曰谷疸，伤酒者，名曰酒疸，出汗染衣名曰黄汗，皆阳黄之类也。"《慎斋遗书·痢》："痢疾多因饮食所伤，湿热相搏，若里急后重，身不发热，饮食如常，此真病也。为脾胃有余，先宜疏通，后用黄芩芍药汤调理。"《证治汇补·痿躄》："湿热痿者，雨湿浸淫，邪气蒸脾，流于四肢，自觉足胫逆气上腾，或四肢酸软肿痛，或足指麻木顽痒，小便赤涩，脉来沉濡而数。此皆湿热在下之故。"《证治汇补·湿证》："凡为疸为黄，为肿为胀，为痞为泻，为淋为浊，为带下，体重肿痛，为脓疮，痢疾后重，皆湿热所致也。当分治之，如湿胜者，宜清其湿，热胜者，宜清其热，夫湿胜其热，不可以热治而用寒药，使湿愈重；热胜湿者，不可以湿治而用燥药，使热愈甚也。"《张氏医通·痿痹门》："因湿热者，肢节疼痛，肩背沉重，胸膈不利，下注足胫痛肿，当归拈痛汤。"薛生白《湿热论》："夫热为天之气，湿为地之气，热得湿而热愈炽，湿得热而湿愈横。湿热两分，其病轻而缓；湿热交合，其病重而速；湿多热少，则蒙上流下，三焦分治；若湿热俱多，则下闭上壅，而三焦俱病也。""湿热证，寒热如疟，湿热阻遏膜原，宜柴胡、厚朴、槟榔、草果、藿香、六一散、苍术、半夏、干菖蒲等。"

五、风湿证

1. 概念　风湿证指风、寒、湿邪侵袭人体，闭阻经络引发的筋骨、肌肉、关节麻木疼痛病症的总称。

2. 病因病机　由正气不足，感受风、寒、湿邪，痹阻肌肉、关节、经络、筋骨，气血运行不畅所致。

3. 临床表现　肢体关节酸痛，游走不定，伸屈不利或关节痛，痛有定处，遇寒痛增，或关节重着，酸痛肿胀，四肢沉重，肌肤麻木不仁。

4. 体质与证治分析　本证为寒湿、痰湿合并瘀血体质。关节疼痛，屈伸不利是风、寒、湿证的共同表现。

（1）若肢体关节酸痛，游走不定，伸屈不利，或见恶寒发热，苔薄白，脉浮者，此为风邪为胜，称为行痹。治宜祛风通络、散风除湿行血，方选"防风汤"加苍术20g，独活15g，薏苡仁30g以除湿，片姜黄20g，川芎20g，鸡血藤20g，木瓜20g，威灵仙10g，怀牛膝20g以行血通络，遵"治风先治血，血行风自灭"之古训。

（2）若肢体关节疼痛剧烈，痛有定处，得热痛减，遇寒痛增，关节不可伸屈，舌苔薄白，脉弦紧，此为寒邪为胜，称痛痹。治宜温经散寒、祛风除湿行血，方选"乌附麻辛桂姜汤"加苍术20g，独活20g，薏苡仁30g以除湿，当归10g，白芍20g，川芎20g，片姜黄20g，鸡血藤20g，黄芪20g，木瓜20g，威灵仙10g，怀牛膝20g以行气血通络，陈皮20g，焦三仙各20g以消食消药护胃。

（3）若肢体关节重并酸痛肿胀，四肢沉重无力，活动不便，肌肤麻木不仁，苔白腻，脉濡缓，此为湿邪胜，称为着痹。治宜除湿通络、祛风散寒行血，方选"薏苡仁汤"加片姜黄20g，鸡血藤20g，白芍20g，木瓜20g，威灵仙10g，怀牛膝20g以行血通络，陈皮20g，焦三仙各20g以消食消药护胃。

（4）风湿病迁延不愈，正虚邪恋，瘀阻经络，津凝为痰，痰瘀痹阻，出现疼痛时轻时重，关节肿大，强直畸形，屈伸不利，舌质紫，苔白腻，脉细涩，此为痰瘀痹阻。治宜化痰祛瘀、搜风通络，方用"八珍汤加黄芪"以补气血，加桃仁10g，红花10g，鸡血藤20g，土鳖虫10g，地龙10g，片姜黄20g以活血化瘀，白僵蚕10g，白芥子10g，全蝎6g，蜈蚣2条以化痰散结，羌活10g，独活20g，木瓜20g，威灵仙10g，细辛5g，土茯苓20g，萆薢20g以除湿通络，川续断20g，焦杜仲20g，骨碎补15g，怀牛膝20g以补肾气，陈皮20g，焦三仙各20g以消食消药护胃。

5. 风湿证容易引发的现代疑难病　本证多因自我保护意识差，正气虚弱，受风、寒、湿邪侵袭所致，如若失治、误治、不治，使病情加重而成类风湿关节炎、强直性脊柱炎、骨质疏松、增生性关节炎等疑难病。

6. 历代医家文献对本证的论述　《素问·痹论》："五脏皆有所合，病久而不去者，内舍于其合也，故骨痹不已，复感于邪，内舍于肾；筋痹不已，复感于邪，内舍于肝；脉痹不已，复感于邪，内舍于心；肌痹不已，复感于邪，内舍于脾；皮病不已，复感于邪，内舍于肺。"《医宗必读·痹》："治外者，散邪为急，治脏者养正为先。治行痹者，散风为主，御寒利湿仍不可废，大抵参以补血之剂，盖治风先治血，血行风自灭也。治痛痹者，散寒为主，疏风燥湿仍不可缺，大抵参以补火之剂，非大辛大温，不能释其凝寒之害也。治着痹者，利湿为主，祛风解寒亦不可缺，大抵参以补脾补气之剂，盖土强可以胜湿，而气足自无顽麻也。"

六、寒痰证

1. 概念　寒痰证是寒与水湿相搏，聚饮为痰，寒痰阻肺引发的系列病症。
2. 病因病机　素有痰浊复感外寒，或阳虚生寒，水湿阻滞不运，凝结为痰，寒与痰相搏、凝结。
3. 临床表现　痰色白而清稀，胸闷咳喘，形寒肢冷，尿清便溏，舌质淡，苔白滑，脉沉滑。
4. 体质与证治分析　本证多为阳虚体质与痰湿体质兼并为病，阳虚者寒盛，水湿不运凝结为痰而成寒痰证。

（1）若寒痰阻滞，哮喘咳嗽，是寒痰伏肺反复发作的痰鸣气喘病，以呼吸急促、喉间哮鸣为特征。治宜温化寒痰、利气平喘，方选"小青龙汤"加制附子10g、陈皮20g、白芥子10g、云苓20g、焦三仙各20g以温阳利湿、消食化痰。

（2）若寒痰阻滞脾胃，胃失和降，呕吐痰涎，胃脘胀满，喜温恶寒。治宜温化寒痰、和胃降逆，方选"姜半夏20g，干姜20g，生姜20g，桂枝15g，云苓20g，炒白术20g，炒白芍20g，藿香10g，厚朴10g，吴茱萸20g，枳实10g，甘草10g，莱菔子20g，陈皮20g，焦三仙各20g"除寒湿痰涎，和胃降逆消食。

5. 寒痰证容易引发的现代疑难病　寒痰证因失治误治，合并环境污染等影响，可引发咳嗽、哮喘、肺气肿、肺心病甚至肺癌等疑难病。
6. 历代医家文献对本证的论述　《诸病源候论·痰饮病诸候》："冷痰者，言胃气虚弱，不能宣传水谷，故使痰水结聚，停于胸膈之间，时令人吞酸气逆，四肢变青，不能食饮也。"《圣济总录·痰饮门》："冷痰，论气为阳，阳不足者，不能消铄水饮，遇脾气虚弱，气道痞隔则聚饮成痰，侵渍肠胃，上为呕逆吞酸，下为洞泄寒中，久不已，则令人消瘦，倚息短气，妨害饮食。昔人治痰饮，多以温药和之，正为此也。"《医宗心读·痰饮》："在肾经者，名为寒痰，脉沉面黑，小便急痛，足寒而逆，心多恐怖，其痰有黑点而多稀，姜桂丸，八味丸，胡椒理中丸。"

七、湿痰证

1. **概念** 湿痰证即是痰湿证，是指湿浊内停日久凝聚而成的痰证，多因脾虚失运、水湿内停所引发的病症。

2. **病因病机** 本证因脾气虚弱，水湿不运，胃气上逆，聚湿生痰，痰湿中阻所致。

3. **临床表现** 咳嗽痰多，色白质稀，或吐涎沫，胸部痞闷，或痰鸣喘促，呕恶纳呆，肢体困重，面色萎黄或虚浮，舌淡胖，苔滑腻，脉滑缓。

4. **体质与证治分析** 本证由痰湿体质，痰湿中阻，肺胃失降引发。

（1）若咳嗽痰多，痰易咳出，色白质稀，为脾虚湿盛所致。治宜健脾燥湿、化痰止咳，方选"二陈汤"加白术20g，苍术20g，黄柏20g，生薏苡仁30g，厚朴10g，焦三仙各20g治疗。

（2）若哮喘病呼吸急促，痰鸣胸闷，张口抬肩，鼻扇，痰多色白黏腻，脉滑，乃为肺胃不和、痰湿蕴结所致。治宜燥湿祛痰、降气平喘，方选"三子养亲汤合二陈汤"加白术20g，厚朴10g，薏苡仁30g，苍术20g，焦三仙各20g治疗。

（3）若反复呕吐痰涎为主，为痰湿中阻、胃气不降所致。治宜和胃降逆、燥湿化痰，方选"二陈汤"加生姜20g，苍术20g，厚朴10g，白芥子10g，薏苡仁30g，焦三仙各20g治疗。

（4）若神志昏迷，喉中痰鸣，沥沥有声，呕吐痰涎，神志模糊，语言不清，昏迷不醒，为湿痰蒙蔽清窍所致。治宜燥湿化痰、开窍醒神，方选"涤痰汤合苏合香丸"加珍珠粉（冲服）3g，生薏苡仁30g，厚朴10g，苍术20g，远志15g，白芥子（捣）15g，紫苏子（捣）10g，莱菔子（捣）15g治疗。

（5）若痰湿阻肺，呼吸急促，张口抬肩，脉急数，面紫唇黑，为金侮火、心脉瘀阻所致。治宜燥湿化痰、化瘀通脉，方选"涤痰汤合血府逐瘀汤"加厚朴10g，白术20g，苍术20g，生薏苡仁30g，焦三仙各20g治疗。

5. **湿痰证容易引发的现代疑难病** 湿痰证失治误治和受环境污染等影响可以引发哮喘、肺气肿、肺心病、胃肠重症等疑难重病。

6. **历代医家文献对本证的论述** 《症因脉治·痰证论》："湿痰之证，身或热或不热，体重足酸，呕而不渴，胸膈满，时吐痰，身体软倦，此内伤湿痰证也。湿痰之因，中气不足，胃阳不能消化，脾阳不能施布，则水谷停留为痰为饮，而湿痰之证成矣。湿痰之脉，多见沉滑，滑实顽痰，滑软虚滞，滑而不数，脾湿成痰，滑而带数，湿热所致。湿痰之治，燥湿则痰自化，理脾则痰运行，二陈平胃散，或二陈羌防汤。湿郁成热，栀连二陈汤。虚人六君子汤，带热加栀连，带寒加姜附。"《七松岩集·痰饮》："湿痰者，外则体肥，多汗倦怠；内则中满，肠鸣泄泻。以燥湿分利为主。"

八、痰瘀互结证

1. **概念** 痰瘀互结证是痰浊与瘀血相互搏结，阻碍气机而出现的一系列淤滞疼痛的临床证候。

2. **病因病机** 阳气不足，水湿停滞，聚湿生痰致瘀，或瘀血不通致水湿停滞生痰，痰浊与瘀血互结。

3. **临床表现** 肢体麻木沉重，刺痛不移，经久不愈，得温则舒；体内肿块，固定不移；神志不清或狂躁不安，舌质暗紫，舌苔厚腻。

4. **体质与证治分析** 本证多为痰湿与瘀血体质兼并。

（1）若痰瘀互结于上焦，胸部刺痛彻背，固定不移，入夜或感寒痛甚，咳唾痰涎，舌质暗紫，舌苔厚腻，此为胸痹，是湿痰或寒痰与瘀血互结于胸，脉络不通，气机阻滞所致。治宜化痰祛瘀、宣痹通阳，方选"瓜蒌薤白半夏汤合血府逐瘀汤"加减。

（2）若痰瘀互结于四肢关节，引起局部刺痛，疼痛不移，夜痛麻木，甚者关节畸形，皮色红肿，或暗紫，此为痰湿阻滞、血瘀脉络所致。治宜化痰祛瘀、通络止痛，方选"小活络丹"加云苓 20g，半夏 15g，全蝎 6g，土鳖虫 10g，川芎 20g，桃仁 10g，红花 10g，土茯苓 20g，怀牛膝 20g 以加强祛痰化瘀之功能。

（3）痰瘀互结于肺部引起咳吐脓痰，气味腥臭或咯血，胸闷刺痛，其病机为邪热痰浊与瘀血壅肺，内结成痈。治宜涤痰化瘀、清热开结，方选"千金苇茎汤"，薏苡仁加至 100g，并加黄连 10g，半夏 10g，瓜蒌 20g，鱼腥草 20g，金银花 20g，连翘 20g，蒲公英 20g，紫花地丁 20g，野菊花 20g。

（4）若痰瘀互结于内，引发喧扰打骂，狂躁不宁或痴呆迟缓，精神失常，面色红或晦暗，舌红苔黄腻，脉数大或沉涩。此为痰瘀内阻、扰乱神明所致。治宜清热化痰、活血化瘀，方选"安宫牛黄丸"水牛角（先煎）加至 100g，并加当归 10g，川芎 20g，桃仁 10g，红花 10g，丹参 20g，土鳖虫 10g。寒化痴呆者，治宜镇心涤痰、活血化瘀，方选柴胡 10g，姜半夏 15g，云苓 20g，白术 20g，川芎 20g，怀牛膝 20g，龙骨 30g，牡蛎 30g，代赭石 20g，白芍 20g，茵陈 30g，陈皮 20g，青皮 10g，紫苏子 10g，白芥子 10g，桃仁 10g，红花 10g，土鳖虫 10g。

（5）若痰瘀互结引起中风半身不遂，肢体麻木，口眼㖞斜，语言不利，面色晦暗，舌紫有瘀斑者，此为痰瘀互结、脉络痹阻、气血不利、肢体失养所致。治宜益气活血、祛风化痰，方选"补阳还五汤"加石菖蒲20g、远志10g、南星10g、白附子10g、僵蚕10g、全蝎6g、土鳖虫10g、水蛭10g。

（6）若痰瘀互结引发癥瘕肿块，按之不移，胀痛或刺痛，舌暗苔腻，此为痰瘀互结，积而成块的肿瘤，治宜活血化痰、消癥散结，方选"鳖甲煎"加皂刺100g、莪术20g。笔者临证多以扶正驱邪法，提高机体免疫功能，结合消瘀散结法治疗。

5. 痰瘀互结证容易引发的现代疑难病　痰瘀互结证多见于阳气不足，气运乏力，水湿停聚为痰，血行受阻为瘀，加之环境污染严重，痰凝血瘀环境毒积聚成病，或失治、误治或生活习惯、饮食结构使之加重成重症，多见肺脓肿、心肌梗死、癫痫、狂证、中风、脑梗死、脑出血、肿瘤、癌症等疑难病。

6. 历代医家文献对本证的论述　《金匮要略·胸痹心痛短气病脉证治》："胸痹之病，喘息咳唾，胸背痛，短气，寸口脉沉而迟，关上小紧数，栝蒌薤白白酒汤主之。"《症因脉治·痹证》："胸痹之症，即胃痹也。胸前满闷，食入即吐，不得下咽，或时作呕，此胸痹之症也。胸痹之因，饮食不节，饥饱损伤，痰凝血滞，中焦混浊，则闭食闭痛之症作矣。"《类证治裁·痞满》："痰夹瘀血成窠囊，作痞，脉沉涩，日久不愈，惟悲哀郁抑之人有之，宜从血郁治。桃仁、红花、丹皮、香附、降香、苏木、韭汁、童便。"《叶天士医案》："经几年宿病，病必在络，痛非虚证，因久延体质气馁，遇食物不适，或情怀郁勃，痰因气滞，气阻血瘀，诸脉逆乱，频吐污浊，而大便反秘。医见身体肢冷，认为虚脱，忆当年病来，宛是肝病，凡疏通气皆效，其病未得全好，由乎性情食物居多。夏季专以太阴阳明通剂，今痛处在脘，久则瘀浊复聚，宜淡味薄味清养。初三竹沥泛丸，仍用；早上，另立通瘀方法，苏木、人参、郁金、桃仁、归尾、柏子仁、琥珀、茺蔚子、红枣肉丸。"薛生白《湿热论》："湿热证，初起壮热口渴，脘闷懊憹，眼欲迷闭，时谵语，浊邪蒙闭上焦，宜涌泄。用枳壳、桔梗、淡豆豉、生山栀，无汗加干葛。"

九、水气凌心证

1. 概念　水气凌心证是指水饮内停，阻遏心阳引起以心悸气短为特征的病症。

2. 病因病机　脾肾阳虚或心肾阳虚，水饮阻于中焦，津液失布，上凌于心，阻遏心阳。

3. 临床表现　心悸眩晕，恶心呕吐，形寒肢冷，气短，小便不利，胸脘痞满，渴而不欲饮，舌苔白腻，脉沉弦或细滑。

4. 体质与证治分析　本证候体质多属阳虚体质，由阳虚水泛、饮阻中焦、水饮凌心所致。

（1）若水气凌心引发心悸，气短，胸闷，形寒肢冷，舌质淡苔白，脉沉等特点，多为脾肾阳虚，不能蒸化水液，停聚为饮，上凌于心。治宜益脾温肾行水，方选"苓桂术甘汤"加制附子 10g，肉桂 10g，制山茱萸 20g，生山药 20g，熟地黄 20g，泽泻 20g，苍术 20g，厚朴 10g，陈皮 20g，龙骨 30g，牡蛎 30g，生姜 20g，大枣 10 枚。

（2）若水气凌心引发眩晕，呕吐，心悸，胸腹痞满，舌质淡，苔薄或腻，脉沉弦或滑，多为水饮内停，中焦运化失职，水饮上逆所致。治宜温中化饮利水，方选"苓桂术甘汤"加苍术 20g，厚朴 10g，陈皮 20g，泽泻 15g，肉桂 10g，砂仁 10g，生姜 20g，大枣 10 枚。

（3）若水气凌心引发咳喘、气短、心悸、小便不利，甚则肢体浮肿，舌淡胖，脉沉细，为阳虚水逆、水凌心肺所致。治宜温阳利水，方选"真武汤"加苍术 20g，生薏苡仁 30g，怀牛膝 30g，桂枝 15g，泽泻 15g，车前子 15g，黄芪 20g。

5. 水气凌心证容易引发的现代疑难病　水气凌心证为心肾或脾肾阳虚，津液失布，上凌于心所致。常可引发哮喘、肺心病、肾炎、慢性肾炎、肾病综合征、尿毒症等疑难重病。

6. 历代医家文献对本证的论述　《素问·至真要大论》："诸病水液，澄澈清冷，皆属于寒。"《金匮要略·痰饮咳嗽病脉证并治》："水在心，心下坚筑，短气，恶水，不欲饮。水在肾，心下悸。"《证治汇补·惊悸怔忡》："有停饮水气乘心者，则胸中漉漉有声，虚气流动，水既上乘，心火恶之，故筑筑跳动，使人有怏怏之状，其脉偏弦。夫心下有留饮，其人背寒冷如掌大。"《类证治裁·痰饮》："痰饮皆津液所化，痰浊饮清，痰因于火，饮因于湿也，痰生于脾，湿胜于精微不运，从而凝结，或壅肺窍，或流经隧，饮聚于胃，寒留则水液不行，从而泛滥，或停心下，或渍肠间，此由脾胃水湿阴凝，必阳气健运，则浊阴下降，如烈日当空，则烟云消散，宜以理脾逐湿为治者也。若夫肾阳虚，火不制水，水泛为痰，为饮逆上攻，故清而澈，治宜通阳泄湿，忌用腻品助阴，如四物六味等汤。"

薛生白《湿热论》："湿困脾阳但恶寒，腹疼泄利脉沉濡，面黄不渴四肢倦，用药须从温法参。大顺散方杏、姜、桂、甘。"

十、肝胆湿热证

1. **概念** 肝胆湿热证是湿热之邪蕴郁肝胆经,致肝胆疏泄失常,出现胁痛、口苦、黄疸、纳呆等症的概称。

2. **病因病机** 多因外感湿热,或嗜食肥、甘、辛辣、酒、酪,内伤湿热,郁滞肝胆经,气机失于疏泄、条达所致。

3. **临床表现** 黄疸,胁胀痛,食欲减退,口苦,恶闻荤腥,身困无力,若湿重于热,舌红苔白腻;若热重于湿,舌红苔黄腻,小便短赤,脉濡数或弦滑数;或阴囊湿疹,睾丸肿痛,妇女外阴瘙痒,带下黄臭,淋浊,癃闭等。

4. **体质与证治分析** 本证为湿热体质,多因外感湿热或嗜食辛辣、肥甘,内伤肝胆经所致。

(1)肝胆湿热引发黄疸,一身面目俱黄,胁痛,口苦,恶闻荤腥,体倦乏力。湿重于热者,黄色晦滞,兼见肿胀,身重,头如裹,纳差便溏,舌红苔白腻或微黄腻,脉濡不数。治宜宣气化湿清热,方选"茵陈五苓散"加厚朴10g,大腹皮10g,海金沙20g,苍术20g,生薏苡仁30g,黄柏20g治疗。若热重于湿,黄色明显如橘色,身热心烦,口干苦,便结溺赤,舌红苔黄腻,脉沉弦而数,治宜疏肝利胆、清利湿热,方选"茵陈蒿汤"加龙胆草15g,枯芩20g,黄柏20g,马齿苋20g,蒲公英20g,紫花地丁20g,金银花20g,连翘20g,云苓20g,猪苓10g,郁金15g,川楝子15g,金钱草15g,海金沙20g治疗。

(2)若右胁胀痛,疼痛剧烈,痛引心下或胸背,口苦咽干,呕恶,或寒热往来,小便短赤,大便秘结。治宜疏肝利胆、清热利湿,方选"大柴胡汤合龙胆泻肝汤"加延胡索10g,川楝子15g,金钱草20g,马齿苋20g,蒲公英20g。

(3)若肝胆湿热引发臌胀,腹大坚满,胁腹攻痛,面色萎黄,舌紫绛,苔黄腻,脉弦数,此因湿热壅滞,气滞水停,肝脾两伤,病及血分,湿热与瘀血交阻而致。治宜清热利水、活血化瘀,方选"茵陈蒿汤合化瘀汤"加川芎20g,土鳖虫10g,牵牛子10g,车前子15g,枳实10g。

(4)若肝胆湿热引发带下病,带下色黄,黏稠臭秽,量多,赤白杂下,或伴有外阴瘙痒疼痛,小便淋浊,此因肝胆湿热下注所致。治宜清泻肝胆湿热,方选"龙胆泻肝汤"加蒲公英20g,鱼腥草20g,苍术20g,黄柏20g,生薏苡仁30g,苦参20g,土茯苓20g,白鸡冠花20g。

(5)若肝胆湿热下注膀胱,引发尿急、尿痛、尿赤黄,脉弦数,苔黄腻。治宜清热利湿通淋,方选"八正散"加石韦20g,金钱草20g,海金沙20g,泽泻20g,黄柏20g,萆薢20g。

5. 肝胆湿热证容易引发的现代疑难病　肝胆湿热证为湿热之毒蕴结肝胆，下注下焦，失治、误治可转化为各类型肝炎、胆囊炎、肝胆结石、肝硬化腹水、肝胆癌症、妇科子宫炎症、癌症等危重证候。

6. 历代医家文献对本证的论述　《素问·平人气象论》："溺黄赤安卧者，黄疸……目黄者曰黄疸。"《素问·六元正纪大论》："溽暑湿热相薄……民病黄瘅。"《伤寒论·阳明病》："阳明病，发热汗出者，此为热越，不能发黄也。但头汗出，身无汗，剂颈而还，小便不利，渴引水浆者，此为瘀热在里，身必发黄，茵陈蒿汤主之。"《诸病源候论·五色黄候》："其人身热，眼青黄，视其瞳子青、肤亦青，面色青者，是其由脾移热于肝，肝色青也。"

十一、脾虚湿困证

1. 概念　脾虚湿困证是寒湿困脾、湿困脾阳引发脾气或脾阳虚，或寒湿停聚中焦，损伤脾阳的一系列病症。

2. 病因病机　脾气虚而水湿不运，湿困脾阳，脾虚在先，湿生在后，或外湿内袭，浸渍脾土，损伤脾气或脾阳。

3. 临床表现　胃脘痞闷，饮食减少或不思饮食，口中黏腻，恶心呕吐，大便溏薄，肢困身重，头重如裹，面色萎黄晦滞，甚者肢体浮肿，妇女白带增多，舌淡或胖，苔白滑或白腻，脉濡缓。

4. 体质与证治分析　本证属阳虚、气虚体质，脾气脾阳亏虚，寒湿困脾，运化失调为病。

（1）若脾虚湿困，脾失健运，水湿不化，聚湿内停，上渍于肺，则咳痰量多，色白而稀，兼有食少脘胀，便溏乏力，舌苔白腻，脉滑或濡。治宜健脾燥湿，方选"二陈汤"加党参 15g，炒白术 20g，苍术 20g，生薏苡仁 30g，藿香 10g，厚朴 10g，焦三仙各 20g。

（2）若脾阳虚而寒湿困脾，则必久咳喘息，寒饮内盛，痰饮量多且有泡沫，兼有畏寒肢冷或面目浮肿。治宜温脾肺而化寒饮，方选"苓甘五味姜辛汤"加党参 15g，炒苍术 20g，炒白术 20g，黄芪 20g，桂枝 15g，生姜 20g，姜半夏 15g，陈皮 20g，炙麻黄 10g，杏仁 20g。

（3）若脾虚湿困呕吐清水痰涎，平时口泛清水，脘闷纳呆，头眩心悸，苔白，脉滑，由脾阳不振，寒湿中阻，清阳不升，浊阴上逆所致。治宜温中化湿、降逆止呕，方选党参 20g，炒白术 20g，云苓 20g，炙甘草 20g，桂枝 20g，姜半夏 20g，苍术 20g，厚朴 10g，猪苓 10g，干姜 10g，生姜 20g，山药 20g，白扁豆 20g，砂仁 10g，草果 10g，白豆蔻 10g，泽泻 15g，竹茹 10g，陈皮 20g，焦三仙各 20g。

（4）若脾虚湿困泄泻者，或脾阳不足，水不化气而寒湿内生，或过食生冷，或寒湿外侵，脾失健运，升降失调，清浊不分，大便清稀如水样，腹痛肠鸣，舌苔白腻，脉濡缓。成因湿困脾阳，水湿内生，轻者宜温脾燥湿、渗淡分利，方选"平胃散合胃苓汤"加重苍术 50g，生薏苡仁 50g。

（5）若外湿内侵，湿困脾阳，上吐下泻，胸闷腹痛，四肢清冷，或恶寒发热，头痛，肢体酸楚，口中黏腻。此因寒湿壅滞中焦，清浊不分，治宜芳香化湿、健脾温中，方选"藿香正气散"加桂枝 15g，泽泻 15g，苍术 20g，生姜 20g，干姜 10g，砂仁 10g，竹茹 10g，焦三仙各 20g 治疗。

（6）若寒湿困脾引发黄疸，黄色晦暗不泽，食少脘闷，畏寒神疲，便溏，舌苔白腻，脉细迟，乃因中阳不振，寒湿中阻，胆汁外溢，治宜温中健脾化湿，方选"茵陈四逆汤"加白术 20g，苍术 20g，生薏苡仁 30g，陈皮 20g，焦三仙各 20g。

（7）若湿困脾阳水肿，腰以下为甚，按之可凹，肢冷，便溏，小便不利，舌苔白滑，脉沉迟，是为脾阳不振，水湿泛滥。治宜温运脾阳、利水渗湿，方选"实脾饮"加肉桂 15g，车前子 20g，泽泻 20g，苍术 20g，生薏苡仁 30g，怀牛膝 20g，猪苓 10g，陈皮 20g，焦三仙各 20g。

5. 脾虚湿困证容易引发的现代疑难病　脾虚湿困证若失治误治，可引发肠胃炎、霍乱、哮喘、肾炎、肾病综合征、尿毒症、黄疸、肝炎、肝硬化腹水、癌症等疑难病。

6. 历代医家文献对本证的论述　《素问·至真要大论》："诸湿肿满，皆属于脾。"《景岳全书·湿证》："凡气令阴寒及阳气不足之人，多有其证。"薛生白《湿热论》："阴湿伤表必无汗，恶寒身重必头疼，羌、苍、薷、薄、藿苈等，头不疼，羌活存。"

十二、寒水射肺证

1. 概念　寒水射肺证是寒邪与水湿浸淫肺脏，使肺气失宣，寒水逆阻出现的一系列病症。

2. 病因病机　由水湿痰饮侵害，复感寒邪，引动水饮犯肺，其标在肺，其本在脾胃，脾胃阳虚，寒水上逆犯肺所致。

3. 临床表现　咳嗽气喘，痰涎多而稀白，面色苍白晦暗，形寒肢冷，甚则胸满息促，不能平卧，头晕目眩，面目浮肿，苔白腻，脉濡缓或滑。

4. 体质与证治分析　本证属阳虚体质，由阳虚寒盛、寒水犯肺所致。

（1）寒水射肺证出现悬饮为特点者，胸胁胀满、咳唾、转侧及呼吸时疼痛，气短息促，苔白脉沉细，此由饮停胸胁、水邪迫肺所致。治宜攻逐水饮，方选"十枣汤"治疗后，以防己黄芪汤加味巩固治疗。体弱者用"葶苈大枣泻肺汤加味"支饮者温肺化饮，方用"小青龙汤加味"。

（2）寒水射肺证出现水肿病，面浮身肿，腰以下尤甚，按之凹陷不起，气促怯寒，腰部冷痛，为肾阳衰微、水气上逆于肺所致。治宜温肾助阳、化气行水，方选"真武汤"加肉桂 10g，怀牛膝 30g，木瓜 20g，陈皮 20g，焦三仙各 20g。

（3）寒水射肺出现癃闭，尿少或无尿，面白，腰痛神疲，头晕泛恶，气喘胸闷，为肾阳衰微、尿毒内攻、迫水逆肺所致。治宜温阳益气、利尿降逆，方选"济生肾气丸"加苍术 20g，生薏苡仁 30g，当归 10g，川芎 20g，丹参 20g，水蛭 10g，草果 10g，黄芪 20g，陈皮 20g，焦三仙各 20g。

（4）若寒水射肺证引发喘证，咳嗽喘促，呼多吸少，动则喘息更甚，小便不利，甚则肢体浮肿，舌质淡胖，脉沉细，为肾阳虚而水逆，上凌于肺所致。治宜纳气归肾、温阳行水，方选"黑锡丹合真武汤加减"。

5. 寒水射肺证容易引发的现代疑难病　寒水射肺为阳衰阴盛，水湿泛滥上射于肺或寒水积聚于体内引发。如若临床中辨证不准，失治误治均可引发或转化成哮喘、肺心病、肺气肿，慢性肾炎、肾病综合征或肾功能不全、尿毒症等危症、重症。近年因环境污染严重，每每出现肺癌、肾癌等疑难病。

6. 历代医家文献对本证的论述　《景岳全书·癃闭》："小水不通是为癃闭，上侵脾胃而为胀，外侵肌肉而为肿，泛及中焦则为呕，再及上焦则为喘……"《读书随笔·论咳嗽》："有咳嗽甚重，入夜尤甚，不可伏枕者，此肾水上泛，土弱不能行水，水气冲肺也。声重而又急，连连不绝，逆迫万状，气不能续。治用仲景小青龙法，真武汤法。"《医门法律·痰饮门》："支饮上入，阻其气则逆于肺间，而为喘消。"《诸病源候论·水肿咳逆上气候》："肾主水，肺主气，肾虚不能制水，故水妄行，浸溢皮肤而身体肿满，流散不已，上乘于肺，肺得水而浮，浮则上气而咳嗽也。"

十三、肾阳虚水泛证

1. 概念　肾阳虚水泛证是肾阳虚衰，膀胱气化失司，水湿内停泛滥引发的诸多病症。

2. 病因病机　肾阳虚衰，水气上逆，停聚胸膈，壅遏心阳，致水气凌心，或肾阳虚衰，水寒之气上犯于肺，出现寒水射肺，或肾阳虚衰，膀胱气化失司，水湿内停泛滥而为水肿。

3. 临床表现　尿少身肿，腰以下为甚，按之没指，畏寒肢冷，腰膝酸冷，腹胀满，舌体胖嫩，舌质淡，有齿痕，苔白滑，脉沉迟。

4. 体质与证治分析　本证为阳虚体质，阳虚而阴盛，水湿内停或泛滥引起水肿、痰饮等疾病。

（1）若肾阳虚衰，气化无权，全身浮肿，腰以下尤甚，按之没指，舌体胖嫩，为肾阳虚衰，水湿泛滥所致。治宜温肾暖阳、化气行水，方选"真武汤"加苍术 20g，生薏苡仁 30g，怀牛膝 20g，桂枝 15g，肉桂 15g，干姜 10g，车前子 15g，泽泻 15g，制山茱萸 20g，五味子 20g，熟地黄 20g，生山药 20g，当归 10g，川芎 20g，丹参 20g，白龙昌菜 20g，陈皮 20g，焦三仙各 20g。

（2）若肾阳虚衰引发痰饮病，饮留肠胃，胸胁支满，脘部有振水声，呕吐清水痰涎，少腹拘急，脐下动悸，小便不利，舌苔灰腻，脉弦滑。治宜温阳利水，方选"金匮肾气丸合五苓散"加苍术 20g，生薏苡仁 20g，陈皮 20g，焦三仙各 20g。

5. 肾阳虚水泛证容易引发的现代疑难病　本证为肾阳虚衰，气化无权，水湿泛滥引发水肿肾炎、肾病综合征、尿毒症，或水气上逆引发肺心病、肺气肿、哮喘等疑难病。

6. 历代医家文献对本证的论述　《医宗金鉴·金匮要略注》："腰以下肿者水在下，当利小便乃愈，五苓猪苓等汤证也。"《医门法律·水肿门》："肾者，胃之关也。肾司开阖，肾气从阳则开，阳太盛则关门大开，水直下而为消；肾气从阴则阖，阴太盛则关门常阖，水不通即为肿。"

十四、大肠湿热证

1. 概念　大肠湿热证是湿热蕴结大肠，下焦气机壅滞，传导失常，引起一系列肠道疾病的总称。

2. 病因病机　多由饮食不节，恣食辛辣、醇酒厚味，或暑湿热毒侵犯肠道为病。

3. 临床表现　大便下痢脓血，里急后重，或便如黄水而肛门灼热，腹痛，发热汗出，午后热盛，胸脘满闷，肢体沉重，纳呆呕恶，舌苔黄腻，脉滑数。

4. 体质与证治分析　本证属湿热体质，"大肠者，传导之官，变化出焉"，湿热蕴结大肠，阻遏气机，腹痛后重。

（1）若大肠湿热，大便黏滞不畅而肛门灼热，痛而拒按，不喜暖。治宜调气导滞、清热化湿，方选"芍药汤"加生薏苡仁 30g，厚朴 10g，云苓 20g，陈皮 20g，焦三仙各 20g。

（2）若湿热下注，大肠传导失职，便物黄浊如糜，或如黄水，臭浊，便时肛门有灼热感。治宜清热化湿、升发清气，方选"葛根芩连汤"加苍术 20g，车前子 20g，泽泻 20g，生薏苡仁 50g，陈皮 20g，焦三仙各 20g。

（3）湿热蕴蒸，伤及肠道气血，便下脓血，里急后重，肛门灼热。治宜清热化湿凉血，方选"白头翁汤"加大黄 20g，苍术 20g，木香 10g，焦槟榔 10g，桃仁 10g，川芎 20g，肉桂 15g，陈皮 20g，焦三仙各 20g。

（4）湿热瘀阻大肠，气血凝滞而为肠痈，少腹右侧剧痛拒按，伴有发热。治宜清利湿热、化瘀消痈，方选"大黄牡丹皮汤"加生薏苡仁 50g，败酱草 20g，红藤 20g，陈皮 20g，焦三仙各 20g。

（5）湿热蕴结大肠下端，气血凝滞，聚而为痔。治宜清热化湿、行气活血，方选"槐角丸"加槐花 20g，苍术 20g，黄柏 20g，生薏苡仁 30g，土茯苓 20g，苦参 20g，云苓 20g，川芎 20g，白芍 20g，黄芪 20g，桃仁 10g，红花 10g，血余炭 15g，忍冬藤 20g，马齿苋 20g，陈皮 20g，焦山楂 20g。

（6）大肠湿热，身热稽留，汗出而热势不退，午后热盛，大便稀而不畅，身重腹满，呕恶纳呆。治宜清利湿热，方选"三仁汤"加黄芩 20g，黄连 10g，银花 20g，连翘 20g，藿香 10g，苍术 20g，黄柏 20g，云苓 20g，泽泻 15g，陈皮 20g，焦三仙各 20g。

（7）夏日暑热湿气熏蒸，湿热结于大肠，大便稀而不畅，肛门灼热，恶心欲吐，胸脘满闷，头重脑胀，为湿热上蒸脾胃。治宜清热利湿、芳香化浊，方选"连朴饮"加藿香 10g，云苓 20g，苍术 20g，黄柏 20g，生薏苡仁 30g，陈皮 20g，焦三仙各 20g。

5. 大肠湿热证容易引发的现代疑难病　本证为湿热下注大肠，多为急症，如果环境及饮食毒性加重，病情极易加重或复杂，常易引发大肠及肠胃急症，如急性胃肠炎、痢疾、疫毒性痢疾等病症。

6. 历代医家文献对本证的论述　《素问·至真要大论》："暴注下迫，皆属于热。"《灵枢·师传》："肠中热，则出黄如糜。"《赤水玄珠·痢门》："有湿热在大肠，因里急后重而脱肛者，宜清之，如《保命集》地榆芍药汤之类是也。"《杂病源流犀烛·泄泻》："其湿兼热者，下肠垢也。肠胃有热，传化失常，而火性急速，熏动湿邪，故脉数溲赤涩，所下皆黏稠垢秽。"

十五、膀胱湿热证

1. 概念　膀胱湿热证是湿热蕴结膀胱而出现的膀胱气化不利、开阖失常及灼伤阴络引发的泌尿系病症。

2. 病因病机　由外感湿邪热毒或饮食不节，过食辛辣肥腻厚味，湿热内生，下注膀胱所致。

3. 临床表现　尿频、尿急、尿涩、尿痛、尿黄赤浊或尿血，或尿有砂石，少腹拘急，或伴有发热、心烦、舌红苔黄腻，脉数。

4. 体质与证治分析　本证多为湿热体质。

（1）膀胱湿热引发小便淋漓刺痛，或尿中夹石，或突然排尿中断，少腹拘急，痛引腰腹。此为湿热蕴结于膀胱，聚湿日久成石所致。治宜清热利湿、通淋排石，方选"八正散"加石韦15g，金钱草15g，海金沙20g，黄芪30g，怀牛膝50g。

（2）膀胱湿热引起小便热涩刺痛，尿血，少腹疼痛满急，此为湿热阻滞膀胱，热灼血络，络伤血溢所致。治宜清热利湿、凉血止血，方选"小蓟饮子"加白茅根20g，茜草20g，瞿麦15g，萹蓄15g，怀牛膝30g。

（3）膀胱湿热引起小便浑浊如米泔，或有滑腻之物，尿道热涩疼痛，此为湿热下浊，聚于膀胱，气化不利，无以分清泌浊所致。治宜清利湿热、分清泌浊，方选"萆薢分清饮"加石韦15g，金钱草15g，生薏苡仁30g，土茯苓20g，瞿麦15g，萹蓄15g，泽泻15g，怀牛膝30g。

5. 膀胱湿热证容易引发的现代疑难病　膀胱湿热证如果失治误治可引发淋病、肾炎、肾盂肾炎、肾病综合征、尿毒症等疑难病。

6. 历代医家文献对本证的论述　《诸病源候论·淋病诸候》："诸淋者，由肾虚而膀胱热故也……肾虚则小便数，膀胱热则水下涩，数而且涩，则淋沥不宣，故谓之为淋。"《诸病源候论·淋病诸候》："热淋者，三焦有热，气搏于肾，流入于胞而成淋也，其状小便赤涩。""膏淋者，淋而有肥，状似膏，故谓之膏淋，亦曰肉淋，此肾虚不能制于肥液，故与小便俱出也。"《金匮要略心典·消渴小便不利淋病》："淋病有数证，云小便如粟状者，即后世所谓石淋也。乃膀胱为火热燔灼，水液结为滓质，犹海水煎熬而成盐碱也。"《金匮要略·五脏风寒积聚病脉证并治》："热在下焦者，则溺尿血，亦令淋泌不通。"《医学心悟·小便不通》："癃闭与淋证不同。淋则便数而茎痛，癃闭则小便点滴而难通。"

十六、脾胃湿热证

1. 概念　脾胃湿热证是湿热蕴结脾胃，脾失健运，胃失纳降而形成的脾胃病症。

2. 病因病机　饮食失调，辛、辣、甘、肥厚味酿成湿热而蕴结脾胃，或外感湿热，交阻中焦，为脾胃功能运化失调所致。

3. 临床表现　脘腹痞闷，呕恶厌食，肢体困重，大便溏泄而恶臭，小便短赤，面目或肌肤发黄，身热而汗出不解，舌质红，苔黄腻，脉濡数。

4. 体质与证治分析　本证多为湿热体质。

（1）脾胃湿热证，湿从内生或外湿侵犯，内湿与外湿互结化热而成湿阻，脾胃功能失调，运化失司，症见口苦黏腻，脉濡数。治当清热化湿，方选"连朴饮合甘露消毒丹"加云苓 20g，苍术 20g，黄柏 20g，生薏苡仁 30g，陈皮 20g，焦三仙各 20g。

（2）本证见身目俱黄，头重身困，恶心呕吐，胸脘痞满，苔腻，脉濡数。治宜清热化湿、化浊，方选"茵陈蒿汤合甘露消毒丹"加马齿苋 20g，蒲公英 20g，陈皮 20g，焦三仙各 20g。

（3）若本证见于水肿，水湿内侵，湿蕴脾胃，湿热交蒸，膀胱输化无权，导致水肿，胸腹痞闷，小便短赤，大便干结，苔黄，脉沉数。治宜分利湿热，方选"八正散"加苍术 20g，黄柏 20g，生薏苡仁 30g，怀牛膝 20g，云苓 20g，泽泻 20g，陈皮 20g，焦三仙各 20g。

（4）本证见于臌胀，是湿热互结脾胃，浊水停聚而引起，烦热口苦，渴不欲饮，小便赤涩，大便秘结，或面目皮肤发黄，苔黄腻或灰黑腻，脉弦数。治疗宜清利湿热、攻下逐水，方选苍术 20g，黄柏 20g，生薏苡仁 30g，厚朴 10g，半夏 10g，云苓 20g，泽泻 20g，猪苓 10g，车前子 15g，牵牛子 10g，枳实 10g，白术 20g，莪术 10g，三棱 10g，陈皮 20g，焦三仙各 20g，肉桂 10g，大黄 20g。

5. 脾胃湿热证容易引发的现代疑难病　脾胃湿热证失治、误治可转化为急慢性胃肠炎、痢疾，脾土侮肝引发肝炎、肝硬化腹水，土克水引发各类肾炎、肾病综合征，尿毒症等疑难病。

6. 历代医家文献对本证的论述　《金匮要略心典·痉湿暍病》："中湿者，亦必先有内湿而后感外湿，故其人平日土德不及而湿动于中，由是气机不速而湿浸于外，内外合邪。"《圣济总录·黄疸门》："大率多因酒食过度，水谷相并，积于脾胃，复为风湿相搏，热气郁蒸，所以发黄为疸。"《温病条辨·中焦篇》："湿之入中焦，有寒湿，有湿热，有自表而来，有水谷内蕴，有内外相合。其中伤也，有伤脾阳，有伤脾阴，有两伤脾胃。"

十七、冲任湿瘀凝结证

1. 概念　冲任湿瘀凝结证是妇科湿热或寒湿侵入三焦移于胞宫，瘀血凝结冲任，或蕴而生湿引起的妇科病症。

2. 病因病机 正气不足，寒湿或湿热乘虚侵入冲任，或因情志内伤，脏腑功能失调，湿邪入侵，瘀血凝滞冲任所致。

3. 临床表现 下腹疼痛，拒按，亦有无疼痛者。或少腹癥瘕，赤白带下，月经异常，甚者不孕。

4. 体质与证治分析 本证属湿热或寒湿兼瘀血体质，由于湿瘀凝结的病因不同，可引起多种妇科疾病。

（1）若因经期或产后正虚，起居饮食不慎，湿邪侵入胞宫，常引起子宫出血，下腹疼痛，拒按，或劳累、性交、排便、月经前后时有加重，赤白带下，或胞脉积水，有包块，应辨寒湿或湿热，寒湿瘀阻者，舌淡苔白，脉迟缓，遇冷加重，白带稀薄。治宜祛寒湿、化瘀血，方选"三妙少腹逐瘀汤"加鸡血藤20g，白鸡冠花20g，白龙昌菜20g，黄芪20g，吴茱萸10g，陈皮20g，土茯苓20g，焦三仙各20g。若湿热瘀阻者，舌红苔黄，脉数，赤白黄带，治宜清热除湿、活血化瘀，方选"四妙桃红四物汤"加忍冬藤20g，苦参20g，土茯苓20g，红藤20g，陈皮20g，白鸡冠花20g，白龙昌菜20g。

（2）若因肝脾功能失调，冲任气血瘀阻，血、湿聚积，形成囊肿或肿块，伴有小腹下坠不适，或早期多无症状，不易发现，需影像学检查才能发现，治宜活血利湿、化瘀消癥，方选"桂枝茯苓丸"加土鳖虫10g，红花10g，皂刺30g，白龙昌菜20g，陈皮20g，焦三仙各20g。

（3）若迁延日久形成胞脉阻塞，可发生月经不调或痛经，不孕，甚则有肿块或闭经，治宜利湿化瘀、活血消癥，方选当归10g，川芎20g，延胡索10g，白芍20g，木香10g，香附20g，炒白术20g，红花10g，乌药10g，丹参20g，吴茱萸10g，泽兰叶15g，鸡血藤20g，云苓20g，白龙昌菜20g，土鳖虫10g，桃仁10g，苦参20g，土茯苓20g，皂角刺30g，陈皮20g，焦三仙各20g。

5. 冲任湿瘀凝结证容易引发的现代疑难病 本证多易引发月经紊乱，痛经，不孕，子宫、卵巢囊肿及肿瘤、宫颈癌、卵巢癌。

6. 历代医家文献对本证的论述 《傅青主女科》："血海太热则血崩，寒湿搏结冲任则为痛经。"《圣济总录》："冲任不能循流，血气蕴积，冷热相搏，故成带下。"《难经》："带脉之为病，腹满腰溶溶若坐水中。"

十八、痰湿阻胞证

1. 概念 痰湿阻胞证指因素体阳虚，脾失健运，湿聚生痰，下注冲任，壅滞胞宫所引发的妇科带证或不孕症。

2. 病因病机　由素体阳虚，脾失健运，湿聚生痰，下注冲任，壅滞胞宫所致。

3. 临床表现　月经滞后，经量或多或少，质稠色淡，带下量多，色白黏稠，气腥臭，闭经，不孕，形体肥胖，胸闷恶心，口淡纳呆，倦怠嗜卧，便溏溺浊，面色㿠白，舌质淡，苔白腻，脉滑弦或濡细。

4. 体质与证治分析　本证属阳虚兼痰湿体质。

（1）若行经错后，经量少，经色淡，质黏稠，带下多，气腥臭，胸腹满闷，纳少痰多，大便不实，舌淡苔腻，脉滑无力，此为阳虚而脾失健运，聚湿生痰，痰湿下注所致。治宜健脾燥湿、化痰通经，方选"苍附导痰汤"加苦参 20g，生薏苡仁 30g，白鸡冠花 20g，白龙昌菜 20g，肉桂 10g，白术 20g，土茯苓 20g，焦三仙各 20g。

（2）若本证引发闭经，数月不潮，素体肥胖，白带黏稠，胸闷呕恶，大便不实，为脾失健运，湿聚生痰，痰湿瘀阻，气血不通所致。治宜健脾燥湿化痰、活血化瘀，方选"苍附导痰汤合少腹逐瘀汤"加苦参 20g，土茯苓 20g，白龙昌菜 20g，鸡血藤 20g，水蛭 10g，土鳖虫 10g，红藤 20g，焦三仙各 20g。

（3）若本证引发月经过多，色淡黏稠，经期延长，头晕目眩，胸脘闷满，纳少痰多，带下量多，色白质稠，形体肥胖，舌淡苔腻，脉弦滑。为脾虚失运，痰湿内聚，壅滞胞络，血不循经所致。治宜健脾燥湿、化痰调经，方选"香砂六君汤合四妙散"加泽泻 15g，苦参 20g，土茯苓 20g，白鸡冠花 20g，白龙昌菜 20g，陈皮 20g，焦三仙各 20g。

（4）若本证引起带下过多，色白黏稠如痰，味腥臭，体困重，胸满泛恶，纳少体倦，舌苔白腻，为脾阳不振，运化失职，痰浊流注冲任。治宜健脾升阳、化痰除带，方选"香砂胃苓汤合完带汤"加苦参 20g，土茯苓 20g，白鸡冠花 20g，焦三仙各 20g。

（5）若本证引起不孕，素体肥胖，脘闷纳少、行经错后、过少，带多黏稠，体倦乏力，为脾失健运，痰湿内阻。治宜燥湿化痰通络，方选"启宫丸"加白术 20g，生薏苡仁 30g，黄柏 20g，土茯苓 20g，苦参 20g，水蛭 10g，土鳖虫 10g，白鸡冠花 20g，白龙昌菜 20g，焦三仙各 20g 治疗。

（6）若本证引起假胎，月经停闭，小腹胀大，似胎非胎，头晕重，胸闷恶心，痰涎壅盛，口淡纳少，便溏溺浊，为痰血凝结症。血与痰结，令人经闭腹大，谓之痰胎。治宜健脾化痰、理气下胎，方选"调正散"（薏苡仁加量 60～100g），加怀牛膝 20g，土茯苓 20g，当归尾 10g，川芎 20g，桃仁 10g，红花 10g，土鳖虫 10g，水蛭 10g，焦三仙各 20g 治疗。

（7）若痰湿阻胞出现癥瘕之疾者，少腹坠胀，腹大如怀孕状，按之有块，胸脘满闷，泛恶食少，月经不调，脉弦滑。为脾虚失运，湿聚成痰，阻胞成块所致。治宜燥湿化痰、消癥散结。方选"涤痰丸"加生薏苡仁30g，土茯苓20g，当归尾20g，川芎20g，莪术10g，桃仁10g，红花10g，水蛭10g，土鳖虫10g，陈皮20g，焦三仙各20g。

5. 痰湿阻胞证容易引发的现代疑难病　本证容易引发的现代疑难病有月经紊乱，不孕，痛经，假胎，卵巢囊肿，宫颈肿瘤，卵巢、宫颈癌，子宫内膜异位症等痰湿病。

6. 历代医家文献对本证的论述　《医宗金鉴·妇科心法要诀》："体盛痰多，脂膜壅塞胞中而不孕。"《叶氏女科证治·调经》："形肥痰热经闭，肥盛痰凝壅滞经络，气虚血燥，致经不行或下赤带。"《万氏女科·调经》："痰涎壅滞，血海之波不流，故有过期而经始行……"

十九、寒湿凝滞筋骨证

1. 概念　寒湿凝滞筋骨证是风、寒、湿邪乘虚侵入筋骨，导致经络阻塞、蚀筋、伤骨、化脓等病症。

2. 病因病机　体虚卫气不固，风寒湿邪乘虚侵袭筋骨，或由七情过极，气血与外邪凝滞所致。

3. 临床表现　四肢局部肿胖，附经着骨，推之不移，不红不热，疼痛彻骨，难消、难溃、难敛。恶寒发热，苔白或薄腻，脉紧或弦紧数。

4. 体质与证治分析　本证多属寒湿体质。

（1）寒湿凝滞筋骨多发于手、足、腿、膊、长骨，生于大腿外侧为附骨疽，大腿内侧为咬骨疽，生于手、足、腿、膊等处，溃破后多出朽骨为多骨疽。病变多发于四肢长骨，患肢筋骨隐痛，如若疼痛日重，肿胀明显，皮色泛红，舌苔转黄腻，脉滑数。多因体虚，卫气不固，寒湿邪气乘虚侵袭，阻于筋骨之间，气不宣行，阴血凝滞而成。起初有寒热者，治宜解表发汗、除湿排毒，方选"荆防败毒散合阳和汤"加土茯苓60g，忍冬藤100g，皂角刺60g，生薏苡仁60g，黄芪50g，陈皮、焦三仙各20g。

（2）若生于下肢股内近阴囊处为股阴疽，生于内外踝为内踝疽和外踝疽，生于手腕兑骨处为兑疽，生于环跳穴处为环跳疽，患处均有坚硬漫肿木痛，皮色如常，酸痛时作，难于行立伸屈，全身可见形寒内热，苔薄腻，脉弦数。多因七情不和，肝肾亏虚，寒湿凝滞，血涩气阻而致。治宜清热利湿、扶正托毒，方选黄芪50g，当归尾10g，白芍15g，皂角刺60g，萆薢15g，防己15g，土茯苓50g，忍冬藤60g，怀牛膝20g，生薏苡仁60g，苍术15g，黄柏15g，制何首乌 20g，制山茱萸 20g，熟地黄 20g，炮附子 15g，肉桂 15g，麻黄 10g，白芥子 15g，土鳖虫 10g，鸡血藤 50g，陈皮 20g，焦三仙各 20g。

5. 寒湿凝滞筋骨证容易引发的现代疑难病　本证因体虚，卫气不固，风寒湿邪乘虚侵袭筋骨，阴血凝滞所致，多与现代骨癌相似，亦可引发脉管炎等疑难病。

6. 历代医家文献对本证的论述　《疡医大全·附骨疽门主论》："一切附骨疽症皆起于肾，肾主骨，治宜温补肾气，骨得阳和则肿硬自能水解矣。"《外科理例·论附骨疽》："骨疽乃流注之败症也，如用凉药，则内伤其脾，外冰其血。……故用大附子以补肾气，肾实则骨有生气，而疽不附骨矣。"

二十、痰湿流聚皮下证

1. 概念　痰湿流聚皮下证指因气机不畅，痰湿停结于皮里膜外的病症。

2. 病因病机　情志内伤，气机不畅，脾虚失运，痰湿聚结皮里膜外。

3. 临床表现　皮下结核，大小不一，多少不等，不硬不痛，软滑活动，皮色如常，皮温不变，少有溃破，多发生于颈项、卜颌部、腋间和四肢内侧部。

4. 体质与证治分析　本证多为痰湿体质。

（1）痰湿流聚皮下，核瘤大小不一，出现于颈项、下颌部、腋下及腹股沟内侧等部位，生长较快，压之疼痛，软滑能活动，少有化腐，失治误治可能化腐溃破。多因脾虚不运、痰湿流聚而致。治宜健脾利湿、化痰软坚，方选"消核丸"加贝母 10g，百部 20g，猫爪草 20g，猫眼草 30g，当归 10g，川芎 20g，黄芪 30g，狼毒 2g，陈皮 20g，焦三仙各 20g。

（2）若有肉瘿生于喉结正中或颈项，表面光滑，按之不痛，生长缓慢，多因情志内伤，肝脾气逆，脏腑失和，痰湿随经留注所致。治宜化痰软坚开郁，方选"海藻玉壶汤"加香附 20g，郁金 15g，牡蛎 30g。

（3）肉瘤发于四肢及背腹，数目大小不一，推之可移，皮色不变，不痛，乃因脾失健运，痰湿内生结聚而成。治宜健脾益气、化痰软坚，方选"二陈汤合归脾汤"加减。

5. 痰湿流聚皮下证容易引发的现代疑难病　本证可引发淋巴结核、脂肪瘤、肉瘤等疑难病。

6. 历代医家文献对本证的论述　《外科大成·结核》："结核生于皮里膜外，如果中之核，坚而不痛，由火气热郁者，但令热散，其肿自消，如连翘丸。由湿痰流注者，宜行气化痰，如五香流气饮，千金指迷丸。"《医宗金鉴·瘿瘤》"脾主肌肉，郁结伤脾，肌肉浇薄，土气不行，逆寸肉里，致生肉瘿，肉瘤，宜理脾宽中，疏通戊土，开郁行痰，方用："加味归脾丸主之……"

二十一、皮肤湿毒证

1. 概念　皮肤湿毒证是湿热郁结皮肤而导致热毒亢盛，水湿泛肤的病症。

2. 病因病机　多因湿热、染毒、内脏湿毒蕴蒸肌肤所生。

3. 临床表现　皮肤灼热，发红、疼痛、瘙痒，可见水疱、脓疱，破溃后有溃疡，身热口渴，胸闷腹满，食欲不振，肢体无力，便秘，尿黄，舌苔黄腻，脉濡数。

4. 体质与证治分析　本证多为湿热体质。

（1）皮肤初起红色斑点或丘疹，有瘙痒感，继变成豆大小脓疱，色黄密集，灼热疼痛，或化脓结痂，或反复化脓难愈，流脓及黄水，严重可伴有身热、口渴、尿黄、便秘、舌质红、苔黄腻、脉濡数。好发于夏秋季节，多由肺经蕴热，脾经聚湿，蕴蒸于肌肤所致为脓疱疮。治宜清热利湿解毒，方选"萆薢渗湿汤合黄连解毒汤"加土茯苓20g，忍冬藤20g，蒲公英20g，苍术20g，陈皮20g，白术20g。

（2）皮肤发出成批大小水疱，糜烂滋水，可伴有低热，口苦舌破，胸闷纳呆，全身乏力，大便燥结，小便短赤，舌苔黄腻，乃心火亢盛，脾虚失运，暑湿郁结所致为天疱疮。治宜清热除湿，方选"清脾除湿饮"加土茯苓20g，忍冬藤20g，苦参20g，陈皮20g。

（3）若皮肤发红或不发红，刺痛难忍，之后皮肤发红疱，串珠状水疱，聚集于一处或多处，缠腰而发，或身体一侧，或头皮、膀、臂、腰、臀、水疱破损可化脓糜烂，一般愈后不留瘢痕，剧烈刺痛为其特点，舌红苔黄，脉弦滑，多因情志内伤，郁结化火，脾经聚湿，湿热互结或外感毒邪所致，为缠腰火丹。治宜泻肝利湿清毒，方选："五味消毒饮"加瓜蒌20g，红花20g，贯众20g，龙胆草15g，连翘20g，马齿苋20g，忍冬藤20g，土茯苓20g，生薏苡仁20g，黄芪30g，川芎20g，赤芍15g，牡丹皮15g，鸡血藤20g，陈皮20g，皂角刺30g。

（4）若皮肤潮红肿胀，发痒，出现丘疹和水疱，常群集或密集成片，破溃后糜烂，结痂，浸淫成片，伴有大便秘结，尿赤，舌红苔黄腻，脉滑数，易反复发作，生于耳部称旋耳疮，生于鼻孔、口腔称匿疮，生于手背称瘑疮，生于乳头称乳头风，生于脐部称脐疮，生于四肢弯曲处称四弯风，生于阴囊称绣球风，发于足趾间称脚湿气等。此证多因湿热客于肌肤，或久居湿地，水浆浸渍，湿邪外侵，湿毒郁于皮肤引起。治宜清热利湿，方选苍术20g，黄柏20g，生薏苡仁30g，怀牛膝20g，萆薢20g，苦参20g，土茯苓20g，茯苓20g，白术

20g，泽泻 20g，忍冬藤 20g，黄芪 20g，陈皮 20g，焦三仙各 20g。

5. 皮肤湿毒证容易引发的现代疑难病　本证是湿毒浸淫内脏蕴蒸肌肤所致，可引发黄水疮、脓疱疮、带状疱疹、手足癣、银屑病等现代皮肤疑难病。

6. 历代医家文献对本证的论述　《外科大成·黄水疮》："黄水疮头面耳项，忽生黄粟，破流脂水，顷刻沿开，多生痛痒。由外伤风热，内伤湿热所致。宜升麻清毒散清之，盐汤洗之，青蛤散搽之。"《疮疡经验全书·天疱疮》："此疮之发，不拘老幼，受酷暑热毒之气，蒸于肌肉。初生一泡，渐至遍体，漫烂无休，合家相染……"《医宗金鉴·缠腰火丹》："此证俗名蛇串疮，有干、湿不同，红、黄之异。皆如累累珠形。干者色赤红，形如云片，上起风粟，作痒发热，此属心肝二经风火，治宜龙胆泻肝汤；湿者色黄白，水疱大小不等，作烂流水。较干者多疼，此属脾肺二经湿热，治宜除湿胃苓汤。若腰肋生之，系肝火妄动，宜用柴胡清肝汤治之；其间小疱，用线针穿破，外用柏叶散敷之；若不速治，缠腰已遍，毒气入脐，令人膨胀，闷呕者逆。"

第二节　卫气营血、三焦辨证解析

一、湿阻卫阳证

1. 概念　湿阻卫阳证指湿温初起，邪郁于表，清阳被遏，卫气不宣所出现的以恶寒，身热不扬，头身重痛的一类病症。

2. 病因病机　湿温外侵，清阳被遏，热被湿阻，卫气不宣。

3. 临床表现　先恶寒，后发热，身热不扬，头痛如裹，肢体困重，胸闷，口渴不欲饮，舌苔腻，脉濡。

4. 体质与证治分析　本证为湿热体质，为湿温之邪初袭肌表所致。

（1）湿温之邪郁于卫表，卫气不宣，热为湿遏，初见恶寒，随即发热，热被湿阻，其热不扬，卫气不得宣畅，湿性黏滞，湿热郁遏，口渴不欲饮，苔腻脉濡。治宜芳香宣化，方选"藿朴夏苓汤"加薄荷 15g，苍术 20g，黄柏 20g，陈皮 20g 治疗。

（2）湿温初起，湿邪浸淫肌肉、关节，表卫肌腠不和，脉络不通，身重，关节疼痛，不为汗解。治宜芳香宣化，方选滑石 15g，大豆卷 10g，茯苓皮 15g，苍术 15g，藿香 10g，荷叶 10g，白通草 6g，桔梗 20g，香薷 10g，生薏苡仁 30g，陈皮 20g，紫苏子 10g 治疗。

（3）湿温初起，湿热郁阻清阳，清阳不能上升，外湿侵袭偏寒者，恶寒无汗，头重身困，头痛。治宜芳香宣散，方选藿香 15g，香薷 10g，羌活 10g，苍术 15g，薄荷 10g，牛蒡子 15g，紫苏子 10g，白芷 15g，陈皮 20g，甘草 10g 治疗。

5. 湿阻卫阳证容易引发的现代疑难病　湿阻卫阳证由于病邪在表，是疾病的初起，多不转为疑难重症，如失治误治也可能引发急慢性胃肠炎、寒湿性关节炎、痢疾等疑难病。

6. 历代医家文献对本证的论述　薛生白《湿热论》："湿热证，始恶寒，后但热不寒，汗出胸痞舌白，口渴不引饮。""湿热症，身重头痛，湿在表分，宜藿香、香薷、羌活、苍术、薄荷、大力子等味，头不痛者去羌活。身重恶寒，湿遏卫阳之表症。头痛必挟风邪，故加羌活，不独胜湿，用攻祛风。而此条乃阴湿伤表之候。"

二、湿遏热伏证

1. 概念　湿遏热伏证指湿邪阻遏气机，郁热不能宣散透发，以发热不甚，午后较显，胸脘痞闷，肢体困倦为主的病症。

2. 病因病机　湿热合邪，湿邪郁遏，清阳被阻，热伏于里，中焦升降失司，气机失宣所致。

3. 临床表现　头痛身重，发热不甚，肢体困倦，胸脘痞闷，口不渴，纳食呆滞，小溲赤黄，舌绛苔白，脉濡数。

4. 体质与证治分析　本证为湿热体质，湿热合邪，湿邪郁遏，气机失宣所致。湿热遏阻，发热不甚，头痛身重，胸脘痞闷，舌绛苔白，脉濡数。治宜辛开苦降、泄湿透热，方选"王氏连朴饮"加苍术 20g，黄柏 20g，生薏苡仁 30g，怀牛膝 20g，云苓 20g，陈皮 20g，焦三仙各 20g。

5. 湿遏热伏证容易引发的现代疑难病　湿遏热伏证属湿热遏阻于中焦，脾胃气机失调，若失治误治可引发肠胃炎、痢疾、霍乱等疑难病。

6. 历代医家文献对本证的论述　薛生白《湿热论》："太阴内伤，湿饮停聚，客邪再至，内外相引，故病湿热。湿热证，胸痞发热，肌肉微痛，始终无汗者，腠理暑邪内闭，宜六一散一两，薄荷叶三四分，泡汤调下即汗解。"

三、暑兼寒湿证

1. 概念　暑兼寒湿证是夏月伤暑，复又贪凉冷饮，致使寒湿外束，暑热内郁而出现的以头痛恶寒、发热无汗、脘闷心烦为主的病症。

2. 病因病机 夏月伤暑，贪凉冷饮，以致寒湿外束，暑热内郁。

3. 临床表现 头痛恶寒，发热无汗，骨节酸楚或重痛，心烦不安，胸脘满闷，腹痛吐利，小溲黄赤，舌苔白腻，脉浮数或濡数。

4. 体质与证治分析 暑兼寒湿证属湿热合寒湿体质，由暑热内郁、寒湿外束所致。

（1）暑兼寒湿引发发热恶寒，头痛无汗，骨节酸楚重痛，胸闷，苔白腻，脉浮数。治宜解表散寒、化湿清暑，方选"新加香薷饮"加藿香 10g，薄荷 10g，陈皮 20g，苍术 20g。

（2）若表寒不甚，暑湿内阻，出现凛凛恶寒、身热烦燥、口渴便溏等症。治宜清暑解表、化湿和中，方选香薷 10g，薄荷 10g，厚朴 10g，陈皮 15g，藿香 10g，姜半夏 10g，苍术 20g，甘草 10g，生姜 20g，焦三仙各 20g，黄连 10g。

（3）若发热恶寒，头痛，恶心呕吐，腹痛肠鸣，泄泻，舌苔白腻，为暑湿受寒交阻、胃肠气机不和所致。治宜散寒解暑、化湿理气。方选"藿香正气散"加苍术 20g，生薏苡仁 30g，草果 10g，陈皮 20g，白豆蔻 10g，砂仁 10g，泽泻 20g，焦三仙各 20g 治疗。

5. 暑兼寒湿证容易引发的现代疑难病 暑兼寒湿证若失治误治可引发急性胃肠炎、霍乱、痢疾等疑难病。

6. 历代医家文献对本证的论述 《温病条辨·上焦篇》："《金匮》谓太阳中暍，发热恶寒，身重而疼痛，其脉弦细芤迟，小便已，洒然毛耸，手足逆冷，小有劳，身即热，口开前板齿燥，若发其汗，则恶寒甚，加温针，则发热甚，数下，则淋甚，可与东垣清暑益气汤。"薛生白《湿热论》："暑月病初起，但恶寒面黄，口不渴，神倦四肢懒，脉沉弱，腹痛下利，湿困太阴之阳，宜仿缩脾饮，甚则大顺散，来复丹等法。"

四、湿阻气分证

1. 概念 湿阻气分证是指湿邪内郁气分，气之运行不利而水湿内蓄，阻闭清阳，气不运行所致的病症。

2. 病因病机 由外受时令之湿或冒雨、涉水、多饮，偏嗜肥、甘、辛辣、厚味等，内湿、外湿郁阻气分，与热并存，水湿内蓄，阻闭清阳，中焦不畅，气机不利而致。

3. 临床表现 身热不扬，肢体酸重，头重如裹，胸脘痞闷，腹胀纳呆，恶心呕吐，尿赤便溏，舌淡红苔滑腻，脉滑或濡缓。

4. 体质与证治分析　湿阻气分证属于湿热体质，湿与热合，湿温、暑湿、暑温、伏暑、温疫等都兼湿，属温病范畴。

（1）若湿热郁阻气机，气之运行不利，中焦不畅，上下不通，症见胸闷腹胀，烦热困倦，上逆呕恶，小便短赤，大便秘结或溏而不爽，舌淡苔浊腻，脉濡。为邪在气分而湿热并重。治宜清利湿热、芳香化浊、畅达气机，方选"甘露消毒丹"加半夏10g，厚朴10g，生姜20g，云苓20g，泽泻15g，白术20g，陈皮20g，焦三仙各20g。

（2）湿阻气分而郁发白㾦的，以湿热留恋不解，郁蒸肌表，肌肤表面生水疱，起自颈项，以胸腹为主，渐及四肢，水疱先少后密，状如水晶，破之有淡黄色浆液，身热痞闷。乃气分湿热郁蒸肌表，不能透泄所致。治宜清热除湿、解肌透邪，方选"薏苡竹叶散"加苦参20g，土茯苓20g，苍术20g，草薢20g，泽泻20g，黄芪30g，白术20g，忍冬藤20g，芦根15g，陈皮20g。

（3）若湿阻气分身重而痛，脉缓舌滑，汗出热解，解而复热的，属湿阻脾胃。治宜清利中焦湿热、畅达脾胃气机，方选"黄芩滑石汤"加白术20g，苍术20g，厚朴10g，生薏苡仁30g，甘草10g，陈皮20g，焦三仙各20g治疗。

（4）湿阻气分少腹胀满，大便不通，神识如蒙，舌苔垢腻，属湿热痹阻，肠道气机传导失常所致，治宜清化湿浊、宣通气机。方选"宣清导浊汤"加大黄20g，枳实10g，厚朴10g，生薏苡仁30g，马齿苋20g，川芎20g，香附15g，陈皮20g，焦三仙各20g。

（5）湿阻气分小便不通，热蒸头胀，渴不多饮者，为湿热阻滞于小肠，致小肠气化不行，泌别不利，湿重热轻之证。治宜淡渗利湿，方选"茯苓皮汤"加草薢20g，怀牛膝30g，石韦15g，金钱草15g。

5. 湿阻气分证容易引发的现代疑难病　湿阻气分证可引发现代多种传染病、水痘、霍乱、痢疾、急慢性胃肠炎等，若失治误治可损及肾脏，引起肾炎、肾盂肾炎、肾功能不全、肾病综合征、尿毒症等。

6. 历代医家文献对本证的论述　《温病条辨·上焦篇》："太阴湿温，气分痹郁而哕者，俗名为恶。宣痹汤主之。"《南病别鉴·湿热条辨》："湿热症，初起即胸闷不知之，瞀乱大叫痛，湿热阻闭中上二焦，宜草果、槟榔、鲜菖蒲、六一散、芜荽各重用，或皂角末、地浆水煎服。"《南病别鉴·温证论治》："白㾦小粒如水晶色者，此湿热伤肺，邪虽出而气液枯也，必得甘药补之。若未至久延，气液尚在未伤，乃为湿郁卫分，汗出不彻之故，当理气分之邪，枯白如骨者多凶，气液竭也。"

五、邪伏膜原证

1. 概念 邪气自口鼻而入，伏藏阻遏于膜原（即半表半里），称为邪伏膜原证。

2. 病因病机 由疫气、湿气、暑气、寒气、热毒、瘟疫、湿热毒疫之气阻遏膜原，郁遏于里，体质虚而不能抵御而致。

3. 临床表现 恶寒发热，头疼身痛，烦躁口苦，而后但热不寒，或寒热往来，日晡益甚，胸膈痞满，舌苔白厚或腻，或如积粉，脉数。

4. 体质与证治分析 邪伏膜原证为湿热体质，由湿热毒疫，瘟疫之气伏藏阻遏膜原，体质虚而不能抵御所致。

（1）邪伏膜原初发常见恶寒发热，头疼身痛，或寒热往来，迅即出现昼夜发热，日晡益甚等症状，舌苔白如积粉，舌质绛，脉数。此时切忌汗下，而应疏利透达，使膜原之湿热疫邪解散于外，方选"达原饮"加黄芪30g，苍术20g，白术20g，黄柏20g，生薏苡仁30g，柴胡10g，半夏10g，云苓20g，陈皮20g，焦三仙各20g。

（2）邪伏膜原湿热与秽浊之气阻于膜原，由于感湿甚重，与秽浊之气相合，阳气被郁，故症状颇似寒湿为患，而不同于瘟疫之呈寒热错杂现象，表现为寒甚热微，肢体沉重，身痛有汗，呕逆胀满，舌苔白厚腻，脉缓不弦。治宜芳香宣化秽浊、疏利透达湿邪，方选"雷氏宣透膜原法"，厚朴10g，槟榔10g，草果10g，黄芩15g，甘草10g，藿香10g，半夏10g，生姜20g。加黄芪20g，生薏苡仁30g，云苓20g，陈皮20g，木香10g，砂仁10g，苍术20g，白术20g，泽泻20g，猪苓10g，肉桂10g，焦三仙各20g。

（3）邪伏膜原由暑温、暑湿、秽浊之气交混于内，直犯膜原所致，头胀疼，胸脘痞闷，肤热有汗，恶心，须辨偏暑偏湿，口渴心烦，舌苔黄偏暑，方选"清暑益气汤"加花粉、黄芩、黄柏、苍术、陈皮、滑石、焦三仙治疗。若舌苔白腻，口不渴，乃偏湿，方选"清热胜湿汤"加生薏苡仁30g，萆薢20g，白豆蔻10g，砂仁10g，猪苓10g，焦三仙各20g。

5. 邪伏膜原证容易引发的现代疑难病 邪伏膜原证最为繁杂，多为现代各类传染病、合并病，如高致病性禽流感、甲型流感、非典型肺炎、乙型脑炎、中毒性痢疾、疟疾、霍乱等。失治误治均可见重症危症出现，损害肺、肝、肾者可出现肺心病、肝性脑病、尿毒症等。

6. 历代医家文献对本证的论述 《瘟疫论·原病》："至于伏邪动作，方有变证，其迹或从外解，或从内陷，从外解者顺，从内陷者逆。更有表里先后不同，有先表而后里者，有先里而后表者，有里而再里者。从外解者，或发斑，或战汗，狂汗，自汗，盗汗；从内陷者，胸膈痞闷，心下胀满，或腹中痛，或燥结便秘，或热结旁流，或协热下利，或呕吐、泄下、谵语、唇黄、舌黑、苔刺等症。"薛生白《湿热论》："湿热症，寒热如疟，湿热阻遏膜原。宜柴胡、厚朴、槟榔、草果、藿香、六一散、苍术、半夏、石菖蒲等。"《广瘟疫论·夹亡血》："疫症亡血有三，其一，未病之先，素亡血而阴虚，一受疫则邪热乘虚煎熬，亡阴最易。解表清里，用药必步步照顾荣血，如九味羌活汤之用生地，人参败毒散之用人参是也。其二，当受病之时，忽然吐衄，女子崩漏，甚至血晕昏厥，势甚危急，亦疫症常有也。病家但知血之可骇，往往不知受疫，医家亦忽其客邪，堆汲汲于止血，清凉滋补，多至危殆。不知血由疫逼，惟当治疫，疫邪解而血自止，此症不遽见于疫在表时，而见于发热数日之后，人犹易知。惟疫郁于阴经而暴见此症者，难识。以其症外无头痛发热之可据耳，但见微恶寒而大作呕，急当视其气、色、神、脉、舌苔，若舌有白苔、气色有一二疫象，即是疫毒无疑。"《重订广温热论·论温热即是伏火（新增）》："凡湿火症，发于夏至以前者为湿温，夏至以后者为湿热，发于霜降、立冬后者为伏暑挟湿；其邪必伏于膜原，内经所谓横连膜原是也。（极华注：膜原，即统腹膜空隙之处，外通肌肤，内经胃肠，上连胸膈，下包内肾膀胱，中有夹缝，最易藏邪。邪伏于此，症必胸腹热甚，按之灼手，小便黄赤浊热者，职是之故，故凡湿热内伏之邪，必由膜原达外。）其人中气实而热重于湿者，则发于阳明胃肠；中气虚而湿重于热者，则发于太阴肺脾。"

六、湿热郁阻经络证

1. 概念　湿热郁阻经络证是因湿聚热蒸，蕴于经络，经气痹阻引发的湿痹证候。

2. 病因病机　由湿热之邪袭入经络，湿聚热蒸，痹阻经络所致。

3. 临床表现　寒战热炽，骨节烦疼，面目萎黄，汗多自利，舌色灰滞，脉濡缓。

4. 体质与证治分析　本证体质为湿热体质。清代温病学家吴鞠通说："伏暑、暑湿、湿温，证本一源，前后互参，不可偏执。"

（1）若湿热之邪袭入经络，湿聚热蒸，痹阻经络，出现寒战热炽，骨节烦疼，面色萎黄，舌色灰滞，脉滑数或濡缓，是湿热阻滞经络，治宜清热利湿、化浊通络，方选"宣痹汤"加姜黄20g、海桐皮15g、独活10g、秦艽10g、当归10g、川芎20g、云苓20g、忍冬藤20g、鸡血藤20g、陈皮20g、焦三仙各20g治疗。

（2）若湿热较重，身热，汗多热不退，身疼，自利，胸腹白疹，小溲短赤，脉濡缓，是湿热内郁脏腑，外郁肌表经络。治宜散解内外湿热，方选"薏苡竹叶散"加萆薢 20g，土茯苓 20g，泽泻 20g，怀牛膝 20g，忍冬藤 20g，鸡血藤 20g，陈皮 20g，焦三仙各 20g 治疗。

（3）若湿郁经络，身痛舌白，脘闷便溏，脉象模糊，乃湿郁经络三焦，治宜渗湿通络，方选"四妙散"加藿香 10g，厚朴 10g，半夏 10g，云苓 20g，木瓜 20g，威灵仙 10g，桂枝 15g，炮附子 15g，独活 10g，当归 10g，川芎 20g，陈皮 20g，焦三仙各 20g 治疗。

（4）暑湿之邪袭入经络，炎夏凉浴或冷风，或冒暑淋雨，有汗身热，关节肿痛，肢体重困是感受时邪。治宜祛暑湿、通经络，方选"加减木防己汤"加苍术 20g，藿香 15g，香薷 10g，薏苡仁 30g，怀牛膝 20g，木瓜 20g，威灵仙 10g，陈皮 20g，焦三仙各 20g。若肢体走窜性疼痛者为风气偏重，宜加防风 10g，桂枝 15g，麻黄 10g；若肢体关节疼痛剧烈，遇热减轻，是寒邪偏重，可加姜黄 20g，炮附子 10g；若面赤口涎自出是暑热偏重，宜加石膏 30g、知母 20g。

5. 湿热郁阻经络证容易引发的现代疑难病　本证是湿热为患，湿热阻滞经络，关节肌肉疼痛，可引发类风湿关节炎，风湿，寒湿骨关节炎，大骨病，脊椎、关节骨质增生，椎间盘突出等疑难病。

6. 历代医家文献对本证的论述　《素问·痹论》："风、寒、湿三气杂至，合而为痹也。其风气胜者为行痹；寒气胜者为痛痹；湿气胜者为着痹也。"薛生白《湿热论》："湿热证，十余日后，大势已退，惟口渴汗出，骨节疼，隐痛不已，余邪留滞经络，宜元米汤泡于术，隔一宿，去术煎饮之。""湿热证方三四日，即口噤而四肢急，此乃邪侵经络中，甚则角弓为痉厥。苍耳子、威灵仙、地龙、酒淬川连、秦艽、滑石、丝瓜藤、海风藤，息风通络斯方合。此条乃湿热化风为痉。口噤，四肢拘急，甚则角弓反张，邪侵经隧之中，故用药稍清湿热，重用息风通络。"

七、湿热弥漫三焦证

1. 概念　湿热弥漫三焦证是湿热合邪内犯阳明太阴，阻滞中焦，逆于上焦，侵于下焦所引发的诸多病症。

2. 病因病机　正气虚弱，湿热病邪侵犯内传，阻碍三焦气化，引起上焦清肃、中焦升降、下焦排泌功能失调。

3. 临床表现　胸膈痞闷，脘腹胀满，身体重痛，发热烦渴，恶心呕吐，大便不爽或便溏，小便短赤，舌苔灰白或黄腻，脉濡滑或数。

4. 体质与证治分析　本证多属湿热体质。

（1）湿热弥漫三焦，舌苔灰白，脘腹痞闷、潮热呕恶、烦渴、自利、汗出、尿短等为热处湿中，湿蕴生热，湿热交混，邪踞中焦，阻遏气机，为上逆于胃而下阻于肠所致。治宜苦辛开泄、清利三焦湿热，方选"杏仁滑石汤"加云苓20g，藿香10g，生薏苡仁30g，陈皮20g，天花粉30g，焦三仙各20g。

（2）若湿热郁结三焦，脘腹胀满，大便不爽为主症者，为痞塞中焦之气，太阴不升，阳明不降，水谷失运，气滞于中所致。应以苦辛寒法升降中焦之气，达到正通邪去之目的，方选"一加减正气散"加半夏10g，草果10g，砂仁10g，槟榔10g，焦山楂20g。

（3）湿郁三焦，脘闷便溏，身重，苔白，脉濡滑，为湿热内郁中焦外走经络所致，身重且痛、经气不通。治宜苦辛淡渗，化湿理气，疏通经络，方选"二加减正气散"加苍术20g，黄柏20g，怀牛膝20g，半夏10g，木瓜20g，威灵仙10g，焦三仙各20g。

（4）湿郁三焦见苔黄脘闷症状的，为中上焦之气不宣，秽浊渐从热化所致。治宜苦辛寒法宣肺理气、泄热渗湿，方选"三加减正气散"加苍术20g，黄柏20g，黄芩20g，生薏苡仁30g，草果10g，白蔻仁10g，槟榔10g，焦三仙各20g。

（5）体弱之人，感受湿热秽浊之邪甚重，热蒸头胀，身重呕逆，小便不通，神志昏迷，舌苔白，渴不多饮等症状者，是元气虚弱，湿热弥漫三焦，且外犯经络，内灼脏腑，上下内外俱被湿热所困，此时邪气大盛，正气不支，最易内闭外脱，危及生命。应从速宣窍而护神明，化湿清热，方选"四君三妙藿朴苓汤加味。"

（6）若肠胃素有积滞，感受湿热邪气，湿热弥漫三焦与胃肠之积滞相合，常因邪气内阻，腑气不通，湿热熏蒸而潮热汗出，胃气阻遏而恶心呕吐，湿滞则大便溏而不爽，色黄如酱，舌苔黄浊垢腻。此时不通积滞则难去交缠之湿热，不可拘于湿温忌下的常法，应迅速清热导滞，方选"葛根芩连汤合四妙散"加枳实10g，厚朴10g，藿香10g，云苓20g，泽泻20g，大黄20g，鸡内金20g，莱菔子20g，陈皮20g，焦三仙各20g。

5. 湿热弥漫三焦证容易引发的现代疑难病　本证为湿热合邪弥漫上、中、下三焦，致使肺失宣降，脾胃升降失调，下焦气化不利，五脏六腑互相影响，病情复杂多变。容易引发肺气肿、肺心病、胃肠炎、肾炎、肾病综合征、尿毒症等疑难病。

6. 历代医家文献对本证的论述　薛生白《湿热论》："湿热证，壮热烦渴，舌焦红或缩，斑疹胸痞，自利，神昏痉厥，热邪充斥表里三焦，宜大剂犀角、羚羊角、生地黄、玄参、银花露、紫草、方洁水、金汁、鲜菖蒲等味。""湿热证，数日后脘中微闷，知饥不食，湿邪蒙绕三焦，宜藿香、薄荷、鲜荷叶、枇杷叶、佩兰、芦尖、冬瓜仁等味。"

八、湿热化燥证

1. 概念　湿热化燥证是指湿热之邪蕴积日久，反从燥化，伤及阴津，或耗血动血而出现的一系列出血、伤津、动风的病症。

2. 病因病机　湿为阴邪，其性黏滞，与热合邪，热性蒸灼，蕴积既久，燥化损阴，伤津、动风、迫血妄行。

3. 临床表现　身热、胸痞、烦躁口渴、大便下血、发痉、谵语、发疹、神昏、小溲短赤、舌燥红无津或舌绛、苔黄腻，甚者颜面苍白，汗出肢冷，脉弦细或模糊不清。

4. 体质与证治分析　本证多见湿热体质。

（1）燥伤阴络，热迫血行而便血，多伴有烦躁、灼热、汗出热不退、渴饮、小便短赤，偏热盛者血色鲜红，偏湿重者血色多暗，此为湿热化燥，深入营血，热毒炽盛，阴络受伤所致。治宜凉血散血，方选"犀角地黄汤"加白头翁 15g，生地榆 15g，槐花 20g，槐角 30g，生薏苡仁 30g，苦参 20g，土茯苓 20g，陈皮 20g，焦三仙各 20g。

（2）其人虽未下血，舌质光剥，为下血之先兆，宜以上法未雨绸缪。如下血过多，或血虚之人下血不止，面色苍白，肢冷汗出，脉微细者，此为失血过多，气失依附，正气将脱。治宜益气固脱，方选"人参黄土汤"加黄芪 30g，云苓 20g，五味子 20g，陈皮 20g，焦三仙各 20g。

（3）大肠燥结，糟粕结滞，或溏秘不爽，如球难下，伴有身热不退，腹胀不舒，甚至窍阻神昏谵语，此为燥热内结、下无出路所致。治宜清泄热邪，方选"小承气汤"加郁李仁 15g，桃仁 15g，杏仁 15g，莱菔子 15g，马齿苋 15g，败酱草 15g，陈皮 20g，焦三仙各 20g。

（4）若湿热日久，身布红疹，梦语如谵，舌红糙无津，脉象弦数者，为湿热化燥，燥邪入营，阴津被灼。治宜泻热救液、生津凉营，方选"清营汤"加钩藤 20g，竹茹 15g，羚羊角（代）2g，茯神 20g，甘草 10g。

（5）若神昏惊厥，角弓反张，脉洪数有力，属湿热结于胸膈。方选"凉膈散"加石膏 30g，知母 20g 治疗。多日不大便者，方选"大承气汤"加生地黄 20g，元参 20g 治疗。

（6）化燥阴竭而无结症者，症见手足蠕动，甚或痉挛，神倦脉虚，舌绛苔少，时时欲脱者，为阴精大亏，虚风旋扰。治宜滋阴潜阳、息风固脱，方选"大定风珠"加怀牛膝30g，知母20g，黄柏20g。

（7）湿温郁发白痦者，痦色枯白无泽，痦体塌陷，破之空壳无浆，并见身热不退，神疲汗多，口干唇燥，舌质光红，脉数无力。为湿热化燥、气液耗竭所致。治宜益气养阴，方选"生脉散加味"，方中用西洋参10g，五味子20g，麦冬15g以益气养阴，加黄芪30g，升麻15g，白术20g以升阳助气。

5. 湿热化燥证容易引发的现代疑难病　本证湿热蕴久，化燥伤阴，长久不愈可引发结肠炎、痔、肠癌、心脏病、癫狂病、皮肤病等疑难病。

6. 历代医家文献对本证的论述　薛生白《湿热论》："湿热证，四五日，口大渴，胸闷欲绝，干呕不止，脉细数，舌光如镜，胃液受劫，胆火上冲。宜西瓜汁、金汁、鲜生地汁、甘蔗汁、磨服郁金、木香、香附、乌药等味。"又曰："湿热症，口渴苔黄起刺，脉弦缓，囊缩舌硬，谵语昏不知人，两手搐搦，为津枯邪滞。宜鲜生地、芦根、生首乌、鲜稻根等味。若脉有力，大便不通，大黄亦可加入。"

九、暑湿困阻中焦证

1. 概念　暑湿困阻中焦证指暑湿之邪蕴结于中焦，阻滞气机而出现脾胃湿热，气机失畅的一系列病症。

2. 病因病机　暑热与湿气相兼，困阻中焦脾胃，气机升降失调。

3. 临床表现　身热有汗，脘腹痞满、口渴、心烦，身体困重，恶心呕吐，小便短少，舌苔黄腻，脉象洪大或滑数。

4. 体质与证治分析　本证多见湿热体质。

（1）若暑湿困阻中焦，暑热偏盛，热在阳明重，湿在太阴轻，壮热烦渴，汗多尿短，脉象洪大者，为暑湿困中，热重湿轻，治宜清热燥湿，方选"白虎汤"加苍术20g，生薏苡仁30g，黄柏20g，黄连10g，黄芩20g，栀子20g，陈皮20g，生山楂20g。

（2）若暑湿困阻中焦，湿邪偏盛，脘腹痞满，呕恶苔腻，为脾湿困阻，气机不利。治宜清宣郁热、利湿化浊，方选"王氏连朴饮"加生薏苡仁30g，藿香10g，云苓20g，苍术20g，黄柏20g，花粉30g，陈皮20g，焦三仙各20g。

（3）若暑湿内伏，与肠胃积滞相结，胸腹灼热，呕恶，便溏如酱而不爽，苔黄垢腻，为湿热与积滞相结。治宜苦辛通降，方选"枳实导滞汤"加苍术20g，黄柏20g，生薏苡仁30g，藿香10g，半夏10g，云苓20g，生姜20g，陈皮20g，焦三仙各20g。

（4）本证见胸痞痰多，口苦、苔黄腻，脉滑数，为暑湿中阻，痰热蕴结。治宜清热燥湿化痰，方选"二陈汤"加桔梗 20g，白芥子 15g，生薏苡仁 30g，厚朴 10g，黄柏 20g，黄连 10g。

5. 暑湿困阻中焦证容易引发的现代疑难病　暑湿困阻中焦证首先损害脾胃，可引起急慢性肠胃炎、痢疾，然后传遍于肝和肾，失治误治引发肝病、肾病，或更严重的肝、肾损害性疾病，如肝硬化腹水、肝癌、肾衰竭、尿毒症、肾病综合征等疑难病。

6. 历代医家文献对本证的论述　叶天士《温热论》："暑邪必挟湿……暑热深入，伏热烦渴，白虎汤、六一散。暑病头胀如蒙，皆湿盛生热，白虎、竹叶。酒湿食滞加辛温通里。"又曰："热病救阴犹易，通阳最难，救阴不在血，而在津与汗，通阳不在温，而在利小便，然较之杂证，则有不同也。"薛生白《湿热论》："湿热证，壮热口渴，自汗，身重，胸痞，脉洪大而长者，此太阴之湿与阳明之热相合，宜白虎加苍术汤。"又曰："湿热证，呕吐清水或痰多，湿热内留，木火上逆。宜温胆汤加瓜蒌、碧玉散等味。"

十、暑湿郁蒸证

1. 概念　暑湿郁蒸证指暑湿之邪郁于内，蒸于上而出现的暑湿之邪弥漫三焦所引发的病症。

2. 病因病机　暑湿、暑秽郁结弥漫三焦，损伤肺络，郁蒸中焦脾胃、肠道、下焦膀胱，致使肺气失宣，中焦脾胃失调，下焦泌别失司。

3. 临床表现　身热面赤耳聋，甚则神昏，胸脘痞闷，呕恶，自利、便溏不爽，汗出、尿短、咳痰带血，舌红赤，苔黄滑或腻。

4. 体质与证治分析　本证多为湿热体质。

（1）暑湿郁蒸证以暑湿蔓延三焦为特征，故其见症纷纭，暑湿蒸肺，肺气失宣，肺络受损，则胸闷咯痰带血。暑湿蒸于中焦，则胸脘痞闷不甚渴饮。暑湿下侵肠道，泌别失司，清浊不分，致大便下痢稀水而小便反短赤，所以见耳聋之症。叶天士指出："湿乃重浊之邪，热乃熏蒸之气，热处湿中，蒸淫之气上迫清窍，耳为失聪，不与少阳耳聋同例。"肺主气，气化则暑湿俱化，肺受生阳明，通调水道，下达膀胱，肺痹开则膀胱开。治宜清宣上、中、下三焦暑湿之邪，方选"三石汤"加云苓 20g，白术 20g，生薏苡仁 30g，苍术 20g，黄芩 20g，泽泻 15g，瞿麦 15g，萹蓄 15g，厚朴 10g，半夏 10g，陈皮 20g，生山楂 20g。

（2）暑湿秽浊郁蒸于内，困遏气机，轻则头痛而胀，胸脘痞闷，烦躁呕恶，肤热有汗，甚则神昏耳聋，又名暑秽，暑秽之邪蒙闭清窍，困阻清阳。治宜芳化暑秽，方选："甘露消毒丹"加厚朴10g，半夏10g，云苓20g，冰片1g，黄连10g，陈皮20g，焦三仙各20g治疗。若心烦口渴，舌苔黄腻者，暑热偏重。宜清暑利湿，方选"六一散"加石膏30g，知母20g，寒水石20g，花粉20g，云苓20g，生薏苡仁30g，陈皮20g，黄柏20g治疗。若口不渴，舌苔白腻者，暑湿偏重，方选"三妙散"加云苓20g，泽泻15g，桂枝15g，白术20g，猪苓10g，陈皮20g，焦三仙各20g。

5. 暑湿郁蒸证容易引发的现代疑难病　暑热与湿热互结蒙闭清窍，可引发脑膜炎、胃肠炎、痢疾、冠心病、禽畜流感性传染病、肝胆疾病等疑难病。

6. 历代医家文献对本证的论述　叶天士《湿热论·三时伏气外感篇》："暑邪必挟湿，状如外感风寒。湿乃重浊之邪，热乃熏蒸之气，热处湿中，蒸淫之气上迫清窍，耳为失聪，不与少阳耳聋同例。"《六因条辨·伤暑条辨》："伤暑不恶寒而发热，身痛呕吐，尿赤便泻，此邪布三焦，上下交争，宜用六一散合黄芩汤加杏仁、厚朴、赤苓、豆卷、葛根、连翘等味清泄三焦也。"

十一、暑湿挟滞证

1. 概念　暑湿挟滞证指暑湿之邪挟痰、湿，阻滞胸膈中焦，致使气不得运，血不得行而引发的气机不舒，腑气不畅的病症。

2. 病因病机　盛夏天暑地湿，暑湿之邪与积滞相合，阻滞胸膈脾胃，致使气血不得运行，气机不畅。

3. 临床表现　身热不退，胸脘痞闷，灼热，呕恶，腹硬满或微痛，大便溏滞，神志如蒙，或大便不通，舌苔黄垢腐腻，脉滑数。

4. 体质与证治分析　本证多为湿热体质。

（1）暑湿挟滞，壮热烦渴汗多，腹满便结苔厚，脉洪滑数者，为外伤暑湿，内挟积滞。治宜清暑湿，导积滞，方选"白虎加苍术汤合调胃承气汤"。

（2）暑湿挟滞合并湿温，发于夏秋季节，以身热不扬，胸脘痞闷，腹微痛，大便溏而不爽，舌苔黄浊，为湿热与积滞交阻肠胃，阻碍中焦气机所致。治宜清热利湿导滞，方选"枳实导滞丸"加生薏苡仁30g，厚朴10g，陈皮20g，焦三仙各20g。

（3）若暑湿挟滞神志如蒙，少腹硬满，舌苔垢腻，大便不通者，若按腹不痛，即非燥屎，乃湿阻肠道，传导失司。治宜通下宣导，方选"宣清导浊汤"加黄柏20g，生薏苡仁30g，陈皮20g，石菖蒲20g，川芎20g。

（4）本证若秋后发病，症见胸腹灼热，恶心呕吐，便溏不爽，色黄如酱，舌苔黄厚垢腻，为暑湿积滞肠胃，胃气不降，传导不利所致。治宜苦辛通降、清热利湿、消积导滞，方选"消积导滞汤"加藿香10g，苍术20g，半夏10g，生姜20g，云苓20g，陈皮20g，焦三仙各20g。

（5）瘟疫发作不拘时，若流行于夏暑，可成本证，但瘟疫传里极速，结热极快，无积滞若一见热结胃腑之象，即须急下疫毒邪热，若挟滞，则里传更快，结实更急，泻下亦须迅疾有力，若见有烦渴身热，腹痛便结，通舌焦黑起刺等象，急以"大承气汤加味"峻下之。若下后症未去，或去后复起，应反复下之，直待腹软便畅，热退身凉，脉静神倦，舌润苔薄时，方可调理善后。

5. 暑湿挟滞证容易引发的现代疑难病　暑湿挟滞证为暑湿、痰湿积滞互结为病，多引发各类传染病，如乙型脑炎、流行性脑膜炎、疫病、非典型肺炎、禽畜流感、胃肠炎、痢疾、结肠炎、胰腺炎等疑难病。

6. 历代医家文献对本证的论述　《温病条辨·中焦篇》："湿温内蕴，夹杂饮食停滞，气不得行，遂成滞下，俗名痢疾。初起腹痛胀者易治，日久不痛，并不胀者难治；脉小弱者易治，脉实大数者难治；老年久衰，实大小弱并难治；脉调和者易治，日数十行者难治，一二行，或有或无者难治；面色鲜明者易治，秽暗者难治；噤口痢属实者尚可治，属虚者难治；先滞后痢者易治，先痢后滞者难治；先滞后疟者易治，先疟后滞者难治；本年新受者易治，上年伏暑，酒客积热，老年阳虚积湿者难治；季胁少腹无动气疝瘕者易治，有者难治。"《六因条辨·伤暑条辨》："伤暑热不解，脘闷呕恶便泻，舌白罩灰，此胃阳不足，湿浊阻遏，宜用生姜、半夏、厚朴、通草、六一散。通阳泄浊，热甚者，加黄芩、黄连苦寒清热也。"《温病条辨·中焦篇》："滞下症。有因暑者，有因湿者，有因表邪下陷者，有因暑湿而兼积滞者，有在气分者，有在血分者，有脾胃之气下溜者。""滞下湿热内蕴，中焦痞结，神志昏乱，泻心汤主之。"

第三节　伤寒六经辨证解析

一、太阳蓄水证

1. 概念　太阳蓄水证指由太阳病表证未解，经病传腑，寒水内停，蓄于膀胱引发的一类病症。

2. 病因病机　太阳病表证未解，经病传腑，寒水内停，气化失常。

3. 临床表现　恶风汗出，身热或微热，烦渴或渴欲饮水，水入即吐，小便不利，必苦里急，脉浮或浮数。

4. 体质与证治分析　本证多属阳虚体质。太阳蓄水证因表证未解，经病传腑，寒水内停，气化不行。治宜化气利水解表，方选"五苓散加味"。

5. 太阳蓄水证容易引发的现代疑难病　太阳蓄水证大多对肾脏、膀胱影响较大，治疗不及时或失治误治多能引发泌尿系炎症，如肾盂肾炎、肾炎、肾病综合征、尿毒症等疑难病。

6. 历代医家文献对本证的论述　《伤寒论·辨太阳病脉证并治》："太阳病，发汗后，大汗出，胃中干，烦躁不得眠，欲得饮水者，少少与饮之，令胃气和则愈。若脉浮，小便不利，微热消渴者，五苓散主之。""发汗已，脉浮数，烦渴者，五苓散主之。""中风发热，六七日不解而烦，有表里证，渴欲饮水，水入则吐者，名曰水逆。五苓散主之。"《医宗金鉴·伤寒论注》："发汗已，为太阳病已发过汗也，脉浮数，知邪仍在表也，若小便利而烦渴者，是初入阳明胃热，白虎汤证也，今小便不利而烦渴，是太阳府病，膀胱水蓄，五苓散证也。"

二、太阳表寒里饮证

1. 概念　太阳表寒里饮证是指素有宿饮，复感风寒，卫阳被遏，营阴阻滞，肌腠闭塞，由肺失宣降，引动内饮所致的外表寒而内兼寒饮之病证。

2. 病因病机　外感风寒，引动宿饮，风寒束表，卫阳被遏，肌腠闭塞，肺失宣降，引动内饮。

3. 临床表现　恶寒发热，头痛身痛，无汗，咳嗽喘息，痰白清稀，泡沫量多，干呕，口多不渴，苔白滑润，脉浮紧弦。

4. 体质与证治分析　本证多属阳虚兼痰湿体质。太阳表寒里饮证为外感风寒，恶寒发热，腠理闭塞，经脉拘急，筋骨失于温煦，头痛身痛，无汗脉紧，咳嗽气喘，痰多色白有泡沫。此为外寒束表，水液不化，寒饮内动，上迫于肺所致。治宜解表散寒、温化蠲饮，方选"小青龙汤加味"。

5. 太阳表寒里饮证容易引发的现代疑难病　本证如失治误治可引发支气管炎、肺炎、肺气肿、肺心病、急慢性肾炎、肾病。

6. 历代医家文献对本证的论述　《伤寒论·辨太阳病脉证并治》："伤寒表不解，心下有水气，干呕，发热而咳，或渴、或利、或噎、或小便不利，少腹满，或喘者，小青龙汤主之。""伤寒，心下有水气，咳而微喘，发热不渴，服汤已渴者，此寒去欲解者，小青龙汤主之。"《医宗金鉴·伤寒论注》："太阳停饮有二：一中风有汗为表虚，五苓散证也，一伤寒无汗为表实，小青龙汤证也。"

三、太阳风湿相搏证

1. 概念　太阳风湿相搏证指卫气不足，复感风湿，气血运行受阻，出现骨关节疼痛的病症。

2. 病因病机　卫气不足，风、寒、湿等邪气中入肌肉关节，使气血运行受阻。

3. 临床表现　一身尽痛，或四肢疼痛，转侧困难，骨关节抽掣疼痛，不得屈伸，痛处拒按，恶风，自汗，不呕不渴，小便不利，大便溏薄，苔薄白或腻，脉浮虚而涩或沉缓。

4. 体质与证治分析　本证多为阳虚兼血瘀体质。

（1）本证是由风寒湿邪侵袭机体所致，邪留肌肉关节，阻滞经脉，气血运行不畅，则肢体痛烦，难以转侧或关节疼痛。治宜温经散寒，祛风除湿，方选"桂枝附子汤加味"。

（2）本证出现腰背强痛，疼痛难忍，活动困难，恶寒微热，苔白脉浮。此由风湿留于足太阳膀胱经，由经气郁滞所致。治宜祛风除湿，方选"羌活胜湿汤加味"。

（3）本证出现手臂沉重疼痛，举动艰难，麻木不仁，苔白脉濡，此为营卫两伤，风寒湿邪乘袭之故。治宜益气和营，祛风除湿，方选"蠲痹汤加味"。

（4）本证出现风寒湿邪侵袭腰部，阻塞经络，偏于风者，疼痛时轻时重，活动困难，身热恶风，汗出，苔白，脉浮涩，治宜疏风化湿，方选"羌活败毒散加味"。偏寒湿者，腰部冷痛重着，转侧不利，苔白腻，脉沉缓，治宜温化寒湿，方选"甘姜苓术汤加味"。

（5）本证因风寒湿痹阻下肢，下肢冷痛，屈伸不利或痹着不仁，舌淡苔腻，脉沉弦，治宜疏风化湿，除寒止痛，方选"独活寄生汤加味"。

（6）本证以风邪重者，疼痛走窜不定，治宜祛风为主，方选"防风汤加味。"寒邪重者，寒主收引，凝滞，故疼痛剧烈，治宜以散寒为主，方选"乌头汤加味。"湿邪重者，重而趋下，肢体酸痛重着不移，治宜以除湿为主，方选"除湿蠲痹汤加味"。

5. 太阳风湿相搏证容易引发的现代疑难病　本证因风寒湿邪乘人体卫阳虚而入，多发生风寒湿痹，风湿性、类风湿骨关节炎，颈、腰椎骨关节增生，全身骨关节病，大骨病等疑难病。

6. 历代医家文献对本证的论述　《伤寒论·太阳病》："伤寒八九日，风湿相搏，身体疼烦，不能自转侧，不呕不渴，脉浮虚而涩者，桂枝附子汤主之。"又说："风湿相搏，骨节疼烦，掣痛不得屈伸，近之则痛剧，汗出短气，小便不利，恶风不欲去衣，或身微肿者，甘草附子汤主之。"《伤寒指掌·太阳兼经新法》："风寒客于太阳而身痛，但拘急耳。中湿，则身痛不能转侧。阴毒身痛，则体势沉重，宛如被杖，以此别之。"《医宗金鉴·痉湿暍病》："湿家一身尽痛，风湿亦一身尽痛。然湿家之痛，则重着不能转，风湿之痛，则轻掣不可屈伸，此痛之有别者也。至于发热，湿家之热，早暮不分微甚；风湿之热，则日晡必剧。此得之于汗出当风，或久伤湿，复受风冷所致也。"

四、太阳阳虚水气欲冲证

1. 概念　太阳阳虚水气欲冲证指太阳病汗后心阳虚损，肾水上逆，脐下悸欲作奔豚的病症。

2. 病因病机　太阳病误汗后心阳虚损，由肾阳不能化水，肾水上逆所致。

3. 临床表现　脐下悸动，欲作奔豚，小便不利，形寒肢冷，心悸，苔白腻，脉弦紧。

4. 体质与证治分析　本证多属阳虚体质。

（1）《伤寒论》云："发汗后，其人脐下悸者，欲作奔豚，茯苓桂枝甘草大枣汤主之。"

（2）若出现郁证，伴有失眠，心悸，情绪激动，心神不安，可加养心安神之品调治，方用"甘麦大枣汤加味。"

5. 太阳阳虚水气欲冲证容易引发的现代疑难病　本证为心肾阳虚，失治误治常可引发心脏病、神经官能症、肾与膀胱炎症。

6. 历代医家文献对本证的论述　《医宗金鉴·订正金匮要略注》："发汗后，心下悸者，心阳虚，本经自病也。脐下悸者，肾邪乘虚上干心病也。奔豚者，脐下气动而上冲也。欲作奔豚者，有似奔豚之状而将作未作也。茯苓桂枝甘草大枣汤，所以补火土而伐水邪也。"

五、太阳阳虚水气上冲证

1. 概念　太阳阳虚水气上冲证是指患者自觉有气从少腹上冲心胸的病症。或因烧针发汗，针处受寒，导致阳虚水气上冲诱发奔豚，亦称烧针受寒奔豚证。

2. 病因病机　烧针汗出，腠理开泄，针孔被寒邪所袭，邪郁不散，血脉瘀滞，或内伤心阳，阳虚不能制阴，水寒之气乘虚上冲发为奔豚。

3. 临床表现　自觉脐下悸动，而后气从少腹上冲胸咽，伴有胸闷短气，心悸恐怖，痛苦异常，旋即气下而安，每日发作次数不等，舌质淡，苔白腻，脉弦。

4. 体质与证治分析　本证多为阳虚体质。

（1）《伤寒论》第 117 条："烧针令其汗，针处被寒，核起而赤者，必发奔豚，气从少腹上冲心者，灸其核上各一壮，与桂枝加桂汤，更加桂二两也。"

（2）本证其气上冲所过之处，有种种症状表现，如气逆胃脘则见脘腹胀满；气至心胸，则见胸闷气促，心悸不宁；气冲咽喉，则憋闷窒息欲死，甚至冷汗淋漓；气上冲于巅则见眩晕跌仆，逆气复还于下，则诸症消失。本证的治法可分内治与外治，外治先灸其核上各一壮，以温散寒凝之邪；内治则宜桂枝加桂汤平冲降逆，温通心阳，化寒水之气。

（3）如肝气挟寒上逆，可兼见惊悸不宁，恶闻人声，或见腹胀腹痛，治宜祛寒降逆，温阳理气，方用"奔豚汤或奔豚丸加味"。

5. 太阳阳虚水气上冲证容易引发的现代疑难病　本证心肾阳虚，失治误治常可引发神经官能症，抑郁症等疑难病。

6. 历代医家文献对本证的论述　《灵枢·邪气脏腑病形》："奔豚，足不收，不得前后，为五积之一。"《金匮要略·奔豚气病脉证治》："奔豚病从少腹起，上冲咽喉，发作欲死，复还止，皆从惊恐得之。"《难经·五十六难》："肾之积，名曰贲豚，发于少腹，上至心下，如豚状，或上或下无时，久不已，令人喘逆，骨痿，少气。"《诸病源候论·气候诸疾》："贲豚者，气上下游走，如豚之奔，故曰奔豚。"

六、太阳水气上逆证

1. 概念　太阳水气上逆证指伤寒误吐下，损伤中阳，导致水饮停聚，逆动于上的病证。

2. 病因病机　太阳病误吐误下后，损伤中阳，由脾虚水饮停聚所致。

3. 临床表现　心下逆满，气上冲胸，头目眩晕，心悸短气，呕吐清水痰涎，身为振振摇，舌淡嫩，苔白滑，脉沉紧或沉弦。

4. 体质与证治分析　本证多属阳虚体质。

（1）太阳病误吐误下后，损伤脾胃，心下逆满，气上冲胸，起则头眩，脉沉紧，发汗则动经，喜热喜按，胃中有振水声，背寒冷如掌大，不欲饮水，恶心，呕吐清水痰涎，为痰饮。治宜温药和之，方选"苓桂术甘汤加味"。

（2）若本证见咳喘痰促，痰多色白而稀，头目眩晕，胸闷恶心，呕吐频作，苔白，脉弦滑，方选"苓桂术甘汤合泽泻汤加味"。

（3）若兼见痹证，四肢关节疼痛重者，或肿胀不仁，手足沉重，浮肿，伸屈不利，肌肉麻木，脉沉，为阳虚水湿泛滥，治宜扶阳除湿利水，方选"真武汤合苓桂术甘汤加味"。

5. 太阳水气上逆证容易引发的现代疑难病　此证若失治误治很容易引发慢性胃肠炎、肾炎、肾病综合征，尿毒症等疑难病。

6. 历代医家文献对本证的论述　《伤寒论·辨太阳病脉证并治》："伤寒若吐下后，心下逆满，气上冲胸，起则头眩，脉沉紧，发汗则动经，身为振振摇者，茯苓桂枝白术甘草汤主之。"《医宗金鉴·订正伤寒论注》："伤寒若过发汗，则有心下悸，叉手冒心，脐下悸欲作奔豚证等，今误吐下，则胸虚邪陷，故心下逆满，气上冲胸也。若脉沉紧，表仍不解，无汗当用麻黄汤，有汗当用桂枝汤，一汗而胸满气冲可平矣。今脉沉紧，是其人必素有寒饮相挟而成。若不头眩，以瓜蒂散吐之，亦自可除。今乃起则头眩，是又为胸中阳气已虚，不惟不可吐，亦不可汗也。如但以脉之沉紧为实，不顾头眩之虚，而误发其汗，则是无故而动经表，更致卫外之阳已虚，一身其所倚，故必振振而摇也。主之以苓桂术甘汤者，涤饮与扶阳并施，调卫与和营共治也。"

七、阳明水热互结证

1. 概念　阳明水热互结证又称阴虚水热互结证，由邪热与水气互结，胃液肾阴被劫，水气不利引发的病证。

2. 病因病机　阴虚有热，水气不化，津液不能上布，水液内停，渗于大肠，上犯肺胃，虚热内扰，水热互结膀胱，经气不利。

3. 临床表现　渴欲饮水，小便不利，发热，心烦不得眠，或咳，或呕，或下痢，舌质红，苔少，脉浮。

4. 体质与证治分析　本证多为阴虚兼湿热体质。

（1）阳明水热互结，阴虚有热，水气不化，津液不能上布，渴欲饮水，水液内停则小便不利，犯胃则呕，犯肺则咳，虚热内扰则心烦不得眠，脉浮发热乃由水热互结膀胱，经气不利所致。治宜滋阴利水清热，方选"猪苓散加味"。

（2）阳明水热互结证见于阴分素亏之体，其口渴为水气不化，津液不能上承所致。若热邪传入阳明，内耗津液，外夺其汗，虽见口渴亦非猪苓汤所宜，治宜滋阴降火、生津止渴，方选"白虎消渴汤加味"。

（3）阳明水热互结数日不解，水热结于下焦，伤及血络，热迫膀胱，血从下溢，常会出现尿血，且伴有尿痛，尿少，脉细数，舌质红赤无苔等热结膀胱之候，由水热结于下焦所致。治宜清热通淋，方选"分清五苓饮"加白茅根、小蓟、茜草。

5. 阳明水热互结证容易引发的现代疑难病　阳明水热互结证多为阴虚水热互结，亦有热邪传入阳明，内耗津液，或水热互结下焦引起各种病症，如糖尿病、急慢性肾炎、肾盂肾炎、膀胱炎、前列腺炎、肾病综合征、尿毒症等。

6. 历代医家文献对本证的论述　《伤寒论类方汇参》："本汤与五苓散治分上焦、下焦辨，二方皆是散饮之剂，太阳转属阳明者，其渴尚在上焦，故仍用五苓入心而生津。阳明自病而渴者，本于中焦，故又籍猪苓而通津液。……季云按五苓证有饮水则吐，猪苓证无吐逆，而有汗不多，其余脉浮发热，渴欲水则同也。……有表证水逆，五苓散。大渴引饮，汗多白虎汤。渴欲饮水，汗不多，猪苓汤。"

《伤寒论·辨阳明病脉证并治》："若渴欲饮水，口干舌燥者，白虎加人参汤主之。若脉浮，发热，渴欲饮水，小便不利者，猪苓汤主之。"

八、阳明湿热里实证

1. 概念　阳明湿热里实证指热邪传至阳明与湿化合，湿热蒸腾于内不得外泄，熏于皮肤，呈现黄疸一类的病证。

2. 病因病机　瘀热在里不得发，水湿无从下泄，湿热相蒸，郁而不解。

3. 临床表现　身热不扬，无汗，目黄，身黄，其黄色如橘，口渴而饮，小便短赤，腹满，脉滑数，舌苔黄腻。

4. 体质与证治分析　本证多见湿热体质。

（1）若阳明湿热郁结，无汗不得发越，小便不利，湿无出路，湿热相蒸，郁而不解，酿成黄疸，身目俱黄，其色如橘，小便短涩不利，口渴，是湿热郁结，治宜清热利湿，方选"茵陈蒿汤加味"。

（2）若热邪炽盛，症见身热，口渴，脉数等热象，当增强清热之品，方选"茵陈蒿汤合栀子柏皮汤加减"。

（3）若里实重，腹满胀，大便不通，宜清利湿热，兼攻下里实，方选"栀子大黄汤加味"。

（4）若本证出现神昏狂躁，由热邪内犯神明、热极生风所致。黄疸病发狂较温热病发狂更为严重。故给予清热利湿重剂，方选"白虎葛根芩连栀子柏皮汤加减"。

（5）瘀热发黄迁延日久，损阴亡阳，或过用苦寒攻下，以致寒邪留中，身黄转晦暗，小便不利，脉沉迟等寒湿之象，此乃阳病及阴，治宜温阳利湿退黄，方选"茵陈四逆汤加味"。

5. 阳明湿热里实证容易引发的现代疑难病　此证为湿热互结中下焦，失治误诒容易引发黄疸性肝炎，胆囊炎，乙型、甲型肝炎，肝硬化腹水，甚至肝癌。

6. 历代医家文献对本证的论述　《伤寒论·辨阳明病脉证并治》："阳明病，发热，汗出者，此为热越，不能发黄也。但头汗出，身无汗，剂颈而还，小便不利，渴引水浆者，此为瘀热在里，身必发黄，茵陈蒿汤主之。"《注解伤寒论》："身黄，脉沉结，少腹硬，小便不利者，胃热发黄也，可给予茵陈蒿汤。身黄，脉沉结，少腹硬，小便自利，其人如狂者，非胃中瘀热，为热结下焦而为蓄血也，给予抵当汤以下蓄血。"

九、阳明湿热证

1. 概念　阳明湿热证是由湿热相蒸，郁于三焦引起身黄、目黄、小便黄、发热等症状的病症。

2. 病因病机　湿热相蒸，运化枢转失调，热邪外不能借汗而泄，内不能趋小便而排，胆液外渗于皮肤而致。

3. 临床表现　身热不扬，身黄，目黄，小便短赤，心烦懊侬，无汗，舌苔薄黄，脉滑数。

4. 体质与证治分析　本证多为湿热体质，临证以身黄、发热、无汗为主，治宜清泄湿热，方选"栀子柏皮汤加味"本证在临证中易出现心中懊侬，为热郁上焦不解所致。

5. 阳明湿热证容易引发的现代疑难病　本证湿热相蒸，对于脾、胃、肝、胆、泌尿系尤为影响较大，如失治误治常可引发肝炎、胆囊炎等疑难病。

6. 历代医家文献对本证的论述　《医宗金鉴·伤寒论注》："伤寒身黄发热者，设有无汗之表，宜用麻黄连翘赤小豆汁之可也；若有成实之里，宜用茵陈蒿汤下之亦可也。今外无可汗之表证，内无可下之里证，故惟宜以栀子柏皮汤清之也。"《临证指南医案·疸》："脉沉，湿热在里，郁蒸发黄，中痞，恶心，便结溺赤，三焦病也，苦辛寒主之。杏仁、石膏、半夏、姜汁、山栀、黄柏、枳实汁。"

十、阳明湿热兼表证

1. 概念　阳明湿热兼表证是指外邪郁结阳明不解，汗不得出，瘀热在里与湿相合，湿热郁蒸发为黄疸的病症。

2. 病因病机　外邪郁结阳明不解，湿热郁蒸在里，瘀热与湿相合兼有外邪未解，热不外越，热蒸发黄。

3. 临床表现　目黄身黄，小便短赤，发热恶风，身痒，舌苔薄黄而干，脉浮数。

4. 体质与证治分析　本证多为湿热体质。湿热之邪内郁不解，转化为阳明湿热，外邪郁结不解，发热恶风，身痒脉浮，热不外越，热蒸发黄，湿热兼表，故宜发汗清利，表里双解，方选"麻黄连翘赤小豆汤加味"。本证为黄疸初起，兼表证，偏于肌肉，较轻；阳明湿热偏于经脉，邪郁上焦，心烦懊侬，纯属里证者，较重。临证之时，常有两证同时出现者，治疗可与栀子柏皮汤加减合用。

5. 阳明湿热兼表证容易引发的现代疑难病　本证较轻，如若失治误治可使病情加重，引发肝胆疾病、脾胃疾病。

6. 历代医家文献对本证的论述　《伤寒论·辨阳明病脉证并治》："伤寒，瘀热在里，身必黄，麻黄连翘赤小豆汤主之。"《伤寒论通俗讲话》："湿热发黄，也有因于表邪不解，汗不得出而瘀热在里，与湿相合，蕴蒸而成为黄疸的，必见脉浮，发热，恶寒等表证，治宜麻黄连翘赤小豆汤，外解散在表之邪，内清利湿热之郁。"

十一、太阴寒湿郁结证

1. 概念　由脾阳不振，寒湿内生，或阳明发黄迁延日久，脾胃阳气受损，寒湿内盛，肝胆枢机不利所致的寒湿发黄病证。

2. 病因病机　脾阳不振，寒湿内生，肝胆枢机不利，或伤寒发汗太过，损伤中阳，或素体阳虚，感受寒湿之邪，寒湿郁遏，脉络瘀阻，血瘀日久，缠绵难愈。

3. 临床表现　身黄目黄，小便黄，黄色晦暗若烟熏，无发热，形寒肢冷，口淡不渴或渴喜热饮，脘闷腹胀，食少便溏，四肢困重，舌淡苔白腻，脉沉缓或沉迟。

4. 体质与证治分析　本证多为阳虚体质。

（1）脾阳不振，运化无权，湿阻气机，大便多溏，也可出现初硬而后溏，临证应辨寒重或湿重，寒重于湿者，兼见畏寒肢冷，口淡不渴，小便自利。方选"茵陈术附汤加味"。

（2）湿重于寒者，兼有小便不利，大便反快，苔白腻。方选"茵陈五苓散加味"。

5. 太阴寒湿郁结证容易引发的现代疑难病　此证为脾阳不振，寒湿内生，常可引发脾胃、肠胃、肝、胆、胰等疑难病。

6. 历代医家文献对本证的论述　《伤寒论·辨阳明病脉证》："伤寒，发汗已，身目为黄，所以然者，以寒湿在里不解故也。也为不可下也。寒湿中求之。"《临证指南医案·疸》："阴黄之作，湿从寒化，脾阳不能化热，胆液为湿所阻，渍于脾，浸淫肌肉，溢于皮肤，色如熏黄。"《景岳全书·黄疸》："阳黄证多由脾湿下流，郁热所致，必须清火邪，利小水，火清则溺自清，溺清则黄自退。""阴黄证多由内伤不足，不可以黄为意，专用清利，但宜调补心脾肾之虚以培血气，血气复则黄必尽退。"

十二、少阴阴虚水热互结证

1. 概念　少阴阴虚水热互结证是指少阴阴虚水热互结，水停于内形成的病症。伤寒论也称其为猪苓汤证。

2. 病因病机　为阴虚，水热互结所致。

3. 临床表现　下痢，小便不利，咳嗽呕吐，口渴，心烦不得眠，舌红少苔，脉沉数。

4. 体质与证治分析　本证多为阴虚体质兼湿热体质。

（1）少阴阴虚水热互结证出现淋浊，小便不利，淋漓不止，腰痛，心烦少寐，咽干唇红，舌红少津，脉细数。此由热淋失治而来。肾主水，湿伤阳，热伤阴，阴虚内热，膀胱气化失常，水液内停。治宜滋阴清热，化气行水，方选"知柏地黄汤加味"。

（2）若此证出现水肿病，用温阳峻下之药后，肿消，浊水残留，郁而化生虚热，此为水液停聚，阴虚生热。当滋阴清热利水，方选"猪苓汤加味"。

少阴病下痢，证属虚寒，阳虚阴盛，这是常证。本证"心烦不得眠"系阴虚所致，为阴虚有热，为变证。

5. 少阴阴虚水热互结证容易引发的现代疑难病　本证为阴虚湿热互结证，其证多为湿热病失治误治引发伤肾之嫌，易得淋病、肾盂肾炎、肾炎、肾病综合征、尿毒症等疑难病。

6. 历代医家文献对本证的论述　《伤寒论·辨少阴病脉证并治》："少阴

病，下利六七日，咳而呕渴，心烦不得眠者，猪苓汤主之。"《伤寒挈要·猪苓汤证》："猪苓汤方解：猪苓、茯苓、泽泻利水以行津，滑石清热通淋，阿胶滋阴补肾，黄连阿胶汤泻火以滋阴，本方利水以滋阴，一在于上，一在于下，水上火下，反映了少阴为病水火阴阳不调的特点。"

十三、少阴阳虚水泛证

1. **概念**　少阴阳虚水泛证指少阴病阳虚阴盛，水气内停而形成的诸多病症。

2. **病因病机**　由阴寒深入，阳气虚衰，或素体阳虚，或久病肾阳虚不能化水所致。

3. **临床表现**　神疲欲寐，头眩，心下悸，小便不利，四肢沉重，浮肿，苔白滑，脉微细。

4. **体质与证治分析**　本证多属阳虚体质。

（1）少阴阳虚水泛证多见咳嗽反复发作，痰涎清稀，畏寒，头眩，肢体沉重，小便不利，肾阳虚衰不能化气行水，水气内停为饮，上泛于肺，肺失清肃而咳嗽。治宜温阳散寒、化气蠲饮，方选"真武汤加味"。

（2）若本证伤肾，畏寒神疲，气喘，动则哮喘并作，喉中痰鸣，四肢厥冷汗出，浮肿，此由久病伤肾，肾不纳气，阳虚生外寒，命火不足，不能化气行水所致。治宜补肾纳气，方选"黑锡丹加味"。

（3）若本证出现神疲心悸，畏寒肢冷，小便不利，渴不欲饮，为肾阳虚衰，不能制水，水气凌心，膀胱气化失司所致。治宜温阳益气、化气行水，方选"苓桂术甘汤加味"。

（4）若本证出现心前区疼痛，形寒肢冷，四肢沉重，腰膝酸痛，腹泻便溏，脉沉无力或结、代等症状者，此由阳虚血脉痹阻，火不生土，脾失健运，水湿内停所致。治宜温阳化饮、补气行水，方选"桂枝人参汤合瓜蒌半夏薤白汤加味"。

（5）若本证出现黎明腹泻，肠中鸣响，泻后则安，畏寒神疲，此由命门火衰，火不生土，水湿内停所致。治宜补火生土，方选"四神丸加味"。

（6）若本证出现阳虚水气不化，神疲，全身浮肿，腹中膨胀，手足逆冷，小便极少。此为肾阳虚衰，气化不利。治宜温阳利水化气，方选"济生肾气丸加味"。

5. **少阴阳虚水泛证容易引发的现代疑难病**　本证为肾阳虚衰，失治误治可引发各类肾炎、肾病综合征、尿毒症、肺心病、哮喘病等疑难病。

6. 历代医家文献对本证的论述　《伤寒论·辨少阴病脉证并治》:"少阴病,二三日不已,至四五日,腹痛,小便不利,四肢沉重,疼痛,自下利者,此为有水气。其人或咳,或小便利,或下利,或呕者,真武汤主之。"《冉注伤寒论·辨少阴病脉证并治》:"金鉴曰:少阴属肾,主水者也,少阴受邪,不能主水,上攻则咳,下攻则利,邪从寒化,真武汤证也。邪从热化,猪苓汤证也。"《医宗金鉴·订正伤寒论注少阴全篇》:"论中,心下有水气,发热有汗,烦渴引饮,小便不利者,属太阳中风,五苓散证也。发热无汗,干呕不渴,小便不利者,属太阳伤寒,小青龙汤证也。今少阴病,二三日不已,至四五日腹痛下利,阴寒深矣。设小便利,是纯寒而无水,乃附子汤证也。今小便不利,或咳或呕,此为阴寒兼有水气之证。……而不用五苓者,以非表热之饮也;不用小青龙者,以非表寒之饮也;故惟主以真武汤,温寒以制水也。"

十四、胃阳不足饮停证

1. 概念　胃阳不足饮停证指太阳病汗后,水停心下,导致厥而心下悸的病证,属太阳蓄水证范畴。

2. 病因病机　本证多为胃阳虚,水津不得输化,水饮停聚,阻碍阳气所致。

3. 临床表现　心下悸,四肢厥逆,口不渴,汗出,小便不利,舌苔白滑,脉沉。

4. 体质与证治分析　本证为阳虚体质。

(1)若心下悸多兼怔忡,空虚而悸,欲得手按,渴不欲饮,小便不利,脉弦等。治宜温阳利水,方选"苓桂术甘汤合真武汤加味"。

(2)若寒饮致厥,畏寒厥冷,心悸不渴,小便不利,脉沉迟者,治宜祛寒温中,方选"附子理中汤加味"。

(3)若饮停于中,水逆于上,凌心射肺,常可致心阳不足,肺气虚弱,失于肃降。中阳不足久而及肾,肾阳亦虚,终致脾、心、肾阳气俱虚,表现为形寒肢冷,腰膝酸软,尿少水肿,甚则水鼓胀满。治宜温脾健肾、通阳利水,方选"实脾饮合济生肾气丸加味"。

5. 胃阳不足饮停证容易引发的现代疑难病　本证因中阳不足引发心肾阳虚,故可引发心脏病、肾炎、肾病综合征,尿毒症等现代疑难病。

6. 历代医家文献对本证的论述　《伤寒论·辨太阳病脉证并治》:"伤寒,汗出而渴者,五苓散主之;不渴者,茯苓甘草汤主之。伤寒厥而心下悸,宜先治水，当服茯苓甘草汤，却治其厥，不尔，水渍入胃，必作利也。"《医宗金鉴·订正伤寒论注》："伤寒发汗后，脉浮数，汗出烦渴，小便不利者，五苓散主之。若不烦不渴者，是里无热也。惟脉浮数，汗出，小便不利，是营卫不和也，故主以茯苓甘草汤和表以利水也。"

十五、水饮停聚胸胁证

1. 概念　水饮停聚胸胁证是指水饮流溢并停聚于胸胁，脉络不利，气机升降受阻，心下痞硬满，咳唾引胁下痛，干呕短气为主要表现的病症。

2. 病因病机　由外感风邪引动水饮，聚结于胸胁，脉络不利，气机升降受阻所致。

3. 临床表现　心下痞硬满，咳唾引痛，或胁下痛引缺盆，短气、下痢，呕逆，苔白腻，脉沉而弦。

4. 体质与证治分析　本证多属阳虚痰湿体质。

（1）水饮停聚胸胁上下，即为悬饮，属痰饮之一。两胁为气机升降之路，水饮停聚胸胁上下，脉络不利，气机升降受阻，短气，咳唾引痛，脉沉弦。无表证先攻水，若兼太阳表证不解者，先解表，解表后再逐水。若伴有发热、恶寒，身痛为表证，先解表，再以"十枣汤"攻里。

（2）若寒热往来，胸胁苦满是少阳枢机不利，可先用"小柴胡汤加味"以疏利少阳气机。若因七情劳倦等内伤所引起，则表现有内脏亏损之象，特别是肺、脾、肾三脏功能低下的证候，根据具体病情分别给予补脾、补肺、补肾的方法。水饮为阴邪，治水饮要以温药为宜。治法可参照痰饮、悬饮、支饮、溢饮。

5. 水饮停聚胸胁证容易引发的现代疑难病　本证因失治误治可引发哮喘、肺心病、肠胃病、肝病、肾炎、肾病综合征、尿毒症等疑难病。

6. 历代医家文献对本证的论述　《金匮要略·痰饮咳嗽病脉证治》："病痰饮者，当以温药和之。"《伤寒论·辨太阳病脉证并治》："太阳中风，下利呕逆，表解者，乃可攻之。其人漐漐汗出，发作有时，头痛，心下痞硬满，引胁下痛，干呕短气，汗出不恶寒者，此表解里未和也，十枣汤主之"《医宗金鉴·伤寒心法要诀》："因胸及胁而皆满者，属少阳经也……，若表已解，心下及腹引胁硬满痛，干呕小便不利者，是饮停内实也……"《伤寒贯珠集·太阳权变法》："此外中风寒，内有悬饮之证。下利呕逆，饮之上攻而复下注也。然必风邪已解，而后可攻其饮。若其人漐漐汗出而不恶寒，为表已解；心下痞硬满引胁下痛，干呕短气，为里未和，虽头痛而发作有时，知非风邪在经，而是伏气上攻也。"

十六、水停食滞痞证

1. 概念　水停食滞痞证是指太阳表实证汗解后，脾胃损伤，胃虚不和，水饮与食滞内停而出现心下痞硬，嗳气食臭，下痢为主的病症。

2. 病因病机　由表证汗后脾胃受伤不和，水饮食滞内停所致。

3. 临床表现　心下痞硬，嗳气酸腐食臭，肠鸣泄泻，泻下稀薄如水样，臭秽，不思饮食，口腻微苦不渴，或渴而不欲饮，或见呕吐，吐物酸馊腐臭，为不完全消化之食物，腹胀，舌淡，苔白腻，脉弦滑关弱。

4. 体质与证治分析　本证属气虚湿热体质。

（1）若以心下痞硬，嗳气酸腐食臭，肠鸣泄泻，泻下稀薄如水，是汗解后胃气未复，或胃气受伤，脾胃健运失职，致使水饮内生，停滞中焦，水饮走注肠间，饮食腐化而成。治宜和胃消痞、宣散水气，方选"生姜泻心汤"加炒白术 20g，苍术 20g，藿香 10g，云苓 20g，陈皮 20g，鸡内金 20g，焦三仙各 20g。

（2）若见年老体弱之人，阳气虚，胃气弱，脾胃虚寒，纳食腹胀肠鸣泄泻等症状，或小儿脏腑娇嫩，形气未充，脾常不足，伤寒之后，易继发肠鸣泄泻。治宜健脾化滞和胃，方选"参苓白术散合枳实导滞丸加减"。

（3）若挟有内外湿邪或湿挟风寒入侵，更易伤及脾胃而引动内湿，表现为痞而不硬，纳呆厌食，肠鸣泄泻，神疲乏力，四肢困重，此为湿困中焦，健运失司，治宜健脾和胃、除湿导滞，方选"四妙散"加藿香 15g，厚朴 10g，半夏 10g，云苓 15g，草果 10g，白豆蔻 10g，砂仁 10g，猪苓 10g，泽泻 15g，白术 20g，木香 10g，木瓜 20g，肉桂 10g，陈皮 20g，焦三仙各 20g。

5. 水停食滞痞证容易引发的现代疑难病　本证因失治误治可引发急慢性胃肠炎、痢疾、肾脏疾病。

6. 历代医家文献对本证的论述　《伤寒论·辨太阳病脉证并治》："伤寒汗出，解之后，胃中不和，心下痞硬，干噫食臭，胁下有水气，腹中雷鸣，下利者，生姜泻心汤主之。"《伤寒论纲目·太阳经证·腹中雷鸣》："成无己曰：腹中雷鸣有二证，坏病也。一主甘草泻心者，以误下损阴气也。一主生姜泻心者，以误汗损阳气也。用此二汤，以复阴阳之气耳。"《证治准绳·伤寒·痞》："病解后心下痞硬，噫气，若不下利者，此条旋复代赭石汤也，若下利者，前条生姜泻心汤也。"

十七、病瘥水停腰下证

1. 概念　病瘥水停腰下证是指伤寒大病瘥后，下焦气化失常引起的水邪停聚腰下，下肢浮肿，小便不利的病症。

2. 病因病机　大病虽去，余热未尽，或下焦气化不利而水停，水热互结于下焦。

3. 临床表现　下肢肿胀沉重，二便不利，腹胀满，脉沉或沉弦有力，舌胖苔白。

4. 体质与证治分析　本证属气虚湿热或寒湿体质。人体水液代谢，是依赖上焦肺的宣发与通调，中焦脾的运化转输，下焦肾的气化与排泄，以及三焦、膀胱等脏器的协调功能共同完成。中下焦脾肾功能失职，则水停下肢和腹部。《金匮要略》曰："诸有水者，腰以下肿，当利小便。"《伤寒论》曰："大病瘥后，从腰以下有水气者，牡蛎泽泻散主之。"

5. 病瘥水停腰下证容易引发的现代疑难病　本证失治误治容易引发各种肾炎、肾盂肾炎、肾病综合征、急慢性尿毒症等疑难病。

6. 历代医家文献对本证的论述　《素问·水热穴论》："肾者至阴也，至阴者盛水也，肺者太阴也，少阴者冬脉也，故其本在肾，其末在肺，皆积水也。肾何以能聚水而生病？肾者胃之关，关门不利，故聚水而从其类也。上下溢于皮肤，故为胕肿。胕肿者，聚水而生病也。"《医宗金鉴·订正金匮要略注·水气病脉证并治》："病下利则虚，其土伤其津也，土虚则水易妄行，津伤则必欲饮水。若小便自利及汗出者，则水精输布，何水病之有？惟小便不利，则水无所从出，故必病水。病水者，脾必虚，不能制水，故腹满也；肾必虚，不能主水，故阴肿也。"《注解伤寒论·辨阴阳易瘥后病脉证并治》："大病瘥后，脾胃气虚，不能制约肾水，水溢下焦，腰以下为肿也。"

第二部分 实践创新篇

第3章 湿病引发的现代疑难病临证医案

一、急性肾炎

(一) 概述

急性肾炎是因多种感染（链球菌感染或其他细菌、病毒、寄生虫感染），或因其他内脏病用药不当，或因外感用药不当，失治误治引发肾脏弥漫性肾小球损害而成。

中医学认为是外邪侵袭，引发肺失宣降，脾不治水，水湿泛滥，水道代谢受阻，损伤肾脏而为病。

(二) 病因病机

致病抗原主要来自溶血性链球菌胞质或分泌蛋白的某些成分，通过形成循环免疫复合物沉积于肾小球致病，或抗原种植于肾小球后再结合循环中的特异抗体形成原位免疫复合物而致病。免疫复合物于局部激活补体、嗜中性粒细胞及单核细胞浸润，造成肾小球免疫性损伤而发病，也有药毒所致肾脏弥漫性肾小球损害而发病。

中医认为风寒湿热毒、药毒侵袭，使肺失宣降通调，脾失运化转输，肾失气化开合，三焦水道失畅，水液停聚，泛溢肌肤而为病。

(三) 临床表现

起病急，水肿，高血压，蛋白尿，血尿，肾小球滤过率下降。眼睑浮肿，或足踝肿，身肿，恶寒咳嗽。

(四) 中医辨证施治

1. 精神疗法　人与自然是一个整体，人体是一个活着的、有意识思维的整体，精神意识主宰人的一切，辨证施治首先是精神意识的和谐，医生的语言是治病的关键，要千方百计卸掉患者的精神包袱，使之精神愉悦，心理和谐，逆乱的气血才能通畅运行，这是疾病痊愈的首要条件。

2. 经验基础方　笔者根据多年的临床经验，摸索出一个固定的湿病方，即"二十味利湿汤"，所有以水湿邪气、痰湿、寒湿、湿热、湿毒所致的疑难病，尤其是肾病，都以此方为主方，根据变症、合并症，随证加减。

二十味利湿汤药物组成：炒苍术 20g，黄柏 20g，生薏苡仁 30g，怀牛膝 20g，藿香 15g，厚朴 15g，姜半夏 15g，云苓 20g，泽泻 15g，黄芪 20g，炒白术 20g，甘草 10g，当归 15g，川芎 20g，丹参 20g，白龙昌菜 20g（白益母草），陈皮 20g，焦三仙各 20g。

二十味利湿汤方解：本方以四妙散加藿香、厚朴、姜半夏、云苓、炒白术、泽泻，是化湿利水健脾的基础方，可以健脾和胃、排湿利水。甘草解毒，调和诸药，加陈皮、焦三仙以增强补土和胃、消食消药之功效，土盛可以制水。加当归、川芎、丹参、白龙昌菜、黄芪以增强行气活血化瘀的功效，促进肾小球、肾小管活血供血，改善肾的微循环和五脏六腑血液循环，对肾单位和肾功能起到保护和修复作用。随证加减可治疗由水湿邪气引发的肾病疑难病。白龙昌菜是白花益母草，在内蒙古地区多处生长，益母草绿色开红花，白益母草灰白色开白花，功效与益母草相同，但疗效胜过益母草 2～5 倍，临证用益母草 50～100g，则白龙昌菜只用 20g 即可。

3. 临证方药加减　外感风邪、风寒、风温、寒湿、湿热引起的肺失宣降，脾失运化，水湿内停不通者，多发为眼皮水肿，继而出现全身水肿，来势急速，恶寒发热，肢体酸痛，小便不利，血尿、蛋白尿等症。

（1）偏于风寒者，恶寒咳嗽，血尿、蛋白尿，舌苔薄白，脉浮紧。治宜除风散寒、健脾利湿。方选二十味利湿汤加防风 10g，麻黄 10g，紫苏 10g，石韦 15g，金钱草 15g，车前子 15g，白茅根 20g，茜草 20g。

（2）偏于风热者，咽喉肿痛，血尿、蛋白尿，舌红，脉滑数。治宜清热利湿、驱风化瘀，方选二十味利湿汤加金银花 20g，连翘 20g，板蓝根 15g，薄荷 10g，石韦 15g，金钱草 15g，车前子 15g，白茅根 20g，小蓟 15g，生地榆 15g。

（3）偏于寒湿者，反胃呕恶，头重身困，血尿、蛋白尿，舌淡苔白，脉濡缓。治宜温阳散寒、化瘀利湿，方选二十味利湿汤加桂枝 15g，肉桂 10g，制附子 20g，草果 10g，干姜 10g，石韦 15g，金钱草 15g，白茅根 20g，茜草 20g，车前子 20g。

（4）偏于湿热者，烦热口渴，小便短赤，大便秘结，血尿蛋白尿，舌苔黄腻，脉沉数。治宜清热利湿、化瘀通淋，方选二十味利湿汤加车前子 20g，猪苓 10g，瞿麦 15g，萹蓄 15g，大黄 15g，金钱草 20g，石韦 20g，黄芩 20g，黄连 10g，葛根 20g。

（5）"二黄散"除蛋白疗法：当尿蛋白下降缓慢时，可增加黄芪用量，加芡实、白果，并加用二黄散 1～3 个疗程，此法效果确切。具体方法：生大黄 30g 磨成细粉，熟鸡蛋黄 12 枚，放入铁锅中加热，并用铁勺或不锈钢勺碾细末，缓慢加热出油呈糊状，然后加入大黄粉，快速搅拌混匀，搅拌时闭火，起灶快速搅拌均匀即成，然后出锅倒入干净大盆中继续搅拌（防止糊锅），直至凉冷后分装 6 小包，每晚睡前口服 1 包，用小米汤送下，盖被发汗，6 天为 1 个疗程。

（6）西医辨病治疗：清开灵或复方鱼腥草片，口服；呕吐者可加阿托品或消旋山莨菪碱（654-2）注射或口服，止吐后减阿托品或 654-2，加多酶片、甲氧氯普胺（胃复安）各 2 片，根据病情可给予葡萄糖酸钙。口服醋酸泼尼松 5～10mg，病情好转后，辨证施治下，醋酸泼尼松每周减 1mg，直至停用。

（7）结论：以中医整体观和辨证施治为主治本，结合少量无肾毒西药治标，能起到标本兼治的快速疗效。全国著名肾病专家叶任高教授，治病以西药为主，并刻苦钻研中医药，结合中医药提高治本疗效，治肾病在全国乃至世界影响极高。中医与西医水火不相容的思想都是极端错误的。为了治病救人，以中医的整体观和辨证施治用药都是可行的。

（五）禁忌与注意事项

1. 严禁使用肾毒性药物和化学药物。
2. 严禁冷食、辛辣刺激、烟酒，多饮 30℃左右温开水，低盐，忌腌制菜。
3. 严禁吃烧烤食品、快餐及饮料。
4. 多吃碱性食物，如蔬菜、水果、粗粮、杂粮、豆类。少吃酸性食物，如油、肉、海鲜、盐、精细白面、大米。

（六）临证医案医话

近年来笔者治疗过数百例急性肾炎，只要不用肾毒药物，纯中药治疗，效果多数在 30 天左右痊愈，不会转化成慢性，更不会损害肾脏。但更多的患者使用中药者较少，治疗不当大多转为肾病综合征，继而成为急性肾功能不全，再发展成肾衰竭（尿毒症），病死率较高。

病例一：王某，男，51 岁，包头某厂职工，2001 年 2 月就诊。某职工医院的化验结果为：蛋白尿（++++），隐血（++），眼睑水肿，膝以下水肿严重，四肢无力，面色微白，舌淡红苔白，脉濡缓。自述半个月前感冒发热，到职工医院输液治疗，5 天后感冒痊愈，继续口服抗生素及止咳药巩固治疗，1 周后停药。10天后自觉身体困乏，疲倦，眼睑水肿，足肿，在家观察几天自觉加重，再到职工医院就诊，尿检验出现以上结果，决定找中医调治。经辨证为风寒湿痹，阳虚水泛，方选"二十味利湿汤"加防风、麻黄、石韦、金钱草、白茅根、茜草、桂枝、肉桂、车前子。共5剂。二诊时水肿全部消退，精神爽快，效不更方，继服5剂。三诊时面色微红，前方加制附子10g，玉米须10g。5剂。嘱咐药后到医院化验尿常规。四诊时尿蛋白（±），隐血（+）。面色红润发光，照前方5剂。五诊、六诊同前。六诊后尿常规全部转阴。嘱其再服10剂巩固疗效，随防1年未复发。

病例二：苏某，女，40岁，妇产科医生。1985年冬，劳累加感冒，自觉身体疲乏无力，头晕眼花。尿化验：尿蛋白（++++），隐血（+）。虽经治疗，但仍发展为肾衰竭（尿毒症），遂来笔者处求治。笔者除用中医中药辨证施治外，每日肌内注射阿托品0.5mg，口服醋酸泼尼松15mg。患者用药3天后止吐，可进少量饮食，5天后停用阿托品，加服多酶片、甲氧氯普胺，10天后能坐起来吃饭，20天站立下床，也能正常饮食，60天后生活能自理，8个月后做尿化验检查，尿蛋白（+），其他指标都转阴，遂给予"二黄散"3个疗程，尿蛋白消失，近9个月的治疗彻底治愈。

病例三：苏某，男，13岁，包头市人。1998年12月10日因感冒发热去当地诊所行庆大霉素输液治疗，3天后开始尿血，立即转入某医院，诊断为肾小球肾炎，12月15日转往包头市某医院，经20天治疗，病情加重。24小时尿量200ml，尿为酱油色，血肌酐水平持续上升，由73μmol/L升至113μmol/L，再升至395μmol/L，最后升至595μmol/L。诊断：①急性肾小球肾炎；②急进性肾小球肾炎？③早期肾衰竭？经邻居介绍，出院后来笔者诊所就诊。

查体：患儿呕吐，饮食不入，全身水肿，面色苍白，脉滑数，舌红苔微黄腻，此症属关格，湿毒伤肾，肾气衰微而关，毒邪内阻反侮于脾而成格。是水湿邪毒瘀结于脾，脾湿邪胜传遍于肾，致土克水。《金匮要略》曰："脾能伤肾，肾气微弱，则水不行。"《类证治裁·关格》曰："下不得出为关，二便俱闭也，上不得入为格，水浆吐逆也。下关上格，中焦气不升降，乃阴阳离绝之危候"。

遂用二十味利湿汤加白茅根、小蓟、茜草、藕节、牵牛子、大黄、竹茹、猪苓、石韦、小金钱草。凉水浸泡3小时以上，每日1剂，水煎服。结合青霉素560万U，地塞米松4mg，利巴韦林200mg，阿托品0.5mg，溶于5%葡萄糖溶液200ml内静脉滴注，每日1次。2天后呕吐停止，能进饮食，3天后减阿托品用量，口服甲氧氯普胺、多酶片，2天补1次葡萄糖酸钙，5天后地塞米松改2mg，10天后停止输液，加醋酸泼尼松3mg，每15天减1mg，45天减完。每日一诊，中药随证加减。3 个月基本痊愈，血、尿检验：尿隐血（＋），其他全部转阴。带中药回家巩固治疗，8 个月后尿隐血转阴，治疗 3 个月，巩固治疗 6 个月，共 9 个月痊愈。随访 1 年，重新入学，未复发。

（七）治未病提示

怎样才能预防肾炎，不得肾炎，更不转化成慢性肾炎、肾病综合征、肾功能不全、肾衰竭、尿毒症？"治未病"理念指出正确路径。

1. 内脏或外感有病不宜首先选用抗生素药物，尽量用有生命的碱性中草药或中成药，或采用食疗、针灸、外治等方法。

2. 平时注意饮食结构，多食用碱性食品，加强锻炼和预防，适当针对性服用保健食品，提高自身免疫功能，合理养生，把疾病挡在门外。

3. 肾病三怕：一怕感冒，二怕生气，三怕劳累。一是发生肾病时，应想办法提高人体抗病功能，杜绝用化学性肾毒药物，预防再次感冒；二是保持精神愉悦，怕生气；三是不做体力活，怕劳累（包括房劳）。

（八）按语

我国著名中西医结合肾病专家叶任高教授对肾病颇有研究，从死亡线上挽救了无数肾衰竭患者，很多人慕名而来，都得到了满意的疗效。叶教授临证中以西医的观点辨病施药，再以中医药辨证治疗，中西医结合，疗效甚著。在运用此方案时，辅以中医药辨证施治，以减轻西药的不良反应，同时起到治本的作用。这是笔者学习叶任高教授著作后的感受。

（九）关于肾活检、激素冲击与细胞毒药物冲击疗法

1. 肾活检　著名肾病专家叶任高教授认为，为了估计病变的发展程度，确立诊断，肾活检有助于治疗方案的制订和估计预后，是肾病的一种诊断方法。肾活检风险较大，应充分做好术前准备，术后要严密监护。笔者认为，治疗肾病宜用整体观结合辨证施治，讲究的是疗效。患者的肾功能本已受损，若再有外力损伤，实在是得不偿失，给肾功能恢复增加了更大的难度。有经验的中医师从疾病发展的快慢就可以判断出是肾小球肾炎还是急进性肾小球肾炎，从而避免了对肾脏的二次损害。笔者从 50 余年的临床治疗中体会到，如前所述的 2 位患者，应是急进性肾小球肾炎，而不是普通的肾小球肾炎，应用中西医结合可纠正恶化的病症。

2. 激素冲击与细胞毒药物冲击疗法　对待急进性肾炎或急性肾衰竭或狼疮性肾炎西医最有效的方法就是激素冲击与细胞毒药物冲击疗法，对快速控制

病情较为理想，完全治愈的概率很小，但经叶任高教授诊治的此类病例治愈率很高。其主要原因就是运用了中西医结合疗法，疑难性肾病难题逐一被攻克。

3. 叶任高教授的论述　急进性肾炎起病急，但迅速恶化，在几周或几个月内，即发生尿毒症，需要透析治疗（俗称洗肾），这种病虽然预后很差，但如能早期诊断、合理治疗，大半还是能治好的。治疗奏效关键是要早期使用激素冲击疗法，还要用中西医结合疗法，主要药物有泼尼松或泼尼松龙，在起始阶段要大剂量服用 8 周，效果才好，但大剂量服用又会出现不少药物不良反应，如肥胖、满月脸、长胡须、痤疮、高血压、糖尿病等，怎样才能缓解这个矛盾呢？服用滋肾养阴和滋阴降火的中药，就能较好地解决这个问题。据研究，有机地配合激素使用中药，可以减少激素的副作用并加强它的疗效。所谓中西医结合，是指在国际上最新最合理治疗的基础上，再配以行之有效的中药治疗，因此，它的疗效源于西医，又高于西医，这就要求医生既要有先进的现代治疗技术，又要懂得中医理论，这样中西医才能结合得好。绝不能找一个西医师吃西药，又找另一个中医师开中药，这就不是中西医结合，而是中西医混合治疗了。这样做，不但浪费金钱，而且可能会发生中西药相克，影响疗效，甚至发生不良反应。中西医结合的关键是西医学习中医，在世界医学的最新诊疗进展的基础上，再辨证地配合使用中药。中医的精华，就是准确地辨证论治；西医的精华就是国际医学新进展。许多肾病西药没有什么有效办法来解决，在工作中我们发现，如能在使用西药时，合理地加用中医药治疗，则往往收到令人意想不到的效果。（《叶任高教授论肾病. 转载家庭医生. 2002 年第 2 期》）

二、慢性肾炎

（一）概述

慢性肾炎是肾脏的慢性感染，或急性肾炎失治误治，长期不愈，或自身免疫低下，不良生活习惯，如熬夜、滥用抗生素和化学药品，或摄入大量蛋白粉，或过度劳累，或过度烟酒，辛辣、厚味、油、肉、海鲜、烧烤、啤酒过量，或平时运动量少，突然剧烈运动，或长期精神压力大，情绪不良等因素，导致肾小球、肾小管缺血，肾小球循环障碍，基底膜通透性增高，蛋白质滤出。

慢性肾炎多数有不同程度、长短不等的潜伏期，容易造成慢性肾损害、肾功能不全或肾衰竭（尿毒症）。

（二）病因病机

致病抗原来自溶血性链球菌胞质或分泌蛋白的某些成分,形成循环免疫复合物沉积于肾小球,导致肾小球免疫性慢性损伤而发病,或服用镇痛药、非类固醇抗炎药等直接肾毒药物的慢性损害,使肾小球、肾小管上皮细胞萎缩,基底膜增厚,受累区的小动脉及微动脉内膜增厚、阻塞,基底膜通透性增高,甚至纤维化及坏死而发病。

中医学认为脾肾阳虚,水湿不化;或因情绪长期抑郁低落,气滞血瘀;或长期饮食失调,脾失运化,水湿泛滥,伤脾损肾所致。

（三）临床表现

面浮身肿,腰以下为甚,按之凹陷不起,心悸、气短、脘腹胀闷,纳减便溏,面色萎黄或晦暗,神倦肢冷,小便短少,血尿、蛋白尿,舌淡苔白腻,脉沉细或沉弱,或伴高血压。

（四）中医辨证施治

1. 精神疗法　参考"急性肾炎"。

2. 临证方药加减

（1）脾阳虚衰:脘闷纳减,腹胀便溏,神疲肢冷,小便短少,舌淡苔白,脉沉缓或沉弱。血尿蛋白尿。治宜温运脾阳、通利水湿,方选"二十味利湿汤"加制附子20g（先煎）,干姜10g,肉桂10g,草果10g,人参10g,桂枝10g,木香10g,车前子20g。血尿者,加白茅根、茜草、小蓟、仙鹤草。为加强肾血循环可加土鳖虫、水蛭以加强活血化瘀之力。

（2）肾阳虚衰:面浮身肿,腰以下冷痛酸重,四肢冷,面色白,舌淡胖苔白,脉沉细或沉迟无力。血尿蛋白尿。治宜温肾助阳、化气行水,方选"二十味利湿汤"加制附子20～30g（先煎）,干姜10g,肉桂10g,桂枝10g,车前子20g,人参10g,肉苁蓉15g,菟丝子20g,制山茱萸20g,制何首乌20g。血尿者,加白茅根、茜草、小蓟、仙鹤草。为加强肾血循环可加土鳖虫、水蛭以加强活血化瘀之力。

（3）三焦湿热:水肿或不水肿,脉洪大有力,舌红苔黄,血尿蛋白尿。治宜清热除湿、利水通瘀,方选"二十味利湿汤"加石韦15g,小金钱草15g,车前子20g,黄芩20g,瞿麦15g,萹蓄15g,白茅根20g,茜草20g,小蓟15g,生地榆15g。为加强肾血循环可加土鳖虫、水蛭以活血化瘀。

（4）二黄散除蛋白疗法:参考"急性肾炎"。

（五）禁忌与注意事项

参考"急性肾炎"。

（六）临证医案医话

近年来，笔者已治愈慢性肾炎几十例，有急性肾炎多年不愈的，有慢性潜伏体检时发现的。病程8～10年者最多，患者对此病失去信心。此病多为血尿蛋白尿，腰膝酸困无力，面白水肿或不水肿。

冯某，女，38岁，家住包头市昆都仑区，已婚，2007年3月就诊，10年病史，血尿（++），蛋白尿（++），面白，四肢不温，腰膝酸困无力，不水肿，脉沉细，舌淡苔白。辨证为脾肾阳虚，气化失调。以温阳益气、健脾补肾治疗180天痊愈。方药：生晒参10g，炒白术20g，云苓20g，炙甘草15g，制附子20g（先煎），肉桂10g，干姜10g，桂枝10g，制山茱萸20g，制何首乌20g，熟地黄20g，怀牛膝20g，泽泻15g，苍术20g，生薏苡仁30g，黄芪20g，当归10g，川芎20g，丹参20g，白龙昌菜20g，白茅根30g，茜草15g，土鳖虫10g，水蛭10g，陈皮20g，焦三仙各20g，姜半夏15g随证加减，180天获愈。

（七）治未病提示

慢性肾炎大部分是因不良生活习惯，如熬夜、过度劳累；饮食不节，油、肉、海鲜、咸食、饮酒过量；或平时运动量少，突然剧烈运动；或长期精神压力大、生气、情绪低落；或滥用抗生素、化学类伤肾药物，大量食用蛋白粉等不良因素，影响肾小球功能，使肾小管缺血，慢性损害肾功能所致。也有部分急性肾炎失治误治，长期不愈，或用药不当损害肾单位、肾功能所致。本病多数潜伏期长，不易发现。"治未病"提示为您指出正确路线。

1. 定期体检，及时发现潜伏病原，尽早调理。内脏或外感不滥用抗生素和化学药物，尽量用中草药或中成药，或食疗、针灸、外治等法。不随便服镇痛药，保护骨关节温暖，避免患骨关节炎。一旦发生骨关节病变，尽量不吃镇痛药或非类固醇抗炎药，要以中医辨证用药，避免肾功能损害。

2. 平时注意饮食结构，多吃碱性食物，少吃、不吃酸性食物，禁食垃圾食品、洋快餐、烧烤、烟酒辛辣之物，加强锻炼，注意预防，适当针对性服用保健食品，提高自身免疫功能，合理养生，把疾病挡在门外。

3. 肾病有三怕：一怕感冒、二怕生气、三怕劳累。一是一旦发生肾病，想办法提高机体抗病功能，杜绝使用化学类肾毒药物，预防再次感冒。二是保持精神愉悦，更不能生气。三是不做体力活，避免劳累（包括房劳）。

4. 中医提倡保护肾单位，肾功能，快速恢复肾小球、肾小管微循环及功能，保护肾功能不损害，短期内痊愈，因此，不提倡一切有损肾单位和肾功能的治疗方法，如肾活检、使用抗生素、化学毒药环磷酰胺等。

（八）按语

慢性肾炎由于病程较长，而且多年不间断的治疗，有用西药治的，有用中药治的，医生治法各不相同，避免脾肾损害很难，因此，慢性肾炎患者大多脾肾两亏，并有不同程度的肾功能损害，造成肾损害的原因是肾单位肾小球、肾小管血循环障碍，瘀血阻滞。促使肾单位的血循环畅通，才有希望恢复脾、肾功能，因此，健脾益肾、扶阳益气、活血化瘀是基本治疗原则，本方补脾益肾，扶阳益气，除湿利水并加当归、川芎、丹参、白龙昌菜、黄芪、土鳖虫、水蛭以行气活血化瘀，最终可达到恢复肾功能的目的。

（九）叶任高教授谈慢性肾炎

慢性肾炎往往在不知不觉中得病，有的患者发生尿毒症才发现，要重视体检，最佳的选择是每年检查 1 次，包括尿常规、尿沉渣的显微镜检查，因为有些肾炎是只有红细胞，没有尿蛋白的。在所谓慢性肾炎这一类病中，还有肾病综合征、隐匿性肾炎，隐匿性肾炎以中医治疗为主。

三、过敏性紫癜性肾炎

（一）概述

过敏性紫癜性肾炎是过敏性紫癜引起的肾损害所致，因饮食结构的不合理而过敏，药物过敏，或环境污染等引发的呼吸道感染，再有受过多污染的影响，使人体内分泌及免疫紊乱损伤肾功能所致。

本病多发生于儿童。中医学认为外因为外邪湿毒、食毒、药毒、污染毒侵袭，内因为饮食渐伤，体质抗病能力渐弱所致。

（二）病因病机

饮食过敏，药物过敏，或环境污染等引发呼吸道感染而过敏，使人体免疫、内分泌紊乱，损伤肾功能所致。

中医学认为本病因湿热邪毒壅遏脉络，或先天不足，或久病脾虚不摄血，血溢脉外所致。

（三）临床表现

肌衄、斑疹、血尿、蛋白尿，面浮肢肿，头昏重，倦怠乏力，纳呆，舌淡胖苔白，脉缓弱。

（四）中医辨证施治

1. 精神疗法　参考急性肾炎。

2. 经验基础方的应用　笔者根据多年临证总结，摸索出一个抗过敏专方，所有过敏性疾病，皆可以此方为君，随证加减。此方称"新加过敏煎"。

药物组成：黄芪 30g，炒白术 20g，银柴胡 20g，五味子 20g，防风 10g，炒白芍 15g，川芎 15g，地龙 10g，乌梅 10g，炙甘草 10g。此方适合所有过敏性疾病。

方解：方中黄芪、炒白术、防风益气固表为君，银柴胡清骨热，五味子、乌梅敛肺滋阴，白芍、川芎、地龙活血息风，养血缓急，甘草解毒调和诸药。共同配合调节人体阴阳平衡，增强体质免疫，改变过敏体质，恢复自稳平衡。

3. 临证加减

（1）气不摄血，湿邪侵营：肌衄、斑疹、血尿、蛋白尿、倦怠乏力、纳呆、水肿、舌淡胖苔白、脉弱。治宜补气摄血、化湿清营、抗过敏，方选"新加过敏煎"加生晒参 10g，云苓 20g，炒苍术 20g，生薏苡仁 30g，怀牛膝 20g，白龙昌菜 20g，生地榆 10g，茜草 20g，白茅根 20g，紫草 10g，陈皮 20g，焦三仙各 20g，蛋白尿者加白果 10g，芡实 10g。以上为成人量，儿童减量。

（2）阴虚火旺，虚火伤络：头晕面红、潮热盗汗、肌衄、斑疹、血尿、蛋白尿、舌红、脉细数。治宜滋阴补肾、清热凉血、抗敏，方选"新加过敏煎合知柏地黄丸"加墨旱莲 20g，女贞子 20g，怀牛膝 20g，白茅根 30g，茜草 20g，白龙昌菜 20g，白果 10g，芡实 20g，陈皮 20g，焦三仙各 20g。以上为成人量，儿童减量。

（3）血热夹瘀，热毒侵营：壮热、口渴、面红烦躁、衄血、斑疹、血尿、蛋白尿、舌红绛、脉洪数。治宜清热凉血、化瘀抗敏，方选"新加过敏煎"加生地黄 20g，元参 20g，牡丹皮 15g，丹参 20g，黄连 10g，紫草 15g，赤芍 20g，金银花 20g，连翘 20g，小蓟 15g，生地榆 15g，白茅根 30g，茜草 20g，怀牛膝 20g，白龙昌菜 20g，白果 10g，芡实 20g，陈皮 20g，焦三仙各 20g。以上为成人量，儿童减量。

（4）西医辨病抗过敏及提高免疫以改善肾功能：①微量激素疗法。醋酸泼尼松 10mg 早起空服，每日 1 次，随着病情好转每 1 周减 1mg，直至减完。

②黄芪注射液 50ml，5%葡萄糖溶液 200ml，混匀滴注，每日 1 次，10 天一疗程，2～4 个疗程可恢复正常后停用。以上为成人量，儿童减量。

（五）禁忌与注意事项

1. 严禁使用肾毒性药物和化学药物。
2. 严禁冷食冷饮、辛辣刺激、烟酒食物，多饮 30℃左右温开水，低盐，忌腌制食品。
3. 严禁食烧烤食品、垃圾食品、洋快餐、饮料。
4. 严禁接触可能有过敏原的场所。
5. 多吃碱性食物：如蔬菜、水果、粗粮、杂粮、豆类。少吃酸性食物：如油、肉、海鲜、盐、精细粮白面、大米。

（六）临证医案医话

吴某，男，11 岁，2008 年 3 月 9 日就诊。某医院化验结果：血尿（++++），蛋白尿（++），下肢皮下遍布红点，诊断为紫癜性肾炎。患儿面红、口渴、血尿、蛋白尿、舌红、脉洪大，证属热毒侵营、血热瘀阻。治宜清热凉血、化瘀抗敏，方选"新加过敏煎"加生地黄、元参、牡丹皮、紫草、赤芍、金银花、连翘、小蓟、生地榆、白茅根、茜草、怀牛膝、丹参、白龙昌菜、陈皮、焦三仙治疗。西药以黄芪注射液 30ml，每日静脉滴注 1 次；醋酸泼尼松 5mg，每日口服 1 次，30 天痊愈。中药继续巩固 30 天，醋酸泼尼松 1 周减 1mg，2 个月后康复，随访 1 年未复发。

（七）治未病提示

本病患者多为在校中、小学生、幼儿园儿童，病因多为饮食过敏，药物过敏或由空气、花粉过敏引发。因此，教育儿童、小学生不吃零食，不喝饮料，空气花粉污染期戴口罩，多喝热水。感冒时不用化学西药，选择中草药或中成药，治病防病。一旦发生过敏性疾病，应及早切断病源，选用脱敏药物和中医中药治疗，杜绝化学类西药，或肾毒性药物的二次损害，日常生活多吃绿色食品，保持良好的生活习惯。近年来，房屋装修引发的装修污染与本病的发生也有很大关系。（可参考"急性肾炎"）

（八）按语

过敏性疾病很容易损害肾脏，目前的环境污染、粮食蔬果污染、卫生指标不达标的小食品数不胜数，因此，预防和制止儿童吃路边不卫生食品、喝饮料是头等大事；其次是新装修的房屋除毒应加重视；三是少用化学药物，多用中药及中药外治法，杜绝过敏及肾损害。

四、肾盂肾炎

（一）概述

肾盂肾炎是多种细菌侵入泌尿道引发泌尿系感染后上传至肾盂，条件适宜时发生上行性感染为本病最常见的途径。分为急性和慢性两种。

中医学认为本病是湿热或寒湿病邪侵害三焦或下焦所致。

（二）病因病机

本病是因细菌直接侵犯肾间质，肾盂、肾盏增厚、扩张引发化脓性炎症。中医学认为是湿热、热毒、寒湿或镇痛药、肾毒性药物损伤肾单位、肾功能所致。

（三）临床表现

肾盂黏膜充血、溃疡、脓尿。严重者肾乳头及锥体部肿胀及坏死，肾间质炎症。恶寒发热，腰痛，尿频、尿急、尿痛，恶心呕吐，食欲不振，甚者高热，头痛身痛，血尿、蛋白尿，脉数，舌红苔厚腻，此为急性肾盂肾炎。慢性肾盂肾炎有部分存在急性发作外，一般较轻，但时间久会引发慢性肾损害，造成肾功能不全或尿毒症。

（四）中医辨证施治

1. 精神疗法　医生应尽量开导患者精神愉悦，心情舒畅，心理健康是治愈疾病的首要条件。

2. 临证方药加减

（1）三焦或下焦湿热：尿频、尿急、尿痛、小腹胀痛，小便浑浊或短赤，大便秘结，恶寒发热，口渴苦，腰痛拒按，舌红苔黄腻，脉滑数。治宜清热利湿通淋，方选"八正散加减"瞿麦15g，萹蓄15g，栀子15g，滑石粉15g，车前子15g，木通5g，大黄15g，灯心草3g通淋利水。加金钱草15g，石韦15g，金银花15g，连翘15g，草薢15g，玉米须10g加强清热利湿作用。血尿者加白茅根20g，小蓟15g，茜草20g；三焦湿热重者加苍术20g，黄柏20g，生薏苡仁30g，怀牛膝20g，云苓20g，泽泻15g；肾脏有结石者加海金沙20g，鸡内金20g；蛋白尿血瘀者加川芎20g，丹参20g，白龙昌菜20g，白果10g，茨实 15g 促进肾系血液循环而护肾。

（2）寒湿虚劳：小便淋漓不尽，时作时止，遇劳遇冷加重，腰酸膝软，神疲乏力，舌质淡或苔白，脉虚弱。治宜健脾益肾、温阳除湿，方选"无比山药丸"加减山药 20g，肉苁蓉 20g，熟地黄 20g，制山茱萸 20g，茯神 20g，菟丝子 20g，五味子 20g，巴戟天 10g，泽泻 15g，焦杜仲 15g，怀牛膝 20g 补脾肾阳气。加黄芪 20g，白术 20g，升麻 10g，制附子 15g（先煎），干姜 10g，加强升阳益气之功，加金钱草 15g，石韦 15g 清利下焦，加陈皮 20g，焦三仙各 20g 消食健脾胃，加川芎 20g，丹参 20g，白龙昌菜 20g 活血化瘀，蛋白尿者加芡实 15g，金樱子 20g，血尿者加白茅根 20g，茜草 20g。

（五）禁忌与注意事项

1. 不生气，保持心态平和，情志和谐。
2. 提倡中医药治疗，不用化学药品，严禁肾毒性药物。
3. 禁忌辛辣，冷饮冷食，多喝 30～40℃温开水，低盐，忌腌制食品。
4. 严禁吃垃圾食品、洋快餐、小食品、饮料。
5. 注意生殖器卫生，消毒内裤。
6. 提高身体素质，预防感冒。
7. 忌劳累，包括房劳。

（六）临证医案医话

杨某，女 60 岁，包头某厂职工家属。1993 年 10 月 2 日就诊，尿频、尿急、尿痛、尿隐血（＋）、尿蛋白（＋＋＋）1 年余，面色淡白，脉虚，舌淡红，苔白。多方诊治无效，来笔者处求治。诊断属寒湿困脾，肾阳虚衰，为西医的慢性肾盂肾炎之范畴。以八正散加炮附子、干姜、肉桂治疗，并加西药呋喃妥因、乌洛托品、维生素 C，10 天后二诊，效果很不理想，几乎无效。后经再三思考，60 岁妇女已婚肾亏损，内分泌紊乱，肾阳虚衰是主因，遂以温肾健脾利湿为原则，方选"无比山药丸"加减：生山药 15g，炒山药 15g，熟地黄 15g，云苓 20g，泽泻 15g，菟丝子 20g，焦杜仲 15g，怀牛膝 20g，五味子 20g，制山茱萸 20g，制何首乌 20g，覆盆子 15g，金樱子 20g，芡实 15g，苍术 15g，生薏苡仁 30g，白茅根 30g，黄芪 20g，党参 20g，制附子 15g（先煎），肉桂 10g，桂枝 10g，炒白术 20g，陈皮 20g，焦三仙各 20g，共 5 剂，凉水浸泡 3～5 小时，水煎 2 次后混合，分早、中、晚 3 次服。5 天后三诊，患者诉尿急减轻，隐痛减轻。效不更方，续进 5 剂，四诊，诸症都有缓解，患者心情愉悦，一改先前就诊时的愁容，笑容满面。照原方 10 剂。五诊，尿频次数也减少，尿急尿痛消失，照原方 10 剂，40 天后六诊，精神好，面色红润，身体有劲，并做了尿化验，化验单显示：尿隐血（－）、尿蛋白（＋）。照原方进 10 剂，七诊又续 10 剂，60 天后化验结果全部转阴。为巩固疗效，照原方减苍术、生薏苡仁、桂枝、金樱子、芡实、泽泻，加当归、川芎、丹参、白龙昌菜再续 10 剂。随访 1 年再未复发。

（七）治未病提示

本病多为泌尿系感染后治疗不当，或不予以重视，失治、误治，或以肾毒性药物治疗，尤其是滥用化学药品抗生素损害肾功能是很危险的。近年来，由于细菌病毒对抗生素的耐药性越来越强，因此，采取中医药辨证施治是首选原则。其次此病多由泌尿系感染所致，因此，注意卫生是预防此病的关键，每日要清洗生殖器，换洗内裤，消毒，性生活前男女都要清洗外阴及生殖器。忌吃辛辣甘肥及垃圾食品。

（八）按语

本病例前 10 天配合西药治疗，无效果，二诊调换方后再没有用过西药，一直以中医辨证施治，2 个月痊愈。1993 年笔者的经验和资历都不够高，本证虽辨证准确，但用药不准，前 10 天没有效果，后经准确用药，方取得疗效。本病一定要注意"治未病"提示和注意事项，以防瘥后复发。

五、狼疮性肾炎

（一）概述

系统性红斑狼疮（SLE）是一种累及多脏器、具有多种自身抗体的自体免疫性疾病。凡累及肾损害者，称为狼疮性肾炎（LN），是继发性肾脏疾病中最常见的一种，常见于青年女性。女：男比例约为 10：1。

（二）病因病机

现代医学对本病病因及发病机制尚不明确，发病基础可能与免疫调节方面的遗传缺陷、环境因素（如病毒感染、紫外线照射、药物毒性等）有关，作用于有遗传性免疫缺陷的易感人体，是自身细胞的抗原，特别是内生性 DNA 抗原发生变异，刺激 B 淋巴细胞产生大量抗体，并与相应抗原结合形成免疫复合物沉积于肾小球，引起一系列免疫损伤的炎症反应。

中医学认为内因禀赋不足，或久病体虚，情志抑郁，气血阴阳失调；外因湿热、温热邪毒、药毒入侵，侵害脏腑经络，损害肾脏，或热灼营血，迫血妄行，或心肾阳虚，水火失济，或药物损害等原因引发阴阳失调、肾功能受损所致。

20 世纪 70～80 年代，我国著名老中医王渭川教授以中医辨证施治红斑狼疮为一绝，他认为红斑狼疮病机为外因毒邪侵入蕴聚于脏腑经络，内因是正气不足，情志抑郁，阴阳长期失调，气血运行失常，而又毒邪内蕴，气滞血瘀，郁结壅塞，经络阻涩，发于外皮肤起红斑，袭于内脏腑致病。本病多损肾脏而成为狼疮性肾炎。

（三）临床表现

①蛋白尿、血尿、管型尿、血肌酐升高；②关节炎、关节痛；③有红斑、皮肤血管病、口腔溃疡；④神经精神异常、癫痫；⑤对光敏感；⑥发胸膜或心包炎；⑦发热、乏力、疲倦；⑧溶血性贫血、血小板减少、淋巴细胞绝对值减少；⑨血清 C3、C4 水平下降，抗 ds-DNA 抗体升高；⑩红细胞沉降率加快。

（四）中医辨证施治

1. **精神疗法**　参考"急性肾炎"。

2. **辨证方药加减**

（1）湿热内毒：发热烦躁，关节疼痛，全身不适，口渴喜冷饮，目赤唇红或口舌生疮，大便秘结，小便短赤，舌红苔黄，脉弦数或洪数，蛋白尿。治宜清热解毒、凉血活血，或清热利湿，行气活血，化瘀解毒，方选黄芪 20g、炒苍术 20g、黄柏 20g、生薏苡仁 30g、怀牛膝 20g、生白术 20g、金钱草 15g、石韦 15g、泽泻 15g 益气渗湿利水；金银花 20g、连翘 20g、舌头一颗草 50g、白花蛇舌草 50g、半枝莲 30g、瞿麦根 15g、石见穿 30g、苦荞头 15g、紫草 50g 清热解毒；桃仁 10g、红花 10g、土鳖虫 10g、地龙 10g、川芎 20g、白龙昌菜 20g 或益母草 50g 行气活血化瘀；陈皮 20g、焦三仙各 20g 消食消药。根据证候随症加减。

（2）脾肾阳虚：腰部和关节疼痛，心累乏力不能支持，畏光怕晒，自汗水肿，腹胀纳差，大便秘结，小便短赤，有蛋白尿，脉沉迟，舌淡红，苔薄润。治宜补脾益肾、活血化瘀、兼以解毒，方选熟附子 20g（先煎）、党参 50g、生黄芪 50g、干姜 10g、肉桂 10g、云苓 20g、炒白术 20g 补脾益气扶阳；黑故脂 15g、菟丝子 15g、制山茱萸 15g、北五味 15g、怀牛膝 20g 补肾；舌头一颗草 50g、白花蛇舌草 50g、半枝莲 30g、苦荞头 15g、石见穿 30g、瞿麦根 15g 解毒；红花 10g，桃仁 10g，土鳖虫 10g，地龙 10g，川芎 20g，白龙昌菜 20g 或益母草 50g 气活血化瘀；石韦 15g，小金钱草 15g，泽泻 15g，牵牛子 10g（捣），大黄 15g 利水解毒；陈皮 20g，焦三仙 20g 消食消药。根据证候随症加减。

（3）肝肾阴虚：畏光怕晒，眩晕耳鸣，腰腿酸痛，关节疼痛无力，颧部潮红，午后发热，心情烦躁，咽干口苦，蛋白尿，脉弦数，舌红苔薄。治宜滋养肝肾、清热化湿、行气活血、化瘀解毒。方选沙参 15g，生地黄 15g，枸杞子 15g，制山茱萸 15g，北五味 15g，女贞子 20g，墨旱莲 20g，紫草 50g，知母 20g，黄柏 15g，怀牛膝 20g 滋阴降火补肾；舌头一颗草 50g，白花蛇舌草 50g，半枝莲 30g，苦荞头 15g，石见穿 30g，瞿麦根 15g，败酱草 15g，车前子 15g，泽泻 15g，石韦 15g，小金钱草 15g 解毒渗湿利水；红花 10g，桃仁 10g，土鳖虫 10g，地龙 10g，川芎 20g，白龙昌菜 20g 或益母草 50g 行气活血化瘀；陈皮 20g，焦三仙各 20g 消食消药。根据证候随症加减。

（五）西药辅助治疗

泼尼松 20mg，早晨顿服。随病情好转，每半个月减 2.5mg，4 个月减完，再以中医药辨证施治巩固疗效直至痊愈。

（六）禁忌与注意事项

1. 少生气，保持心态平和，情志和谐。
2. 提倡中医药治疗，不用化学药品，严禁肾毒药物。
3. 禁忌辛辣，冷饮冷食，多喝 30～40℃温开水，低盐，忌腌制食品。
4. 严禁吃垃圾食品、洋快餐、小食品、饮料。
5. 提高身体素质，预防感冒。
6. 忌劳累，包括房劳。
7. 禁忌晒太阳。

（七）临证医案医话

病例一：王某，女，32 岁。1998 年 5 月 19 日就诊，家住固阳县红泥井乡。患狼疮性肾炎 5 年，前期用过环磷酰胺而引起严重脱发，并一直用激素 30mg。现症见头晕，腰酸痛，尿有泡沫，面呈满月，身体沉重，近期又患带状疱疹，脉细数，舌红苔薄白，尿蛋白（++++）。辨证：阴虚湿热体质，肝肾阴虚，湿热下注。治宜补肝益肾、除湿解毒、活血化瘀，方选制山茱萸 15g，制何首乌 15g，生地黄 15g，熟地黄 15g，黄精 15g 补肝益肾；苍术 15g，黄柏 15g，生薏苡仁 30g，怀牛膝 20g，小金钱草 15g，石韦 15g，泽泻 15g，瞿麦 15g，萹蓄 15g 除湿清热；白花蛇舌草 50g，半枝莲 30g，石见穿 30g，苦荞头 15g，紫草 50g 清热解毒；桃仁 10g，红花 10g，土鳖虫 10g，地龙 10g，川芎 20g，白龙昌菜 20g，水蛭 10g，黄芪 20g 行气活血化瘀；陈皮 20g，焦三仙各 20g 消食消药。激素减 5mg，此方连服 10 剂。二诊，疱疹痊愈，头不晕，腰不痛，效不更方，继续 10 剂，激素再减 5mg。三诊，尿浊减轻，身体沉重减轻，继续 10 剂。四诊、五诊再减激素 5mg。六诊、七诊、八诊再减激素 5mg。九诊化验显示尿蛋白（＋），精神饱满，容光焕发。方中减水蛭、瞿麦、萹蓄、石见穿、苦荞头、紫草。继续 10 剂。激素每 1 周减 2.5mg，直至减完。按照加减后的药方一直巩固疗效 6 个月，化验指标一切正常，精神恢复，随访再未复发。

病例二：宋某，女，19 岁。2002 年 3 月 28 日就诊，家住包头市。患者发热，关节疼痛，水肿，面红目赤，咽痛，大便秘结，小便短赤不利，舌红苔黄腻，脉弦数。2001 年 9 月 6 日经某市级医院诊断为狼疮性肾炎，住院期间全部以西药治疗，但病情与日俱增，3 周后转成急性肾衰竭尿毒症，血肌酐上升至 1010μmol/L，尿素氮上升至 28μmol/L。不得已给予血液透析，并大剂量口服泼尼松，半年时间病情没有好转。透析后血肌酐 500μmol/L，2 天后又升至 1027μmol/L。在此期间走访名医，准备出院，定期去医院透析。

3 月 28 日就诊后，笔者查阅该患者的全部病历，诊断为湿热体质，湿毒伤肾，肾气衰微，清阳不升，浊气不降。治宜清热利湿、降浊解毒、活血化瘀，方选苍术 15g，黄柏 15g，生薏苡仁 30g，怀牛膝 20g，葛根 15g，黄连 10g，枯黄芩 15g，小金钱草 15g，石韦 15g，泽泻 15g，车前子 15g，瞿麦 15g，萹蓄 15g 除湿清热利水；金银花 20g，连翘 20g，舌头一颗草 50g，白花蛇舌草 50g，半枝莲 30g，石见穿 30g，苦荞头 15g，紫草 50g 清热解毒；桃仁 10g，红花 10g，土鳖虫 10g，地龙 10g，川芎 20g，白龙昌菜 20g，水蛭 10g 行气活血化瘀；陈皮 20g，焦三仙各 20g 消食消药；大黄 20g（后下），牵牛子 10g，牡蛎粉 30g 通便排毒。此方连服 10 剂。二诊，大、小便通畅，水肿减轻，能进食。效不更方再续 10 剂。三诊，血肌酐下降至 500μmol/L，尿素氮下降至 13μmol/L。可以减去一次透析，每周 2 次透析可以正常生活，舌苔变薄。再续 10 剂。四诊，关节疼痛减轻，药方中减葛根、黄连、枯黄芩，加藿香 10g，姜半夏 10g，厚朴 10g，云苓 20g，再续 10 剂。五诊、六诊、七诊、八诊、九诊、十诊每次 10 剂，100 天后，血肌酐下降至 300μmol/L，尿素氮下降至 12μmol/L。血液透析从每周 3 次减到每周 1 次。坚持治疗 1 年后，血肌酐降至 238μmol/L，尿素氮降至 10μmol/L。血液透析停止，但患者因经济窘迫药费无力支付，在笔者处免费吃药 1 个月后，患者不好意思再来，打电话停药，嘱其不停激素，要连续吃 10mg 激素每天 1 次，直至终身。

(八) 治未病提示

本病为红斑狼疮活动引发肾损害所致，其根源还是体虚，情志抑郁，免疫功能下降。外邪、湿热、热毒、药毒侵袭，损害肾功能所致。保持心情愉悦，保护机体免疫功能，饮食、药物的合理运用，加强体育锻炼，身体不适时严禁服用化学药物及肝毒、肾毒性药物，是预防和治愈疾病的首要条件。《黄帝内经》曰："邪之所凑，其气必虚"对待本病，必须遵循"治外必本其内，知其内以求其外"。笔者在治疗狼疮性肾炎时，多采取标本兼治法，都能转危为安，情绪是本病发生、发展、痊愈的关键。

(九) 按语

狼疮性肾炎引起的尿毒症很容易痊愈，根据叶任高教授经验和笔者的临床经验，肾萎缩的可能性很小，痊愈的可能性是 90%以上，但这一例狼疮性肾炎尿毒症却因特殊情况没有完全治愈就放弃治疗。是笔者的一大遗憾。从以上病案分析，狼疮性肾炎解毒化瘀是很重要的，激素减退不能太快，要恰到好处，在中药辨证施治中减完激素后还要继续中药巩固 1～2 个月才可停止。其他肾病治疗只要用激素，减退办法都是一样的。

六、肾病综合征

(一) 概述

肾病综合征以大量蛋白尿、低蛋白血症为主要症状，亦有大部分高脂血症、高胆固醇血症、水肿为特点的肾脏疾病。

(二) 病因病机

多种疾病或急慢性肾炎引起肾小球毛细血管、滤膜、肾小管等受损，或肾毒性药物损害肾功能，肾小球滤膜通透性增加，蛋白质渗出增多，尿蛋白丧失，血白蛋白随之下降，肾功能慢性损害所致。

中医学认为是风寒、热毒等外邪侵袭，或肾毒性药物损害，或劳欲内伤等损伤脾肾，统摄固摄失职，脾失健运，肾失开阖，水湿泛滥所致。

(三) 临床表现

全身水肿或不肿，甚者有腹水，尿蛋白高，血白蛋白低，血胆固醇高，尿比重高，舌红苔白，脉滑数或濡缓。

（四）中医辨证施治

1. 精神情志疗法 排除精神负担，促使患者保持心情愉悦，心理和谐，是疾病痊愈的首要条件。

2. 临证方药加减

（1）肝肾阴虚，湿毒浸淫：下肢水肿，神疲乏力，偶有眩晕，面红，舌红苔腻，脉细数。检验大量蛋白尿、低血清蛋白、高血脂，心悸。治宜养阴清热、利湿化瘀，方选"二十味利湿汤"以除湿健脾利水，行气活血化瘀。消食消药为君，加制山茱萸 20g、生地黄 20g、生山药 20g 滋阴补肾；加金银花 15g，连翘 20g，玉米须 10g，猪苓 10g，石韦 15g，金钱草 15g 清热解毒，加强健脾利湿作用；加水蛭 10g，土鳖虫 20g，地龙 10g 加强活血化瘀，保护肾功能。根据证候随症加减。

（2）脾肾阳虚，水湿内停：身肿，腰以下为甚，神倦肢冷，小便短少，面黄，舌淡苔白腻，脉沉缓，大量蛋白尿，低血清蛋白，高血脂，心悸。治宜温阳实脾、利湿化瘀，方选"二十味利湿汤"除湿健脾利水，行气活血化瘀，消食消药为君；加人参 10g 补脾益气；制附子 20g（先煎），干姜 10g，草果 10g，槟榔 10g，木瓜 20g，桂枝 15g 温阳散寒利湿；加车前子 15g，玉米须 10g 和脾利湿；加制山茱萸 20g，制何首乌 20g，菟丝子 20g，五味子 20g 补肾；加水蛭 10g，土鳖虫 10g，地龙 10g 活血化瘀，保护肾功能。根据证候随症加减。

（3）脾肾衰败，湿毒内阻（肾功能不全）：此证多为长期不愈，肾功能损害较重，导致肾功能不全。少气无力，水肿，小便短少，食欲不振，面色萎黄，舌淡苔薄白，脉沉缓，大量蛋白尿，低血清蛋白，高血脂，心悸。治宜温脾益肾、降浊化湿、活血化瘀，方选八珍汤加减。人参或西洋参 10g，云苓 20g，炒白术 20g，炙甘草 20g，当归 10g，川芎 20g，炒白芍 20g，熟地黄 20g，加制何首乌 20g，制山萸肉 20g，菟丝子 20g 益肾补血；加制附子 20g（先煎），桂枝 15g，干姜 10g，肉桂 10g 温阳化浊；加薏苡仁 30g，苍术 20g，怀牛膝 20g，藿香 10g，厚朴 10g，姜半夏 10g，泽泻 15g，车前子 15g，牵牛子 10g 祛湿利水；加大黄 20g，牡蛎 30g 降浊；加竹茹 10g 除烦止呕；加川芎 20g，丹参 20g，水蛭 10g，土鳖虫 20g，地龙 10g，白龙昌菜 20g，黄芪 20g 行气活血化瘀，保护肾功能；加陈皮 20g，焦三仙各 20g 消食消药，根据证候随症加减。

（4）二黄散除蛋白疗法：参考"急性肾炎"。

（五）西医药辅助治疗

1. 肾病综合征由于长期丢失蛋白和维生素 D，而引起低蛋白、低钙血症，因此，补蛋白、补钙是必要的治疗方法。

2. 全国著名肾病专家叶任高教授以西医的观点进行中西医结合治疗，提倡用激素和环磷酰胺冲击疗法。笔者认为用中医的观点进行中西医结合治疗，自然不用细胞毒药物，提倡原发性肾病综合征用纯中医药治疗，临床能得到满意疗效，可以完全治愈。继发性肾病综合征因为是激素依赖型的，不用激素效果不会满意，因此，笔者提倡在中医药辨证施治的治疗过程中，逐步减少激素用量，在 6～8 个月治愈过程中减完激素。西医治疗本病，激素减到 10～15mg 就又复发了，笔者在临床中就以 10～15mg 的微量激素为基础，用中医药辨证施治，6～8 个月减完并治愈。因为原发性肾病综合征的治疗期是 6 个月，没有超出 8 个月的。继发性肾病综合征的治疗期是 1 年左右。单纯用西医药治肾病综合征往往效果不佳。

（六）禁忌与注意事项

1. 不生气，保持心态平和，情志和畅。
2. 提倡中医药治疗，不用化学药品，严禁肾毒药物。
3. 禁忌辛辣，冷饮冷食，多喝 30～40℃温开水，低盐，忌腌制食品。
4. 严禁吃垃圾食品、洋快餐、小食品、饮料。
5. 提高身体素质，预防感冒。
6. 忌劳累，包括房劳。

（七）临证医案医话

病例一：吕某，男，24 岁。2012 年 6 月 8 日就诊。全身水肿，舌红苔白，脉滑缓，化验显示高蛋白尿，血尿，低蛋白血症，低钙血症，高脂血症。问诊：19 岁肾炎发病至今病程已有 5 年，从未用过激素，患者及其家属反对用激素，但也从未请中医师诊治过，一直在正规医院西医治疗。

中医辨证：湿浊阻滞三焦，肾气不固。健脾利水固肾，水湿邪气未除之前，先不固肾，方选"二十味利湿汤"除湿健脾利水，行气活血化瘀，消食消药为君；加车前子 15g，大腹皮 10g，白茅根 20g，茜草 20g，茯苓皮 15g，猪苓 10g，金钱草 15g，石韦 15g，水蛭 10g 加强利水化瘀之功效，5 剂，凉水浸泡 3～5 小时，水煎 2 次，混合后分早、晚服。二诊，水肿减轻，效不更方续 5 剂。三诊，大部分水肿消除，效不更方，继续 5 剂。四诊，同前方。五诊，水肿全部消退，重新加减，"二十味利湿汤"加水蛭 10g，车前子 15g，玉米须 10g，制山茱萸 15g，制何首乌 15g，金樱子 15g，覆盆子 15g，五味子 20g，芡实 10g，白茅根 20g，茜草 20g，决明子 20g，茯苓皮 10g，加强固肾降脂作用，5 剂。六诊、七诊、八诊、九诊、十诊，一直到三十七诊再没有变方，三十六诊时嘱咐全面检验。化验结果示全部正常。此患者非常遵守医嘱，185 剂药，6 个月零 5 天，按时间推算，没有误差，笔者在几十年的临床中，像此例患者遵医嘱是很罕见的，嘱其愈后的禁忌与注意事项，随访 1 年，再未复发。

病例二： 于某，男，42 岁。2008 年 10 月 3 日就诊，2 个多月前感冒未经治疗而引发肾炎，妻子是某现代化大医院外科护士长，经医院治疗肾炎 2 个月转成肾病综合征。头重晕，全身水肿，舌红苔黄腻，脉滑数，化验显示高蛋白尿，血尿，低蛋白血症，低钙血症，高脂血症。医院已经大剂量应用了激素，水肿，满月脸。慕名而来笔者处治疗。

中医辨证：湿热阻滞三焦，水湿困脾、伤肾。治宜清热除湿，健脾利水，方选"二十味利湿汤"加葛根 20g，枯黄芩 20g，黄连 10g，石韦 15g，小金钱草 15g，牵牛子 10g，大黄 20g，牡蛎 30g，车前子 15g，知母 20g，决明子 20g，芡实 10g，水蛭 10g。黄芪加量 50g，减焦三仙加生山楂 20g，六剂，凉水浸泡 3～5 小时，水煎 2 次，混合后分早、晚服，嘱咐药剂量大，多留药汁，六剂服 7 天。西药加雷公藤多苷片，激素还按大医院嘱咐的口服晨服 60mg。二诊，尿量增加，大便每日 3 次，头晕减轻，效不更方，前方六剂。三诊、四诊、五诊、六诊效不更方。七诊，头重晕症状消失，水肿明显消退，舌苔退薄，中药减葛根芩连，加白茅根 20g。西药激素减 5mg，并嘱咐每 2 周减 5mg。八诊，照七诊方。九诊，激素减 5mg，中药不变。十诊不变，十一诊减激素 5mg。十三诊、十五诊、十七诊、十九诊每 2 周减激素 5mg，已经减掉 35mg，现在只服 25mg 激素了。二十诊不变。从二十一诊开始每 2 周减 2.5mg 激素，中药减藿香、厚朴、半夏，加制山茱萸 20g，制何首乌 20g，金樱子 15g，覆盆子 15g，五味子 20g，玉米须 10g，决明子大剂量 40g。二十二诊、二十三诊、二十四诊、二十五诊、二十六诊、二十七诊、二十八诊、二十九诊、三十诊、直到 1 年零 2 个月，425 天完全按 21 诊药方不变，退完了激素，停止服药。化验结果完全正常，痊愈。这是笔者治疗肾病综合征时间最长的一例。因为大医院已经以大量激素冲击，想退激素，必须用时间说话。痊愈后嘱咐肾病"三怕"注意事项并保护肾脏，这时是 2009 年年底，随访 1 年未复发。

2011 年 10 月 26 日于某再次来找笔者处就诊。又因感冒劳累、饮食不节而复发，这次笔者没有用激素，半年时间再次治愈。千叮咛，万嘱咐，肾病三怕，注意保护自己身体，再不要复发；经常吃高免疫力的保健食品，少吃酸性食品，多吃碱性食品。禁忌与注意事项都交代清楚，本人也满口答应。

2015年春天4月份，于某的病情复发了，经他处治疗一年多，没有好转，于某2016年9月6日第三次来笔者处就诊，化验结果显示高蛋白尿、低蛋白血症、低钙血症、高脂血症。笔者方选"二十味利湿汤"加水蛭10g，土鳖虫10g，地龙10g，小金钱草15g，石韦15g，白茅根20g，茜草20g，决明子30g，5剂，机器熬煎，打20袋，每日4袋，分早、晚各2袋口服。西药加激素泼尼松10mg，早上空腹。至2017年3月6日半年时间，化验显示尿蛋白（-），血蛋白、血钙、血脂，都接近正常，而且激素量减掉3/10，这时二十味利湿汤不变，加水蛭10g，土鳖虫10g，地龙10g，决明子30g，制山茱萸20g，制何首乌20g，金樱子20g，五味子20g，芡实20g，生山楂20g，减焦三仙。照前6个月方法服用。8月6日做化验，一切正常。这次他决心彻底治愈，注意保护身体，痊愈后又巩固1个月，9月6日停药，2016年9月6日开始至2017年9月6日，整1年时间，这一例继发性、9年中2次复发性肾病综合征终于画上圆满句号。

（八）治未病提示

本病多因纯西医药大剂量激素冲击疗法治疗，使之成为激素依赖型，在退激素过程中反复发作，几年或十几年不能痊愈。因此，在中医药辨证施治的调治下减少激素副作用，中西医结合治疗，提高患者免疫功能，方能短时期治愈。笔者在临床中遇到的几十例都是半年左右治愈。只要遵循"肾病三怕"，即怕感冒、怕生气、怕劳累，注意保护自己，很少有复发的病例。如果是原发性肾病综合征，未用过激素，或者用过微量激素，那就更好办了，直接中医辨证施治，完全不用任何西药，一般6个月左右即可治愈，笔者治疗的几十例肾病综合征无一例超过9个月的，大部分是6个月左右痊愈，无一例转成肾功能不全或肾衰竭的。只有一例原发性肾病综合征反复发作过，并经历了很长时间才痊愈。在临床中不滥用化学性药物、肾毒性药物是前提，因为所有全身性疾病都可以累及肾脏，反过来肾脏疾病也都能影响全身五脏六腑、经脉、筋骨。

（九）按语

难治性肾病综合征其实不难，只要掌握此病的规律，以中医辨证施治或中西医结合疗法是很容易治疗的。人体是一个整体，此病不单纯是肾的问题，所有全身性疾病都可以累及肾脏，而肾脏疾病也可以影响到五脏六腑。著名肾病专家叶任高教授在肾病治疗方面积累了很多成功经验。

经叶教授治疗的一澳洲华侨张某，1998 年初患上了膜性肾病引起的肾病综合征，在澳洲某医院治疗几个月，病情不但没有好转，反而有所恶化，蛋白尿严重，高度水肿，血浆蛋白仅有 12g/L。张某自觉病情日渐严重，于 1998 年年底决定回国求医。

回广州后，张某住进某医院治疗，但病情仍没有得到好转，而且水肿日益严重，身体极度衰弱，胃口差，行走无力，大热天还得穿羊毛衫。正彷徨无计时，她在病床上翻阅报纸，看到名医应诊栏目中报道叶任高教授治疗肾病综合征效果良好的信息，于是在其叔父搀扶下到该院就诊，经几个月中西医结合治疗后，患者蛋白尿消失、水肿消退，行走自如，自觉康复。

叶任高教授治疗难治性肾综论述：肾综，全称肾病综合征，通常有四大症状：大量蛋白尿，低蛋白血症，高脂血症，水肿。实际上，凡是能检出大量蛋白尿和低蛋白血症的病例，就可以诊断为肾病综合征，并不一定必须有水肿或高脂血症的临床症状。肾病综合征通常是指原发性肾病综合征，可由多种类型肾小球疾病引起，其中以膜性肾炎、膜增生性肾炎最为棘手。治疗肾病综合征的方法最主要的就是免疫抑制治疗，主要治疗药物是激素类药物如泼尼松。说起激素人们自然就会想到其不良反应，由于肾病综合征需要长期大量使用激素治疗，激素的不良反应是必须要考虑的，对于治疗技艺良好的医师来说，技巧地使用激素，再配合以中医药治疗，则激素的不良反应可大大减少，有关这点，是多个国家级肾病中心所认同的。经过长期的研究和实践，肾病综合征的激素治疗主张首始量要足（每日每千克体重用激素 1mg），减量要慢（8 周以后减量，每周减少 10%），维持治疗时间要长（即在泼尼松用量减至每日每千克体重 0.5mg 时，要持续服用 6 个月，减至 0.2mg 时，要持续服用 1 年以上）。同时分阶段中药配合治疗的中西医结合治疗方案，该方案于 1999 年获省和卫生部科技进步奖。中药配合的方法是：在激素首始治疗阶段用滋阴降火法，激素减量阶段用滋阴补气温肾法，激素维持量治疗阶段用补肾健脾法，并注重扶正固本，清热解毒，活血化瘀等法的灵活运用。（转载自《家庭医生》2000 年 2 期）

七、急性肾衰竭（尿毒症）

（一）概述

尿毒症一词在西医也称为急性肾衰竭（ARF），是由多种原因引起的急性肾缺血或中毒、肾小管瘀阻坏死，血肌酐和尿素氮进行性升高，肾功能急剧减退衰竭的疾病。中医称之为"关格"。《黄帝内经·灵枢》曰："阴气太盛，则阳气不能营也，故曰关；阳气太盛，则阴气弗能营也，故曰格；阴阳俱盛，不得相营，故曰关格。关格者，不得尽期而死也。"《类证治裁·关格》曰："下不得出为关，二便俱闭也，上不得入为格，水浆吐逆也。下关上格，中焦气不升降，乃阴阳离绝之危候。"

（二）病因病机

"尿毒症"为素体肾虚，湿邪乘虚而侵或脾湿邪盛传变于肾，日久湿浊瘀血滞结于脾肾，失治误治长期不愈，引发土克水。即《金匮要略》所说："脾能伤肾，肾气微弱，则水不行。"湿毒伤肾，肾气衰微而关，毒邪内阻反侮于脾而成格。

西医认为多种原因引发的急性肾中毒或肾血流阻碍、缺血，肾小球和肾小管淤血阻塞，肾血管阻力升高，肾血流量下降，肾小球滤过膜超滤系数下降，肾的血循环障碍所致的急性肾功能损害、肾衰竭。

（三）临床表现

水肿，甚者腹水，少尿、无尿、血尿，二便闭，水、电解质紊乱，高血压，尿蛋白（+++～++++），血尿（+++～++++），血肌酐、尿素氮进行性急剧升高。而且会造成全身各器官功能紊乱的综合征，心力衰竭及死亡。

（四）中医辨证施治

1. 精神情志疗法　减轻精神负担，保持心情愉悦，是预防疾病和疾病痊愈的首要条件。

2. 辨证施治与药物加减

（1）脾湿邪盛，湿毒伤肾：水肿，甚者腹水，少尿、无尿、血尿，呕吐，二便闭，全身水电质紊乱，全身各器官功能紊乱，心力衰竭，血肌酐、尿素氮进行性升高（600～1000μmol/L 或以上）。脉滑数，舌红苔白或白腻。治宜除湿健脾、利水排毒、化瘀护肾，方选"二十味利湿汤"加佩兰 15g，草果 10g，竹茹 10g 芳香化浊，加强除湿健脾；加车前子 20g，猪苓 10g，牵牛子 10g，大黄 20g，生牡蛎 30g，石韦 15g，小金钱草 15g 利水通腑排毒；加水蛭 10g，土鳖虫 20g，地龙 10g 活血化瘀护肾；加小蓟 15g，白茅根 20g，茜草 20g，地榆炭 15g 凉血止血。全方以除湿健脾，利水排毒，化瘀护肾为主，湿毒邪气除净，脾肾瘀血得通，肾功能就可以恢复。湿毒排泄后易致虚，恢复期加西洋参 10g，制何首乌 20g，制山茱萸 20g 顾护脾肾，根据个人体质与证候可随症加减。病情稳定后，尿蛋白持续不退者，可加大黄芪用量，并加芡实。另用"二黄散" 1～3 个疗程，直至转阴。如腹水重可配合中药"控涎散"排水。

（2）寒湿困脾，湿毒伤肾：急性肾衰竭（尿毒症）很少见寒湿体质者，少见但不是绝对没有，遇到寒湿体质，寒湿邪胜，湿毒伤肾者，可在治疗原则上加温阳药，在湿热体质的方药中减寒凉药，加制附子、干姜、肉桂、桂枝即可，其他方法同上。

（五）西医药配合治疗

急性呕吐者，可加用阿托品或 654-2，止吐后可减阿托品或 654-2，加服甲氧氯普胺、多酶片；水、电解质紊乱者可加用小苏打、葡萄糖酸钙。有炎症者可加青霉素、利巴韦林、地塞米松或泼尼松小量或中等量，不提倡大剂量用激素。排水后可适量补钾。

利用以上中西医结合疗法一般 3～6 个月可以基本治愈，6 个月至 1 年康复。

（六）禁忌与注意事项

参考"急性肾炎和肾病综合征"。

（七）临证医案医话

病例：张某，男，20 岁，家住包头市石拐区。1997 年 10 月 3 日就诊。全身巨型腹水，因急性肾炎在某市级医院住院 20 多天，后病情恶化，血肌酐 717μmol/L，血尿素氮 27μmol/L，腹水，肾衰竭，头晕目眩，面色晦暗，脉濡缓，舌苔白，无尿。身高 1.65m，腰围 1.80m，体重 120kg。据患者说，每天医院要用大针管给他抽 2 痰盂水倒掉，但没过几个小时很快恢复腹水，腹胀难忍。

笔者认为急者先治标，排水为当务之急，立即用控涎散 5g 口服，一夜排尿 30L，第二天又口服控涎散 3g，又排尿 20L，24 小时体型恢复正常，适当补钾，改为中医药辨证施治。证候为水湿泛滥。处方：二十味利湿汤加车前子 20g，石韦 15g，金钱草 15g，猪苓 10g，桂枝 15g，土鳖虫 20g，水蛭 10g，桃仁 10g，红花 10g 5 剂，水煎服。5 天后面色红润，精神焕发，再续 5 剂，连续服用 30 天后去以前住院的医院化验。化验结果：尿蛋白（+++），血肌酐 222μmol/L，尿素氮 11.04μmol/L。90 天后化验：血肌酐、尿素氮恢复正常，尿蛋白（+）。辨证施治 180 天后，所有化验结果为阴性，完全康复，随访 1 年未复发。此案以中医逐水法治标，然后健脾化湿，活血化瘀，90 天基本恢复肾功能，180 天完全治愈巨型腹水肾衰竭。2 年后石拐区又一名 13 岁苏姓患儿听此患者介绍来笔者处治疗肾衰竭，也得到彻底治愈。

（八）"治未病"提示

在临床上五脏六腑的疾病都可以影响肾脏，若使用化学药品，或肾毒性药品，对肾脏的影响会更大，而肾脏疾病也可以影响五脏六腑的功能，造成全身器官功能紊乱之综合征。肾衰竭（尿毒症）很大程度就是这样引发的。因此，临床中用药或平时感冒用药最好不用化学性药物和肾毒性药物。其次，急性肾衰竭（尿毒症）为急性肾炎，病因为感冒发热，目前有些医院因治感冒发热而引发急性肾炎，急性肾炎又转化成尿毒症的，其主要原因就是化学药物和肾毒性药物所致。中医不仅"治已病"，最主要是"治未病"。把"治未病"放在第一位，才可避免很多疑难病的发生。现在市面上的中成药消炎药和感冒药很多，比如消炎药有双黄连、清开灵、复方鱼腥草等，临床上选择1～2种就可以；冬季感冒可选风寒感冒颗粒、通宣理肺片、止咳宁嗽胶囊、感冒软胶囊、小柴胡颗粒等；春季感冒可选精制银翘解毒片、桑菊感冒片等；夏季感冒可选风热感冒颗粒、藿香正气胶囊；秋季感冒可选藿香正气胶囊、六合定中丸、香砂胃苓丸。这些季节性感冒药选1～2种，加1～2种中药消炎药就完全可以治愈感冒，不会损害任何内脏器官，又可以提高免疫功能，避开了化学药物，预防了肝、肾、脾胃、心脏、肺等五脏受损，可达到"治已病""治未病"的目的。有肾病者用中药或中成药促进肾功能快速恢复，防止湿毒瘀阻肾功能长期不能恢复而发展为肾衰竭。

另外，还有肾穿刺和透析问题，肾穿刺可能对肾脏造成外来损害，本来肾脏已经损害很严重了，如果为了诊断某一个类型的肾病进一步伤害肾脏，那肯定给肾功能的恢复造成更大的障碍，致使肾功能恶化，实在得不偿失。

关于透析，腹膜透析对肾病有一定帮助，目前运用的人数很多，血液透析作用更大一些，但操作过程中不让患者喝水，造成血液缺水循环障碍，对肾功能恢复没有帮助，再加上没有对证中药恢复肾功能，光用西药和透析，致使肾脏血液循环越来越糟，肾萎缩是必然的，虽然暂时救了性命，但肾功能恢复的可能性等于零。急性尿毒症可以透析，但不要禁止喝水，如能正确进行中医辨证施治，配合透析，肾功能就会恢复，透析数量就能慢慢减少，直至停止透析，中医药辨证施治恢复肾功能，达到治愈目的。假如完全运用西医药和血液透析，禁止喝水，致使肾脏萎缩，急性肾衰竭转化成慢性肾衰竭，能治之症就会变成不治之症。

笔者在急性肾炎病症中强调禁用肾毒药物，中西医结合治疗肾病是不会患肾衰竭尿毒症的，既然患了尿毒症，更要禁止用肾毒药物，应用中医辨证施治结合部分无毒西药也可以治好尿毒症，如果反对用中医中药或不懂中医辨证施治，致使尿毒症患者每年成速度增长和死亡，值得国人深思。

（九）按语

急性肾衰竭（尿毒症）发展快，时间短。中医治疗，或采用中西医结合，纠正水、电解紊乱，用中药恢复肾功能，这是非常宝贵的经验。

人与自然是一个整体，人体是一个有高级思维的小整体，当自然界的水湿邪气侵犯人体时，首先伤害脾胃，并扰乱人体的信控系统，继而水湿泛滥传遍于肾，损害肾功能，此时一定要抓住治疗时机，扶正祛邪，降浊除湿，活血化瘀尤为重要，否则会使患者变成慢性尿毒症。

八、慢性肾衰竭（尿毒症）

慢性肾衰竭一部分是原发性的，是多种原因引发慢性肾损害，缓慢的、不知不觉的，直到全身无力，食欲不振，恶心呕吐时才检查定性。继发性多为多种肾脏病、其他内脏病长期不愈所致。近年来，透析技术抢救的急性肾病治标不治本，长期不愈而转化成慢性肾衰竭（尿毒症）者越来越多。

（一）概述

慢性肾衰竭（GFR）是多种慢性肾病晚期的严重综合症候群。在慢性肾实质疾病的基础上，出现肾衰竭、代谢紊乱、中毒，影响造血功能，导致贫血、心肌缺血，心力衰竭而死亡。

（二）病因病机

素体肾虚湿邪乘虚而侵，或脾湿邪盛传变于肾，日久湿浊瘀血滞结于脾肾，或脾肾失治误治，长期不愈，引发土克水，湿毒伤肾，肾气衰微而关，毒邪内阻反侮于脾而格。或外感邪气失治误治，化学西药、肾毒药物引发肾损害所致，或急性肾病透析疗法，长期不愈，肾萎缩所致。

（三）临床表现

全身困重无力，食欲不振，恶心呕吐，水肿或不肿，少尿、无尿，气味带氨味，精神神经系统紊乱，失眠或嗜睡，精神错乱，昏迷，惊厥抽搐，肾性贫血，鼻出血，牙龈出血或便血，水、电解质紊乱，酸中毒，血肌酐 600～1000μmol/L 或以上，尿素氮 15～30μmol/L 或以上，心肌缺血，心力衰竭。

（四）中医辨证施治

1. 精神情志疗法　排除精神负担，保持精神愉悦，心理和谐，是预防疾病和疾病痊愈的首要条件。

2. 辨证施治与药物加减　脾肾阳虚，元气衰败：肾实质损害久病成虚，累及五脏俱损，贫血、心肌缺血而心力衰竭是其生死关键。全身无力，恶心呕吐，水肿，甚者腹水，少尿、无尿、血尿，二便闭，全身水、电解质紊乱，五脏六腑功能失调，心力衰竭，血肌酐 600～1000μmol/L 或以上、尿素氮 20～30μmol/L 或以上。治宜补脾生血、培本降浊、排毒化瘀。黄芪八珍培本降浊汤：黄芪 20g，生晒参 10g，炒白术 20g，炙甘草 10g，云苓 20g，当归 10g，川芎 20g，炒白芍 20g，熟地黄 20g 补脾生血。姜半夏 15g，厚朴 15g，大黄 20g，生牡蛎粉 30g，陈皮 20g，焦三仙各 20g 培本降浊，消食消药。加猪苓 10g，泽泻 15g，车前子 20g，牵牛子 10g，怀牛膝 20g，利水降浊。加制山茱萸 20g，制何首乌 20g 培本益肾。加丹参 20g，白龙昌菜 20g，水蛭 10g，地龙 10g，土鳖虫 20g，三七参 10g 活血化瘀。加白茅根 20g，茜草 20g，血余炭 15g 凝血止血。加桂枝 15g，肉桂 10g，制附子 20g（先煎），干姜 10g 温补肾阳，标本兼治，灵活运用。

（五）西医药配合治疗

1. 试验醋酸泼尼松可用以 15～30mg/d 晨服，待病情稳定好转后可以缓慢减量。

2. 贫血严重者注射（促红细胞生成素），口服叶酸、维生素 B_{12}、维生素 B_6、维生素 AD。严重出血者可肌内注射立止血。根据病症的变化可以随时加减用药，但有一条禁忌：严禁使用肾毒药物。

3. 血肌酐、尿素氮过高加腹膜透析或血液透析。病情稳定好转后可逐步减少透析。

（六）如何提高尿毒症治疗效果

以中医药辨证施治维持 1～3 年可以停止透析，继续以少量中药提高生活质量和延长生存期 10～20 年。这是目前笔者治疗慢性肾衰竭（尿毒症）经验，但是，实现这种治疗程序困难重重，不是想象中的简单，尿毒症患者全身脏器功能紊乱，尤其毒素损害脾胃功能，食欲极差，长期服用汤药很少有能坚持下来的，几年来，只有几例坚持 1～3 年的，效果自然很好。生存期有超出 10 年的，然而大部分患者几个月就坚持不了，要求制成浓缩丸或浓缩颗粒，如若将以上配方制作成浓缩丸或浓缩颗粒，对慢性肾衰竭（尿毒症）简直是一大幸事。无论急性或慢性尿毒症患者都可存活。全国有近 400 万例尿毒症患者，每年以 40 万例的速度增加，尿毒症不可在短时间痊愈，急性尿毒症最快也要

1 年左右，慢性尿毒症 3～4 年停止透析，终身吃药维持。我国中医如能攻克疑难病—尿毒症，这种效益是全球性的。

（七）禁忌与注意事项

参阅"急性肾炎与肾病综合征"。

（八）临证医案医话

病例一：刘某，男，58 岁。包头市人，2008 年 3 月就诊。3 年前因肾炎住院治疗，一直未能痊愈，时好时坏，感觉不好就住院，次年春节加重，由县医院转往包头市级医院，血肌酐 1089μmol/L，尿素氮 37μmol/L。开始血液透析，透析后血肌酐下降到 300μmol/L，尿素氮下降到 12μmol/L。2 天后又上去了，来笔者处求诊。患者呈贫血面容，舌淡红苔白，脉濡缓，辨证为寒湿困脾、脾湿邪盛，肾气衰微，治宜补脾生血、培本降浊、排毒化瘀，方选"黄芪八珍培本降浊汤"加炒苍术 20g，生薏苡仁 30g，首次 6 剂。二诊，气色很好，主诉吃药后，心情一天比一天好，食欲增强。按照这个方案继续治疗不到 1 年，刘某的透析次数从 1 周 3 次减到 2 次，又减到每周 1 次，到年底减到每 10 天1 次，仅仅 9 个月时间，成果很显著，慢慢 15 天 1 次、1 个月 1 次时，就可以停止透析了。

病例二：常某，女，18 岁，家住包头市东河区，2002 年 5 月就诊，在某医院因狼疮性肾炎住院 3 年，透析 3 年，出院后仍按时去医院透析。四处访问名医，想请中医治疗，这次是慕名而来。这女孩清瘦白净，贫血面容，诊脉后方药：黄芪 30g，当归 10g，炒白术 20g，姜半夏 15g，厚朴 15g，大黄 20g，生牡蛎粉 30g，陈皮 20g，焦三仙各 20g 培本降浊，消食消药。加猪苓 10g，泽泻 15g，车前子 20g，牵牛子 10g，怀牛膝 20g 利水降浊。加制山茱萸 20g，制何首乌 20g 培本益肾。加丹参 20g，白龙昌菜 20g，水蛭 10g，地龙 10g，土鳖虫 10g 活血化瘀。加白茅根 20g，茜草 20g，血余炭 15g 凝血止血。加桂枝 15g，肉桂 10g，制附子 20g（先煎），干姜 10g 温补肾阳。连续用药。并配合激素醋酸泼尼松 20mg，每日早晨空服 1 次，3 年后减少透析，血肌酐 300μmol/L，尿素氮 11μmol/L。

病例三：这是叶教授的一段回忆录。

那是多年前的事了，医院开设了教授门诊，以便利患者直接找专家诊治。在一个灰暗的冬天的下午，天气冷的厉害。写病历的手冷的有些发抖。突然我耳边响起一个焦虑的声音："对不起可以给我加一个号吗？"那时挂教授门诊号还是比较困难的，我看了一眼诊桌上堆积着的病历，瞧一下手表，已是下午

4 点多钟了，真的有些不愿意再加号了。但是，当我回首一望，见到一张充满愁容的中年男子正背着一个女患者，患者被破旧的毛毡严密地包裹着，只露出了一撮浅黑色的没有光泽的头发时，同情之心油然而生。

出现在我眼前的这个病重的小姑娘，也许是由于长期患病吧，身体十分瘦弱，明显是营养不良，约十五六岁的样子，苍白的口唇，苍白的指甲床，说明患者有严重的贫血，头发疏落、枯黄、面色黄而没有光泽，一双充满忧愁的大眼睛，瘦削的双颊和从污垢的口中逸出微带尿味的气息。以我行医多年的经验，我预感到这个姑娘患的是慢性尿毒症。尿毒症是慢性肾脏病的终末期，有些慢性肾脏病是在不声不响中进行的，在忽视自己健康的人当中，有些到了尿毒症出现时，才发觉自己得了严重的、致命的肾病。作为内科医生的我，深切了解到"尿毒症"这三个字对患者的命运的影响有多么深重。我替她做了体格检查，并阅看了她哥哥带来的病历。下级医院的转诊病历写得很详细，诊断也很明确，这个患者得的是慢性肾炎、尿毒症。她血液内的肌酐已经在危险的水平。她这次来的目的，是来进行血液或腹膜透析，以求延长生命。我深知透析疗法只是一种对症治疗的措施，并无助于问题的根本解决。我请她的 2 位哥哥到邻室坐下，跟他们解释清楚并征求了他们的意见。为了便于说明问题可以做一个简单的类比，尿毒症好比一个排除污水的下水道的沙井堵塞了，透析疗法好比用勺子舀出下水道的污水，无疑这种清污方法，能暂时解决问题，但由于上源的污水不断产生，因而过不了几天，下水道的污水又重新积聚，还要再次清理。所以透析疗法要反复地进行，而且它并不能根本治愈尿毒症。透析疗法要花很多钱，这个姑娘又不享受公费医疗。用这么多钱来延长生命，对患者自己和家人来说，是不堪重负的。慢性肾炎在发生尿毒症后，通常已经失去了治疗的时机，除用透析疗法维持生命外，恐怕别无良策。

面对悲痛欲绝的家人，想着在病痛中的少女，我的心像有很重的东西在压着。突然，我想起有一篇新近发表的医学文献中提到，有 6%狼疮性肾炎的临床证候可以和慢性肾炎很相似，众所周知，红斑性狼疮引起的尿毒症是有可能逆转的尿毒症之一。一阵喜悦掠过我的心头，患者有一线希望了。我将这个想法告诉患者家人，并征得他们同意后，做了有关检验。

检验的结果显示，患者血中的抗核抗体、抗双链去氧核糖核酸（DNA）抗体均无可置疑是阳性，血中补体降低，B 型超声显示双侧肾脏没有缩小。这些说明狼疮在活动着，引起肾脏损害。肾影没有缩小，表示这个尿毒症患者还是有病情逆转的希望。我将情况对她的家人讲清楚，患者不是慢性肾炎，而是狼疮性肾炎，这是一种可以治疗的疾病，但由于没有及时发现而加以合理的用药，发展到目前情况治疗上已经十分棘手，而且带有相当大的危险性。不过还有一线治好尿毒症的希望，如果能在透析配合下，治好的希望会大一些，危险性减少一些。家人在了解了情况后，就欣然同意了。我在最近阅读过的外国文献中，也有对红斑狼疮引起的尿毒症患者，用激素治疗获得成功的报道。因而我下定决心，拟订了包括使用大剂量激素的全面治疗计划，嘱咐下级医生执行。（包括中医辨证施治）。患者约经过 1 个月以激素为主的疗法，病情已见起色，2 个月后，由逐渐减少透析次数而终于停止透析，患者逐渐恢复健康。在治疗的整个过程中，我精心地开些中药以配合西药治疗并逐渐减少激素的用量，而以中药为主做培本治疗。患者终于治好了尿毒症，愉快地步行出院了。（叶任高回忆——摘于海风杂志 2002.2）。

（九）按语

叶任高教授在回忆中谈到，在治疗的整个过程中，他精心地开些中药以配合西药治疗并逐渐减少激素的用量，而以中药为主做培本治疗。叶教授是西医师，他为了提高疾病的治疗效果，刻苦学习中医药辨证施治，中西医结合治好了无数肾脏疑难病，引起了全国全世界同行的关注。笔者在此再次提醒医学界同行们，要想攻克世界医学难题，丢掉中国传统医学，那将一事无成。

慢性肾衰竭有一部分是原发性的，原因是小病不治或不能发现，或过度医疗滥服抗生素或肾毒药物，导致肾长期慢性损害，都是很危险的。无论医生或普通患者都要为自己和他人着想，多学习保健知识，"治未病"是人类健康和生存的必需。

九、糖尿病

（一）概述

糖尿病是代谢性内分泌疾病，西医认为是胰岛素分泌不足所引起的糖、脂肪及蛋白质等代谢紊乱。而今人们的物质生活水平提高，酒、肉、海鲜已经成为很平常的膳食，不良的生活方式，饮食结构不合理，加之人的情绪失调，劳欲过度，环境污染，水源、空气、农药、化肥、食品添加剂等污染为疑难病的滋生提供了条件。《黄帝内经素问·奇病论》曰："此肥美之所发也，此人必数食甘美而多肥也，肥者令人内热，甘者令人中满，故其气上溢，转为消渴。"在临床上糖尿病患者会出现多饮、多食、多尿、疲乏、消瘦等症状，严重时可发生酮症酸中毒、化脓性感染、肺结核、动脉硬化、心脑血管病、神经、肾脏、眼、足等并发症。

（二）病因病机

西医认为本病可分为胰源性、内分泌源性和医源性。如慢性胰腺炎、癌症等或手术损害胰腺者。内分泌紊乱，脑垂体激素、促肾上腺皮质激素、肾上腺皮质功能亢进、胰岛 A 细胞和 B 细胞分泌紊乱，睾丸激素、卵巢激素分泌紊乱。糖皮质激素及某些西药应用不当或过量都可引发胰岛素分泌紊乱，人体糖、脂肪、蛋白质不能充分利用和代谢紊乱所致。

中医认为：情志是发病的第一原因。生活方式、饮食结构不合理是第二原因。运动量减少是第三原因。脾、肝、肾脏虚损是第四原因。血液循环及微循环受阻，气虚血瘀或气滞血瘀是第五原因。

1. 怒则伤肝，喜则伤心，思则伤脾，悲则伤肺，恐则伤肾，喜怒忧思悲恐惊等情志异常都可使肝气郁结，肝脾不和，运化受阻，生痰、湿、火、瘀，导致内分泌系统功能紊乱。

2. 生活方式、饮食结构不合理，人体的酸碱失衡，酒、肉、海鲜、精面、大米都是酸性食物，长期吃酸性食物，体质酸化，循环利用与代谢失常，致使人体得"三高""四高"、心脑血管病、糖尿病。

3. 运动量减少，脾的运化功能降低，肥胖臃肿，湿毒加重，循环与代谢失常所致。

4. 更年期肾功能衰退或长期七情六欲过度，五脏六腑受损，尤其肝、脾、肾功能低下，运化和代谢失常所致。

5. 久病致瘀，痰、湿、瘀内阻，血液循环和微循环受阻，致使运化和代谢失常所致。

五种病因导致五脏六腑多项内分泌功能失调，糖、脂肪、蛋白质的利用与代谢功能失常而患糖尿病。

如若治标不治本，以降糖为主治疗糖尿病，则病情由轻转重，就会发生诸多并发症，使病情复杂化。本病不是不治之症，治疗得当并不会发生并发症。

（三）临床表现

初期烦渴多饮、多食、多尿、疲乏、消瘦、皮肤瘙痒，严重者四肢麻木酸痛、腰痛、性欲减退、阳痿不育、月经失调、便秘、视力减退，再严重者心脑血管瘀阻、糖尿病足、酮症酸中毒、肾功能不全或衰竭。

（四）中医药辨证施治

1. *非药物疗法*　人与自然是一个整体，人体是一个活着的，有意识思维的整体，精神意识主宰人的一切，辨证施治的第一条是精神意识的和谐，医生的语言是治病的关键，要千方百计卸掉患者精神包袱，使之精神愉悦，一心一意排除杂念，增强战胜疾病的信心，不生气，心态平和，逆乱的气血才能通畅运行，疾病就可以自动消散，这是疾病痊愈的首要条件。第二条，饮食疗法，强碱性食物如五谷杂粮、新鲜蔬菜、裙带菜、海带菜、魔芋粉、黑木耳、香菇等是首选食品。第三条，有氧运动，每天半小时以上的散步、打太极拳、健身操等。第四条，保护肾精，不熬夜、性生活要节制（1 周以上 1 次或更长），不服用化学西药避免损害肝肾。此四法占治疗效果的一半以上。

2. 辨证施治

（1）肝郁气滞：烦渴多饮，多食，尿频，胸闷口苦，舌红苔黄，脉弦数，皮肤瘙痒，"三高"或心脑血管病。病源：情志过激，肝气郁结，久郁化火，湿热伤津，久病血瘀。治宜疏肝解郁、行气活血、滋阴化燥、清热泻火，方选柴胡 10g，枯黄芩 20g，清半夏 10g，郁金 10g，当归 10g，川芎 20g，丹参 20g，炒白芍 20g，桃仁 10g，红花 10g，土鳖虫 20g，地龙 10g，白龙昌菜 20g，或益母草 50g 疏肝解郁，行气活血；加生地黄 20g，天花粉 30g，黄连 10g，玄参 20g，葛根 20g，知母 20g，黄柏 20g，二冬（天冬、麦冬）各 10g 清热降火，滋阴化燥；加苍术 20g，生薏苡仁 30g，青钱柳叶 10g 化湿；肉桂 10g反佐，陈皮 20g，焦三仙各 20g 消食消药。或加西药盐酸小檗碱每次 1～1.5g（10～15 片），每日 2 次。

（2）胃热炽盛：烦渴多饮、多食、多尿，消瘦，大便干燥，舌红苔黄，脉洪数，皮肤瘙痒，"三高"或心脑血管病。病源：饮食结构不合理，甘肥辛辣，酒肉海鲜，暴食暴饮，或情绪过激，导致胃火炽盛，阳明热盛，胃津受损，湿热瘀阻。治宜清胃泻火、养阴增液、生津止渴、活血化瘀，方选石膏 30g，知母 20g，黄连 10g，栀子 15g，花粉 30g，葛根 20g，枯黄芩 20g，苍术 20g，黄柏 20g，生薏苡仁 30g，怀牛膝 20g，青钱柳叶 10g 清热泻火化湿；生地黄20g，玄参 20g，天冬、麦冬各 10g，大黄 15g，元明粉 5g 滋阴通便；当归 10g，川芎 20g，丹参 20g，炒白芍 20g，桃仁 10g，红花 10g，土鳖虫 20g，地龙 10g，白龙昌菜 20g 或益母草 50g 行气活血化瘀；肉桂 10g 反佐。陈皮 20g，生山楂20g 消食消药。或加西药盐酸小檗碱每次 1～1.5g（10～15 片），每日 2 次。

（3）湿热瘀阻：烦渴多饮、多食、多尿，消瘦或不渴饮，大便黏腻，舌红苔黄腻，脉滑数，皮肤瘙痒，三高或心脑血管病，甚者四肢麻木，性欲减退，视力障碍或糖尿病足。病源：饮食甘肥辛辣，酒肉海鲜，暴食暴饮，或情志过激，三焦湿热，湿热瘀阻。治宜清热除湿、滋肾养阴、活血化瘀。方选苍术20g，黄柏 20g，生薏苡仁 30g，怀牛膝 20g，花粉 30g，佩兰 10g，葛根 15g，枯黄芩 20g，黄连 10g，云苓 20g，泽泻 15g，牵牛子 10g，厚朴 10g，石膏 30g，知母 20g，青钱柳叶 10g 清热除湿；生山茱萸 20g，制山茱萸 20g，制何首乌 20g，五味子 20g，生地黄 20g，生山药 20g 滋肾养阴；黄芪 20g，当归 10g，川芎 20g，丹参 20g，桃仁 10g，红花 10g，土鳖虫 20g，地龙 10g，白龙昌菜 20g 或益母草 50g 行气活血化瘀；有糖尿病足者加水蛭 10g；肉桂反佐；陈皮 20g，生山楂 20g 消食消药。或加西药盐酸小檗碱每次 1～1.5g（10～15片），每日 2 次。

（4）更年期肝肾阴虚，气阴两虚，阴阳两虚：男女稍有差别，女性 50 岁左右，男性 60 岁左右都属于更年期，因体质不同或提前或推后 1～2 年，此阶段机体肝肾已经亏损，因此内分泌紊乱，此时人的情绪很不稳定，容易生气，抑郁，内分泌失调，代谢紊乱，很容易得糖尿病或其他慢性疑难病，其病因各不相同，有气阴两虚、肝肾阴虚、阴阳两虚等。三种病因大同小异，都与肝、脾、肾气相关，因此，只要注重肾气、肾阴、肾阳的补充，调节情绪，疏肝健脾，活血化瘀，所有慢性病、糖尿病都可以迎刃而解。

1）肝肾阴虚（气阴两虚）：口干舌燥，五心烦热，尿频多有泡沫，腰酸腿困，皮肤瘙痒，头眩晕，舌红，有苔或无苔，脉沉细数。病源：肝肾阴虚，虚火妄动。治宜滋阴固肾、行气化瘀，方选制山茱萸 20g，生山药 20g，生地黄 20g，熟地黄 20g，五味子 20g，制何首乌 20g，黄精 15g，玉竹 15g，金樱子 15g，芡实 15g，怀牛膝 20g，天花粉 30g 滋阴固肾降火；气虚血瘀者加沙参 10g，黄芪 20g，当归 10g，川芎 20g，丹参 20g，土鳖虫 20g，白龙昌菜 20g 或益母草 50g；有舌苔者加苍术 20g，黄柏 20g，生薏苡仁 30g，青钱柳叶 10g 化湿，加肉桂 10g 反佐；陈皮 20g，焦三仙各 20g 消食消药。

2）阴阳两虚：小便频有泡沫，或无尿浮肿，恶心呕吐，腰膝酸软，皮肤瘙痒，面色黑，形寒畏冷，阳痿不举，舌淡苔白，脉沉细无力，甚者有贫血，心肌缺血的危症。轻者阴阳两虚，肾气不固；重者阴竭阳脱的肾衰竭；治宜温阳滋肾固摄，重者温阳健脾、益肾固脱。方选制附子 20g，干姜 10g，肉桂 10g，桂枝 10g，炒白芍 20g，生晒参 10g，炒白术 20g，炒苍术 20g，生薏苡仁 30g，云苓 20g，炙甘草 20g，制山茱萸 20g，制何首乌 20g，生山药 20g，五味子 20g，肉苁蓉 15g，车前子 15g，怀牛膝 20g，泽泻 15g，猪苓 10g 温阳滋肾，健脾利水；黄芪 20g，当归 10g，补气养血；覆盆子 15g，金樱子 15g，益智仁 10g 补肾固脱；加红花 10g，桃仁 10g，川芎 20g，丹参 20g，白龙昌菜 20g 或益母草 50g，行气活血；肾衰竭尿毒症加土鳖虫 20g，水蛭 10g 活血化瘀；陈皮 20g，焦三仙各 20g 消食消药。

（五）自然医学与人体酸碱平衡健康新理念

李观友老师养好癌症等富贵病辨证方案要求：①大量喝麦苗汁、蔬菜汁；②根据体质情况服活性钙离子；③服酸碱平酵素、营养调节剂、功能性、强碱性食品；④吃裙带菜、魔芋粉、海带等强碱性食品；⑤外敷透皮中药膏靶向酸碱平衡等法。

（六）禁忌与注意事项

1. 糖尿病初期是情绪毒、饮食毒、懒惰毒引发的，因此忌七情六欲过激，提倡性情温顺、和谐；忌常吃酸性食物，提倡多吃碱性食品；忌懒惰，提倡每天适当有氧运动。老年多为肝、脾、肾功能衰退，在更年期或老年期，除了禁忌不良情绪、不良饮食、懒惰外，还要调补肝、脾、肾功能，可谓治本。

2. 采取中医辨证施治，不提倡西医维持治疗，即便在紧急情况下暂时用西医药纠正、控制、缓解后，采取中医药辨证施治，逐步减去西药，不宜长期用西药治疗，明知治不好，而继续损害人体五脏六腑功能，导致后期并发症泛滥，病情恶化，不可收拾。

（七）临证医案医话

病例一：崔某，男，65 岁。某肉类联合企业退休职工，平素吃肉喝酒，1994 年 3 月，刚过春节，来笔者处看病。症状：口干舌燥，多食多饮多尿，全身瘙痒，多饮，舌红苔黄腻，脉洪大数。诊断为消渴症，到医院化验尿糖（+++），没有化验血糖。笔者按消渴症治疗，证候为湿热证（三焦湿热，阴虚火旺）。治宜滋阴降火除湿热，方选黄连 10g，石膏 30g，知母 20g，天花粉 30g，黄柏 20g，枯黄芩 20g，苍术 20g，生薏苡仁 30g，怀牛膝 20g，葛根 20g，栀子 15g，瞿麦 15g，萹蓄 15g，泽泻 20g 清三焦湿热；生地黄 20g，玄参 20g，天冬、麦冬各 10g，生山药 20g，制山茱萸 20g 滋阴补肾；陈皮 20g，生山楂 20g 消食消药；川芎 20g，丹参 20g，土鳖虫 20g 行气活血；经治疗 1 个月后痊愈。本患者处在肉联企业，吃肉喝酒比别人方便，长此以往，年龄到了 65 岁，肾功能衰退，疾病发作，治疗也不复杂，很快就好。20 个世纪 80～90 年代，人们的生活水准不高，所以糖尿病很罕见，笔者当时才 40 多岁，但有刻苦求知的本能，已经治好 2 例急性尿毒症了，糖尿病还是第一次碰到。

病例二：席某，男，55 岁。患糖尿病 10 年，详细得知家庭原因，心情长期抑郁，借酒消愁，而得此病。症状：血糖长期在 9～12μmol/L 徘徊，以西药维持 10 年，生气或饮酒后血糖上升至 15～20μmol/L，口苦咽干，胸痛彻背，舌紫红苔黄腻，脉缓大。诊断证候：肝胆湿热，气滞血瘀。治宜疏肝解郁、清热除湿化瘀，方选苍术 20g、黄柏 20g、生薏苡仁 30g、怀牛膝 20g、葛根 20g、枯黄芩 20g、黄连 10g、柴胡 10g、半夏 10g、厚朴 10g、云苓 20g、泽泻 15g、龙胆草 20g、栀子 15g、郁金 10g 疏肝解郁，清热除湿利胆；当归 10g、川芎 20g、桃仁 10g、红花 10g、川牛膝 15g、白芍 20g、丹参 20g 行气活血化瘀。以此方加减 60 天治愈。治愈后 3 个月未复发。因为席某经常喝酒，2010 年患脑梗死，住院抢救而愈，但糖尿病却始终未复发。

病例三：杨某，女，50 岁，黑龙江人。糖尿病病史 3 年，在黑龙江用西药治疗，血糖始终在 12～18μmol/L，降糖药换了几种，疗效不显。2015 年 3 月 10 日就诊。症状：心悸，失眠，头晕眼花，四肢酸困，"三高"（血压、血脂、血糖都高），舌红少苔，脉细数。诊断证候：气阴两虚，气虚血瘀。治宜滋阴益肾、补气化瘀、交通心肾，方选沙参 10g、制何首乌 20g、制山茱萸 20g、五味子 20g、龙骨 30g、牡蛎 30g、首乌藤 30g、炒酸枣仁 20g、桑葚 20g、熟地黄 20g、生山药 20g、珍珠母 30g、焦杜仲 15g、桑寄生 20g、川续断 20g 滋阴益肾；黄芪 20g、当归 10g、川芎 20g、丹参 20g、桃仁 10g、红花 10g、土鳖虫 20g 益气化瘀；陈皮 20g、焦三仙各 20g 消食消药；肉桂 10g 反佐。这一病例加减用药 3 个多月痊愈。随访回黑龙江后因家庭问题，情绪长期抑郁，本人又处在更年期，半年后又复发，血糖由 5.8μmol/L 升至 6.8～7.5μmol/L。

病例四：于某，男，55 岁，山东威海人。患糖尿病 10 多年，并发症冠心病心绞痛，放支架 3 个，西医治疗 10 年，胰岛素每天 50 多单位分早、晚 2 次注射，病情继续发展。2016 年 10 月开始服中药，采取中医药辨证施治。症状：除糖尿病常见症状外，更见心绞痛，"四高"现象，舌红苔黄，脉滑数。证候：湿热证兼血瘀症。治宜清热除湿、滋肾益气、活血化瘀，方选炒苍术 20g、黄柏 20g、生薏苡仁 30g、怀牛膝 20g、云苓粉 20g、泽泻 15g、石膏 30g、知母 20g、黄连 10g（捣）、枯黄芩 15g、葛根 20g、天花粉 30g 清热除湿；生地黄 20g、制山茱萸 20g、生山药 20g、制何首乌 20g、五味子 20g、乌梅 10g、黄芪 20g 滋肾益气；当归 10g、川芎 20g、桃仁 10g、红花 10g、土鳖虫 10g、地龙 10g、丹参 20g 活血化瘀；陈皮 20g、生山楂 20g 消食消药；肉桂 10g 反佐。照此方共服用 8 个月，服到 3 个月后，血压、血脂、血尿酸就正常了，西药全部减掉，完全服中药，并开始减胰岛素，缓慢减胰岛素到 8 个月时，胰岛素减到每日 20U，分早、晚注射。继续服中药至 9 个月时，血糖降的幅度也很大，空腹血糖 9～12μmol/L，胰岛素降到 15U，分早、晚 2 次用，其余一切都很正常。重新变方，方选生晒参 6g，麦冬 10g，五味子 20g，制山茱萸 20g，制何首乌 20g，怀牛膝 20g，生山药 20g，红景天 20g，黄芪 30g，天花粉 30g，青钱柳叶 15g，乌梅 10g，当归 10g，川芎 20g，丹参 20g，水蛭 10g，土鳖虫 20g，陈皮 20g，生山楂 20g，肉桂 10g 巩固疗效，到了 10 个月时患者停止服中药。从过去打 50 多单位胰岛素，血糖 20μmol/L 左右，并发症冠心病严重到放 3 个支架，还有"四高"症状，全身不舒服。10 个月后胰岛素用 10U，血糖下降到 7～8μmol/L。此患者现在每天早上喝赤小豆、薏苡仁、小黑豆的豆浆糊，中午吃正常饮食，晚上多数不吃饭或喝蔬菜汁。10 个月后用饮食调理，停止注射胰岛素，血糖控制在 6～7μmol/L，终于彻底治愈。这是一例很特殊的病例，患者现在过着高质量生活，并发症已经全部解除。10 个月的中医辨证施治和饮食疗法，十几年注射胰岛素，并发症极其严重的糖尿病例被治愈。

（八）治未病提示

根据糖尿病的 5 个致病原因，平时未病先知，未病先防，既病防变，瘥后防复。

第一，精神、情绪是疾病发生发展的重要因素，也是瘥愈康复的重要因素，因此，性格温顺，开朗，调节七情六欲是不患糖尿病的重要保证，也是第一保证。情绪长期抑郁，甚至经常生气是患糖尿病的基础，肝郁气滞，气血紊乱，内分泌就紊乱，很容易患糖尿病，患病后情绪继续抑郁或生气，糖尿病就不会瘥愈，而且会发生多种并发症。

第二，饮食结构不合理，经常吃酸性食物，油、肉、海鲜、辛辣烟酒、白面大米、精细食物、盐等高嘌呤食物，使人体体质酸化，循环障碍，内分泌失调，代谢紊乱，很快就会患糖尿病，患病后不忌口也很难瘥愈。

第三，阳光下做半小时至 1 小时的有氧运动，散步是最好的运动方式，4000 步左右为宜可以增强代谢功能，是防治糖尿病的很好方法和必要条件。

第四，中医辨证施治，根据证候，使用中医药清热除湿，调肝解郁，补脾益肾，行气活血，化瘀解毒。

第五，保护肾精。

第六，按照自然医学人体酸碱平衡健康新理念，李观友老师提出的饮食疗法，对糖尿病、癌症的治疗都有好处。

治疗糖尿病的前提是要克服三个问题。第一，性情暴躁、生气，情绪抑郁。第二，常吃酸性食品，不忌口。第三，不运动。这三个关键问题解决不了，吃再好的药想治愈糖尿病那是枉费心机。解决了情绪问题、忌口问题和运动问题，保护好肾精，再辨证施治，糖尿病就会迎刃而解，全面康复。

（九）按语

糖尿病的治愈率是很高的，但复发率也高，原因就是不良情绪、不良饮食、懒惰、不保护肾精引发的。笔者治疗糖尿病30多年，这是从临床实践中得出的真理，本来血糖和糖化血红蛋白都在正常范围了，应该确定痊愈，随访中1个月很好，2个月很好，有的患者3个月就上升了，问其原因还是忍不住大吃大喝。有不良情绪的人根本就不可痊愈，血糖控制到6.4～6.5μmol/L，很高兴，但性格难改，尤其更年期的老年患者，情绪想稳定，那是很难的。情绪反应引发血液循环紊乱，人体内分泌激素就会变化，肾上腺应激机制启动，血压、血糖都会升高，改变自己的心智模式很重要，让自己的肾上腺应激反应慢一点。

国医大师陆广莘教授说，他年轻时做过一个试验，发现许多糖尿病患者都是性格急的人，性格急的人有两种情况，一是遇事情绪反应快；二是吃饭快，咀嚼少，口腔的唾液分泌不足。吃得快就会吃得多，吃得饱，吃得过饱必定就会有一部分不能分解，造成堆积，活动量少，垃圾会更多，再加上性格急，肾上腺应激反应启动，血压血糖都会高，长期高血压、高血糖就成了慢性病。2016年春季的一天，笔者的一个亲戚咨询一熟人一生吃素，可是糖尿病和并发症很严重，为什么？笔者问他，爱生气不？他说就爱生气。那么这种病就是不良情绪造成的。所以有情绪毒的患者想治愈糖尿病是很不容易的。如果情绪毒、饮食毒（酸毒）和懒惰毒都避免不了，又不能保护肾精，那么糖尿病是不能痊愈的。解决"三毒"问题，保护好肾精，糖尿病的治愈率会很高。

十、高血压、脑血管病

（一）概述

高血压、脑血管病多属于富贵病，与进食甘肥、辛辣、烟酒、油肉海鲜、精细厚味有关，长期吃喝太多的酸性食物，人体酸碱失衡，体质酸化，运化代谢失调，或气滞血瘀或气虚血瘀，微循环和血液循环受阻，血管压力增高，阻塞，血栓形成，将脑动脉阻塞称脑梗死；或高血压动脉硬化，动脉血管壁脆弱破裂称脑出血。

（二）病因病机

高血压动脉硬化促使脑血管病形成，其主要病因是体质酸化代谢失常，或气滞血瘀或气虚血瘀，微循环和血循环受阻，血管压力增高，动脉血管硬化，斑块脱落或血管狭窄脑动脉阻塞或破裂所致。中医认为系年老体衰或饮食不节，或情志所伤，或气虚中邪致使阴阳失调，气血运行受阻所致。

（三）临床表现

高血压脑血管病初期症状不明显，只有轻微头晕现象，随着病情逐渐加重发生头痛，眩晕，四肢麻木，昏睡，或卒然昏仆，不省人事，面神经麻痹，意识障碍，昏迷，半身不遂，舌红苔腻或黄腻，脉弦数或弦滑，或合并心脏多种疾病；若脑血管出血则有呕吐，深度昏迷，高热，四肢瘫痪，甚者四肢强直，瞳孔散大，对光反应消失等。

（四）中医辨证施治

1. **精神情志疗法**　首先是精神意识的和谐，医生的语言是治病的关键，要千方百计卸掉患者精神包袱，使之精神愉悦，一心一意排除杂念，增强其战胜疾病的信心，不生气，心理和谐，逆乱的气血才能通畅运行，疾病可以自动消散，这是疾病痊愈的首要条件，不注意七情六欲的调节，脾气暴躁或肝郁气滞。饮食结构不合理，酸碱失衡，内分泌紊乱，想治愈高血压心脑血管病也是很困难的。

2. **辨证施治**

（1）湿热或痰湿阻滞：头晕头痛，血压高，体质肥胖，面红耳赤，嗜睡，手足麻木，或面瘫，半身不遂，舌红苔黄或黄腻，脉弦数或弦硬有力。

病因：辛辣、油腻、海鲜、厚味导致湿聚生热，湿热或痰湿阻滞，血液循环与微循环受阻所致。治宜清热除湿、化痰祛瘀。方药：苍术 20g，黄柏 20g，生薏苡仁 30g，怀牛膝 20g，葛根 20g，黄连 10g，枯黄芩 20g，栀子 20g，佩兰 10g，姜半夏 10g，厚朴 10g，天麻 10g，茯苓粉 20g，泽泻 15g 清热除湿化痰；黄芪 20g，当归 10g，川芎 20g，生白芍 20g，桃仁 10g，红花 10g，川牛膝 15g，土鳖虫 20g，地龙 10g，水蛭 10g，丹参 15g 行气活血化瘀；决明子 20g，陈皮 20g，生山楂 20g 降脂消食。运用此方不加西药降压药，但湿热或痰湿清除，血管瘀阻排除，经络畅通，血管自然减压，心脑血管病自愈。

（2）寒湿阻滞，血液瘀阻，肾气亏损：头晕头痛、血压高，手足麻木，或半身不遂，舌淡红苔白，脉缓有力。病因：寒湿瘀阻，肾阳亏损，血液循环与微循环受阻所致。治宜扶阳渗湿、活血化瘀，方药：当归 10g，川芎 20g，桃仁 10g，红花 10g，甘草 15g，枳壳 10g，川牛膝 15g，炒白芍 20g，地龙 10g，土鳖虫 20g，水蛭 10g，郁金 10g，黄芪 20g 益气活血化瘀；制附子 20g，干姜

10g, 肉桂 10g, 桂枝 10g, 制山茱萸 20g, 制何首乌 20g, 五味子 20g, 怀牛膝 20g, 龙骨 30g, 牡蛎 30g, 云苓 20g, 泽泻 15g 扶阳益肾除湿; 陈皮 20g, 焦三仙各 20g 消食消药。服用此方不加西药降压药, 但寒湿被除, 肾阳旺盛, 血管瘀阻排除, 经络畅通, 血管自然减压, 心脑血管病自愈。

（3）肝肾阴虚, 风阳上亢, 瘀血阻滞: 头晕头痛, 血压高, 手足麻木, 口眼㖞斜或半身不遂, 面红耳鸣, 舌红无苔或苔黄, 脉弦细数。病因: 肾阴亏虚, 风阳内动, 血液循环与微循环受阻所致。治宜滋阴潜阳、息风通络、活血化瘀。方药: 天麻 10g, 生白芍 20g, 龙骨 30g, 牡蛎 30g, 生地黄 20g, 玄参 20g, 怀牛膝 20g, 制山茱萸 20g, 制何首乌 20g, 五味子 20g, 龟甲 10g 滋阴潜阳, 柔肝息风; 当归 10g, 川芎 20g, 桃仁 10g, 红花 10g, 川牛膝 20g, 地龙 10g, 土鳖虫 20g, 黄芪 20g, 郁金 10g, 水蛭 10g 益气活血化瘀; 首乌藤 50g 安神; 陈皮 20g, 焦三仙各 20g 消食消药。滋肾养阴, 平肝潜阳, 血管瘀阻排除, 经络畅通, 血管自然减压, 心脑血管病自愈。

（4）肝阳暴涨, 气血上逆: 剧烈头痛, 突然昏仆, 不省人事, 面赤身热, 气粗口臭, 便秘, 舌红苔黄腻, 脉弦滑数。病因: 肝阳暴涨, 气血上逆, 血液循环受阻或血管破裂所致。治宜清热化痰开窍、活血化瘀。现代影像学技术 CT 或磁共振检查: 有出血或无出血, 辨病和辨证相结合治疗; 出血应积极抢救, 降低颅内压, 改善脑缺氧, 止血和手术治疗, 术后在适当时间给予中医辨证施治。方药: 葛根 20g, 黄连 10g, 枯黄芩 20g, 栀子 15g, 大黄 20g, 枳实 10g, 生地黄 20g, 牡丹皮 15g, 石决明 30g, 郁金 10g, 节菖蒲 10g, 石菖蒲 20g, 鲜竹沥 100ml, 天竺黄 10g, 琥珀 10g, 冰片 3g 清热化痰开窍; 黄芪 20g, 当归 10g, 川芎 20g, 生白芍 20g, 地龙 10g, 土鳖虫 20g, 桃仁 10g, 红花 10g, 水蛭 10g 益气活血化瘀; 陈皮 20g, 焦三仙各 20g 消食消药。不出血属邪实内闭, 气血上逆瘀阻, 也用此方。

（5）阳气虚衰, 痰湿闭阻, 气虚血瘀: 突然昏仆, 不省人事, 手足重滞麻木, 半身不遂, 舌淡苔白腻, 脉沉滑缓。病因: 阳气虚弱, 痰湿闭阻, 血液循环与微循环受阻所致。治宜益气回阳、豁痰开窍、活血化瘀。方药: 人参 10g, 黄芪 30g, 制附子 20g, 桂枝 15g, 干姜 10g, 五味子 20g, 制山茱萸 20g, 龙骨 30g, 牡蛎 30g 益气回阳, 敛汗固脱; 瓜蒌 20g, 薤白 20g, 姜半夏 15g, 橘红 10g, 茯苓 20g, 竹茹 10g, 节菖蒲 10g, 石菖蒲 20g, 胆南星 10g, 枳实 10g 燥湿降气, 化痰开窍; 当归 10g, 川芎 20g, 炒白芍 20g, 地龙 10g, 土鳖虫 20g, 桃仁 10g, 红花 10g, 水蛭 10g 行气活血化瘀; 陈皮 20g, 焦三仙各 20g 消食消药。

（五）自然医学与人体酸碱平衡健康新理念

李观友老师养好癌症等富贵病辨证方案要求：①大量喝麦苗汁、蔬菜汁；②根据体质情况服活性钙离子；③服酸碱平酵素、营养调节剂、功能性、强碱性食品；④吃裙带菜、魔芋粉、海带、黑木耳等强碱性食品；⑤外敷透皮中药膏靶向酸碱平衡等法。

（六）禁忌与注意事项

1. 心情愉悦，不生气、不带任何不良情绪地工作、学习、生活。
2. 调节饮食结构，不吃或少吃酸性食物，多吃碱性食品，保持酸碱平衡。
3. 每天有氧运动 30 分钟至 1 小时。
4. 保护肾精，尤其更年期老年人。

（七）临证医案医话

高血压脑血管病是慢性疑难病中很常见的疾病，用西药只能终身维持，不能根治，强制性降压，压力不足，促使血液循环无力，血管堵塞，反而造成脑梗死或心肌梗死或脑出血。笔者治此病几十年，一般需要 2～3 个月清除血管垃圾，降低血液循环阻力，循环无阻力血压就正常了。

病例一：董某，女，50 岁，包头市人。因高血压经常来测血压，1995 年 4 月 10 日突然面神经麻痹，眼斜口歪，高血压就诊。笔者以中医辨证施治结合针灸治疗，方选牵正散合血府逐瘀汤加味全蝎 10g，僵蚕 10g，白附子 10g，当归 10g，川芎 20g，桃仁 10g，红花 10g，炙甘草 20g，桔梗 20g，柴胡 10g，枳壳 10g，川牛膝 20g，生白芍 20g，黄芪 20g，地龙 10g，土鳖虫 20g，水蛭 10g，陈皮 10g，生山楂 20g。疗程 1 个月，面神经麻痹痊愈，血压也正常了。以后再没有发现高血压，这就证明了血管通畅了，血液循环阻力消失，血管压力自然降低。20 世纪 90 年代，高血压心脑血管病开始普遍发生，但比现在少了些，笔者从这个病例得到启示，治疗高血压原来就这么简单？血管通了血压就自然降了。以后 20 多年里笔者以活血化瘀法治愈高血压心脑血管病例病无数。

病例二：潘某，男，65 岁，威海市人。2017 年 5 月 17 日就诊，头痛头晕 2 年，最近手足麻木，半身不遂，血压 180/120mmHg，高血压脑梗死，大小医院找西医治疗无效，舌淡红苔薄白，脉缓滑。证候属肾阳虚衰，气虚血瘀。方选当归 10g，川芎 20g，桃仁 10g，红花 10g，炙甘草 10g，枳壳 10g，川牛膝 15g，怀牛膝 20g，炒白芍 20g，地龙 10g，土鳖虫 20g，水蛭 10g，郁金 10g

行气活血化瘀；制附子 20g（先煎），干姜 10g，肉桂 10g，龙骨 30g，牡蛎 30g，制山茱萸 20g，五味子 20g，制何首乌 20g 扶阳补肾；黄芪 20g，党参 20g，炒白术 20g，云苓粉 20g 健脾益气；陈皮 20g，焦三仙各 20g 消食消药。60 天痊愈。随访无复发。

病例三：于某，男，55 岁。糖尿病心脑血管病，冠心病放支架 3 个，"四高"，病情危重，笔者用中医辨证施治 3 个月，"四高"完全解除，6 个月后所有并发症全部治愈。10 个月后以饮食调理，胰岛素全部减掉，血糖下降到 6～7μmol/L，目前于某加强有氧运动和合理调节饮食结构，糖尿病、心脑血管病完全治愈，并能维持高质量生活（详细查看糖尿病案例）。

（八）治未病提示

中医对任何疑难病都要采取未病先知、未病先防、既病防变、瘥后防复的措施，健康教育走在最先，对当今人们的生活习惯，饮食结构，有氧运动，七情六欲等生活方式给予干预，使人体酸碱平衡，阴阳平衡，减少或防止疾病发生发展。等到突然中风，再好的急救措施也为时已晚。因此要防止高血压脑血管病就要多吃蔬菜水果、五谷杂粮这些碱性食物，少吃精细粮油、油肉海鲜、烟酒辛辣、盐、饮料快餐、油炸、烧烤、添加剂太多的食品，使人体保持阴阳平衡，酸碱平衡，并保持心理平衡，加强有氧锻炼。

高血压脑血管病多发生在中老年时期，因为中老年肝、脾、肾亏损，内分泌失调，动脉硬化，脉络空虚，风邪入中，血液循环和微循环阻塞为主要病因；然而进入 21 世纪，此病逐渐年轻化，30～40 岁的患者逐渐增加，说明人们生活水平提高，饮食结构不合理，缺少有氧运动，湿热、寒湿、痰湿阻滞，循环障碍而患病。

（九）按语

高血压心脑血管病、糖尿病、"三高""四高"、动脉硬化、冠心病这些富贵病的病因病机都是相同的，情绪毒、饮食毒、懒惰毒和肾功能衰退，使人体内分泌功能紊乱，代谢和利用减退，人体体质酸化，血液循环和微循环受阻所致。

如果我们注意调节情绪，注意饮食结构，多吃碱性食物，少吃酸性食物，增强有氧运动，保护肾精，这类富贵病是不会发生的。

其次高血压用降压方法治疗是患心脑血管病的最大原因，强制降压使血液循环压力减弱，血液不能通过阻塞点，血液黏稠微循环得不到压力的推动，直捷通路、动静短路、迂回通路三类通路向细胞输送营养和代谢垃圾的功能减弱，动静交换不能顺利完成，血脉就会瘀阻，心脑血管病自然形成。那么，用降压药强制降压就成了心脑血管病和慢性疑难病的罪魁祸首。所以笔者治疗高血压心脑血管病药方中都有除痰湿和活血化瘀的药物，只有血液循环和微循环畅通，营养的利用和垃圾的代谢才能完成。笔者在治疗高血压心脑血管病时并没有用过西药降压药，但"三高""四高"都能平稳下降，心脑血管病都能解除，最终得到治愈的目的。迄今为止，没有一个高血压心脑血管病是吃降压药治好的。实践证明，强制降压只能加重心脑血管病的发生发展。因为血管堵塞后才能使血管压力升高，想要降压必须打通血管，血管压力才能降低，否则强制降压使血压下降，没有力量打通血管，心脑血管更会堵塞得快，更容易患心肌梗死、脑梗死。

十一、高血压、心血管病

（一）概述

高血压、心血管病和脑血管病大多属于富贵病，甘肥、辛辣、烟酒、油肉海鲜、精细厚味，长期吃喝太多的酸性食物，人体酸碱失衡，体质酸化，运化代谢失调，或气滞血瘀或阳气虚弱气虚血瘀，微循环和血液循环受阻，血管压力增高，阻塞，将心脏血脉阻塞的称心肌梗死；或高血压冠状动脉狭窄或闭塞，冠状循环障碍，心肌供血不足的称冠心病。

（二）病因病机

高血压冠状动脉循环障碍促使心血管病形成，其主要病因是体质酸化，代谢失常，微循环和血液循环受阻，血管压力增高，劳累，情绪激动，生气，饱食，受寒，阴雨天或夜间、环境空气稀薄缺氧，或劳累负重产生冠状循环功能不全或痉挛，或气滞血瘀或阳气虚弱，气虚血瘀，冠状动脉血管狭窄或闭塞，冠状循环障碍，心肌供血不足所致。

（三）临床表现

高血压心血管病初期症状是胸闷气短，随着病情逐渐加重，出现心绞痛，胸痛彻背，背痛彻胸，气短呼吸困难，抽搐，舌红苔腻或黄腻，脉弦数或弦滑，阳气虚者舌淡无苔，脉沉缓弱。或出现多种症状，如头痛、牙痛、手臂痛、手痛等。

（四）中医辨证施治

1. **精神情志疗法**　参照"高血压脑血管病"。

2. **辨证施治**

（1）湿热或痰湿阻滞，气滞血瘀：头晕头痛，血压高，体质肥胖，面红耳赤，嗜睡，胸痛彻背，背痛彻胸，舌红苔黄或黄腻，脉弦数或结代或弦硬有力。病因：辛辣、油腻、海鲜、厚味导致湿聚生热，湿热或痰湿阻滞，血液循环与微循环受阻所致。治宜清热除湿、化痰祛瘀。方药：苍术20g，黄柏20g，生薏苡仁30g，怀牛膝20g，葛根20g，黄连10g，枯黄芩20g，栀子15g，佩兰15g，姜半夏10g，厚朴10g，茯苓粉20g，泽泻15g清热除湿化痰；黄芪20g，当归10g，川芎20g，生白芍20g，桃仁10g，红花10g，川牛膝15g，土鳖虫20g，水蛭10g，丹参20g，桔梗20g，枳壳10g，郁金10g行气活血化瘀；陈皮20g，生山楂20g降脂消食。服此方不用西药降压药，但湿热或痰湿清除，血管瘀阻排除，心络畅通，血管自然减压，心血管病自愈。

（2）寒湿阻滞，气血瘀阻，阳气失运：头晕头痛、血压高，胸痛彻背，背痛彻胸，胸闷气短，四肢冷，舌淡红苔白，脉沉无力。病因：寒湿瘀阻，阳气亏损，心血瘀阻所致。治宜扶阳渗湿、活血化瘀。方药：薤白20g，瓜蒌20g，姜半夏15g，当归10g，川芎20g，桃仁10g，红花10g，甘草15g，枳壳10g，川牛膝15g，炒白芍20g，郁金10g，黄芪20g，党参20g，土鳖虫20g益气活血化瘀；制附子20g，干姜10g，肉桂10g，桂枝15g，怀牛膝20g，龙骨30g，牡蛎30g，云苓20g，泽泻15g扶阳益肾除湿；陈皮20g，焦三仙各20g消食消药。服此方不加西药降压药，寒湿被除，肾阳旺盛，血管瘀阻排除，心络畅通，血管自然减压，心血管病自愈。

（3）气阴两虚，气虚血瘀：头晕目眩，心悸气短，胸闷隐痛，遇劳则甚，舌红无苔，脉细数或结代。病因：气阴、心肾阴虚所致。治宜滋阴益气、活血通络。方药：生晒参10g，黄芪20g，麦冬10g，五味子20g，白芍20g，龙骨30g，牡蛎30g，生地黄20g，制山茱萸20g，制何首乌20g，炙甘草20g滋阴益气；当归10g，川芎20g，桃仁10g，红花20g，土鳖虫20g，郁金10g行气活血化瘀；炒酸枣仁20g，首乌藤50g，远志10g，节菖蒲10g安神镇静；陈皮20g，焦三仙各20g消食消药。共奏滋阴益气、活血通络之效，心血管瘀阻排除，心络畅通，心血管病自然痊愈。

（4）阳气虚衰，气虚血瘀：畏寒肢冷，腰酸乏力，胸闷气短，心悸汗出，面色苍白，舌淡白，脉沉细或沉微。病因：阳气虚衰，气虚血瘀所致。治宜温阳益气、活血通络。方药：生晒参10g，制附子20g（先煎），肉桂10g，桂枝

15g，干姜 10g，龙骨 30g，牡蛎 30g，五味子 20g，制山茱萸 20g，制何首乌 20g，肉苁蓉 15g，黄芪 20g 大补元气，回阳救逆，滋补肾精；当归 10g，川芎 20g，桃仁 10g，红花 10g，土鳖虫 20g，薤白 20g，瓜蒌 20g，姜半夏 15g 活血化瘀，通阳散结；陈皮 20g，焦三仙各 20g 消食消药。温阳益气，滋肾补精，活血化瘀，阳气回复，心络畅通，心血管瘀阻排除，心血管病自然痊愈。

（五）自然医学与人体酸碱平衡健康新理念

李观友老师养好癌症等富贵病辨证方案要求：①大量喝麦苗汁、蔬菜汁；②根据体质情况服活性钙离子；③服酸碱平酵素、营养调节剂、功能性、强碱性食品；④吃裙带菜、魔芋粉、海带、黑木耳等强碱性食品；⑤外敷透皮中药膏靶向酸碱平衡等法。

（六）禁忌与注意事项

1. 调节情绪，不生气、不带任何不良情绪去工作、学习、生活。
2. 调节饮食结构，不吃或少吃酸性食物，多吃碱性食品，保持人体酸碱平衡。
3. 每天有氧运动 30 分钟至 1 小时。
4. 保护肾精，尤其更年期老年人。

（七）临证医案医话

高血压心血管病是慢性疑难病中很常见的疾病，但用西药只能终身维持，不能根治，甚者长期治疗反而治成心肌梗死或冠心病。笔者治此病几十年，没有治不好的，一般需要 2～3 个月。

病例一：王某，女，50 岁。2002 年 12 月 5 日就诊。自诉牙痛，使用止牙痛的消炎药静脉滴注，10 分钟后患者手足抽搐，颤抖不止，立即停止静脉滴注，详细诊断是心脏病，心绞痛引发的牙痛，心不痛而牙痛，笔者立即给予速效救心丸 14 粒含服，几分钟后抽搐颤抖停止，牙也不痛了。笔者嘱咐她含服速效救心丸 14 粒，每 6 小时 1 次，可是患者牙不痛也忘记了，深夜 11 时病情再次发作，牙痛并抽搐，家属给我打电话让我出诊，笔者带异山梨酯到患者家后，患者抽搐严重，缩成一个圆球形状，牙关紧闭，不能说话，笔者提议到大医院抢救，"120"电话打了不一会儿，救护车来了，医护人员到患者家后，患者不会说话，只是摇头，示意不去医院。僵持了几分钟后，经商量，怕患者心急发生意外，也就不再强求去医院了。救护车走后，笔者拿出异山梨酯 2 片要给患者喂药，却因患者牙关紧闭喂不到嘴里，只好用不锈钢汤匙把撬开牙关放入 2 片异山梨酯，1 分钟后，患者口开、手开，抽搐的身体逐渐恢复，十几分钟后能开口说话了，牙也不痛了，继续含服速效救心丸 14 粒，第二天上午以中医药辨证施治调治 1 个月恢复健康，至今 16 年未复发。

方药：炙黄芪 30g，当归 10g，川芎 20g，桃仁 10g，红花 10g，炙甘草 20g，桔梗 20g，枳壳 10g，川牛膝 15g，白芍 20g，赤芍 15g，丹参 20g，延胡索 15g，人参 10g，麦冬 10g，五味子 20g，制何首乌 20g，制山茱萸 20g 益气养阴补肾，行气活血，化瘀止痛；龙骨 30g，牡蛎 30g，酸枣仁 20g，远志 10g，节菖蒲 10g，首乌藤 50g 镇静安神；陈皮 20g，生山楂 20g，焦三仙各 20g 消食消药。

患者正值更年期，气阴两虚，气虚血瘀，心肾虚衰而不痹引发心脏血管瘀阻，我以益气养阴，行气活血，镇静安神法调理痊愈。

病例二：耿某，男，65 岁。20 年前在北京某医院做过心脏扩瓣手术，高血压心脏病 20 多年，2002 年 3 月 10 日因上肢疼痛就诊，患者前 10 天因手痛到大医院治疗，医院按风湿性关节炎治疗，结果手痛没治好，手臂也痛了，才找中医治疗，诊断为心绞痛引发手臂疼痛。患者高血压，心脏病 20 多年，舌淡红无苔，脉结代。明显的阳虚气虚血瘀，以扶阳益气，活血化瘀法 2 个月治愈。

方药：制附子 20g（先煎），干姜 15g，肉桂 10g，桂枝 15g，炒白芍 20g，薤白 20g，瓜蒌 20g，姜半夏 15g，人参 10g，黄芪 20g，五味子 20g，制何首乌 20g，制山茱萸 20g，龙骨 30g，牡蛎 30g 扶阳益气，化痰补肾；当归 10g，川芎 20g，桃仁 10g，红花 10g，甘草 15g，桔梗 20g，枳壳 10g，川牛膝 15g，丹参 20g，土鳖虫 10g，水蛭 10g 行气活血化瘀；陈皮 20g，焦三仙各 20g 消食消药。虽未用降压药，但 2 个多月后血压下降到正常，心脏病也基本痊愈，期前收缩没有了，代结脉没有了。

病例三：在糖尿病病例中，于某，男，55 岁，糖尿病心脑血管病，冠心病放支架 3 个，"四高"，病情危重，笔者用中医辨证施治 3 个月，"四高"完全解除，所有并发症全部痊愈；10 个月后以饮食调理，胰岛素全部减掉，血糖下降到 6～7μmol/L，目前于某坚持加强有氧运动和合理调节饮食结构，维持到高质量生活。请参考糖尿病病案。

（八）治未病提示

中医对任何疑难病都要采取未病先知，未病先防，既病防变，瘥后防复的原则，健康教育走在最先，对当今人们的生活习惯、饮食结构、有氧运动、七情六欲等生活方式给予干预，使人体酸碱平衡，阴阳平衡，减少或防止疾病发生发展。等到突然心绞痛，气短呼吸困难，抽搐，再好的急救措施也为时已晚。

因此提倡高血压心血管病患者多吃蔬菜水果，粗粮，五谷杂粮这些碱性食物；少吃精细粮油，油肉海鲜，烟酒辛辣，盐，饮料快餐，油炸，烧烤，添加剂最多的小食品这些酸性食物，使人体保持阴阳平衡，酸碱平衡，并保持心理平衡，加强有氧锻炼。人就不得高血压心脑血管病、糖尿病、癌症和各种疑难病。

高血压心血管病多发生在中老年时期，因中老年肝、脾、肾亏损，内分泌失调，动脉硬化，血液循环和微循环阻塞为主要病因；然而进入 21 世纪，此病逐渐年轻化，30～40 岁的患者逐年增加，说明人们生活水平提高，饮食结构不合理，缺少有氧运动，生气、情绪激动、湿热、寒湿、痰湿阻滞，气滞血瘀或气虚血瘀，循环障碍而患病。

（九）按语

高血压心脑血管病、糖尿病、"三高""四高"、动脉硬化、冠心病这些富贵病的病因病机基本相同，情绪毒、饮食毒、懒惰毒和肾功能衰退，使人体内分泌功能紊乱，代谢和利用减退，人体体质酸化，血液循环和微循环受阻所致。

日常生活中我们注意调节情绪，注意饮食结构，多吃碱性食物，少吃酸性食物，增强有氧运动，保护肾精，这些富贵病是不会发生的。否则，越治越多。

其次高血压用降压方法治疗是得心脑血管病的最大原因，血管瘀阻动脉硬化、血液循环和微循环阻塞，使血管压力增高增强，血液循环才能畅通的从阻塞点通过。强制降压使血管压力减弱，血液不能通过阻塞点，血液黏稠微循环得不到压力的推动，直捷通路、动静短路、迂回通路三类通路向细胞输送营养和代谢垃圾的功能减弱，动静交换不能顺利完成，血脉瘀阻，各种疑难疾病自然形成。那么，用降压药强制降压就成了心脑血管病和慢性疑难病的罪魁祸首。所以笔者治疗高血压心脑血管病和慢性疑难病的方药中都有除痰湿和活血化瘀的药物，只有血液循环和微循环畅通，营养的利用和垃圾的代谢才能完成，才能不得慢性疑难病和快速治愈慢性疑难病。笔者治疗高血压心脑血管病并没有用过西药降压药，但"三高""四高"都能平稳下降，心脑血管病都能解除，最终达到治愈的目的。迄今为止，没有一个高血压心脑血管病是吃降压西药治好的。实践证明，强制降压只能加重心脑血管病的发生发展。因为血管堵塞后才能使血管压力升高，想要降压必须打通血管，血管压力才能解除，否则强制降压使血压下降，没有力量打通血管，心脑血管堵塞更快，更容易患心肌梗死、脑梗死。

十二、肺结核

(一)概述

肺结核在中医学称为"肺痨",主要以咳嗽、咳血、潮热、盗汗及身体逐渐消瘦为特征,具有较强的传染性。属于目前联合国资助进行免费治疗和重点防控的传染病。虽然如此,此病仍然有上升和蔓延的趋势。而且此病缠绵难愈,可发展恶化成结核性胸内膜炎和结核性腹膜炎引起胸腔积液、腹水等疑难病。

(二)病因病机

本病均为阴虚湿热,或先天禀赋不足、后天嗜欲无节,劳伤过度,正气虚弱,痨虫乘虚而入所致。

(三)临床表现

咳嗽、咳血、潮热、盗汗,身体逐渐消瘦,具有较强的传染性。而且此病缠绵难愈,可发展恶化成结核性胸内膜炎和结核性腹膜炎引起胸腔积液、腹水等疑难病。

(四)中医辨证施治

1. 精神情志疗法　同前参考各章。

2. 辨证施治

(1)肺肾阴虚,痨虫侵袭:咳嗽、咳血、潮热、盗汗,身体消瘦,面色淡红无华,舌红少苔,脉细数或细弱。治宜滋阴降火、补虚杀虫。抗痨杀虫方选:百部20g,狼毒3g,猫爪草20g,猫眼草20g抗痨杀虫;生地黄20g,熟地黄20g,沙参10g,麦冬10g,天冬10g,制何首乌20g,五味子20g,黄精20g,鳖甲10g,玄参20g,川贝母10g,白芍20g,秦艽10g,银柴胡10g滋阴降火,补益肺肾;生晒参10g,黄芪20g,炒白术20g,云苓20g,炙甘草20g,陈皮20g,焦三仙各20g等培土生金;白茅根20g,茜草20g,藕节10g,白及20g凉血止血。全方滋阴降火、凉血止血、抗痨杀虫,是治疗肺肾阴虚证候引发肺结核的最有效方药。

(2)阴阳两虚,痨虫侵袭:咳嗽、咳血、潮热、盗汗,身体消瘦,面色淡黄或黧黑,舌淡少苔,脉细弱。治宜滋阴扶阳、补虚杀虫。方药:抗痨杀虫方加鹿茸6g,紫河车10g,冬虫夏草6g,制附子10g(先煎),干姜10g助阳生精即可。

（3）阴虚湿热，痨虫侵袭：咳嗽、咳血、潮热、盗汗，身体消瘦，面色淡黄或黧黑，舌红苔黄或苔腻，脉细缓；治宜滋阴除湿、补虚杀虫。方药：抗痨杀虫方减"二冬""二地"，加苍术 20g，黄柏 20g，生薏苡仁 30g，枯芩 20g，知母 20g，川芎 20g，丹参 20g，除湿化瘀即可。也可随症加减。

（4）外敷：狼毒独角膏穴位贴敷：对于年长日久，长期不愈的结核病，在中医药辨证施治，内服中药期间，可以配合穴位外敷狼毒独角膏，收效更佳。狼毒独角膏方如下：狼毒、独角莲、猫眼草、黄连、白及、五倍子、莪术、桃仁、乳香、没药、百部、白附子各 50g，蜈蚣 50 条，全蝎 50g 共研细末用文火煎熬 2 小时，不停搅拌，以防糊锅，最后以黄丹 200g、香油 500g 加入收膏。狼毒独角膏对淋巴结核、肺结核、结核性胸膜炎、结核性腹膜炎、无名肿毒外敷都有良效。

（五）禁忌与注意事项

1. 调节情绪，不生气、不带任何不良情绪去工作、学习、生活。
2. 保护肾精，尤其更年期老年人。
3. 每日要做 30～60 分钟有氧运动。
4. 不用西药的化学药物治疗，绝对不吃肝毒性、肾毒性、脾胃毒性的药物，保护身体素质和免疫力。

（六）临证医案医话

病例一：刘某，男，25 岁，包头市固阳县人。1988 年 4 月 15 日因突然大咳血，住市级结核病院，诊断为肺结核咳血。治疗 6 个月后才止住咳血，出院时主治医生给他拍影像片，肺部几处病变并没有愈合，随时都有出血危险。出院后来笔者处咨询。身体消瘦，面黄体弱，舌淡红，脉细弱，属阴阳两虚。我用中医辨证施治，方选抗痨杀虫方加减：百部 20g，白及 20g，狼毒 3g，猫爪草 20g，猫眼草 20g，沙参 10g，制首乌 20g，五味子 20g，黄精 20g，玄参 20g，川贝母 10g，白芍 20g，生晒参 10g，黄芪 20g，炒白术 20g，云苓 20g，炙甘草 20g，制附子 15g（先煎），干姜 10g，陈皮 20g，焦三仙各 20g，白茅根 20g，茜草 20g，血余炭 10g5 剂，用凉水浸泡 5 小时，水煎服。5 剂后面色泛红，精神尚好。效不更方，继续 5 剂，连续 25 剂后，再没有来，那时没有手机电话，联系不上，只能等待，10 多天后来了，说他去市结核病院检查过了，拍了 X 线片，肺部大小病变全部钙化。

病例二：杨某，女，50 岁，包头市人。在市级结核病院断断续续住院治疗 5 年，时好时坏，2015 年 7 月 20 日慕名前来治疗。患者体质较差，面色黧黑，身体瘦弱，食欲差，舌红无苔，脉细数弱。辨证为肺肾阴虚，脾胃虚弱。以滋阴降火，补脾益气治疗。方选：抗痨杀虫方加减。百部 20g，白及 20g，狼毒 3g，猫爪草 20g，猫眼草 20g，生地黄 20g，熟地黄 20g，沙参 10g，麦冬 10g，天冬 10g，制何首乌 20g，五味子 20g，黄精 20g，鳖甲 10g，玄参 20g，川贝母 10g，白芍 20g，秦艽 10g，银柴胡 10g，生晒参 10g，黄芪 20g，炒白术 20g，云苓 20g，炙甘草 20g，陈皮 20g，焦三仙各 20g，炒鸡内金 20g，砂仁 10g，连服 60 天，检查全部愈合。

病例三：王某，男，64 岁，包头市人。30 岁时得肺结核在结核病医院治疗 34 年，每年花大量治疗费只能控制缓解一下，甚至连控制缓解也达不到，更谈不到根治，50 岁时引发肺心病、肺纤维化、哮喘，以后生活质量下降，每年春冬季节要连续住院。2014 年 8 月 28 日慕名找到笔者，拿着住院病案，咨询能不能治疗？笔者查看历年住院病案，病情从 2004 年就已经发展到肺心病、肺纤维化，一年比一年严重，面黑紫、唇紫，呼吸困难，挺胸抬肩，喘息不止，舌紫苔黄腻，脉结代无序。证候为痰湿阻滞、瘀血不通，生命垂危。笔者以除湿化痰活血化瘀用药。方用：黄芪 20g，苍术 20g，黄柏 20g，生薏苡仁 30g，怀牛膝 20g，藿香 10g，厚朴 10g，姜半夏 15g，云苓粉 20g，当归 15g，川芎 20g，炒白芍 20g，丹参 20g，土鳖虫 10g，地龙 20g，泽泻 20g，车前子 20g（另包），葶苈子 20g（另包），百部 30g，猫爪草 20g，猫眼草 20g，白芥子 10g（捣），苏子 10g（捣），莱菔子 10g（捣），杏仁 20g（捣），黄连 10g（捣），栀子 20g（捣），狼毒 2g，陈皮 20g，焦三仙各 20g。5 剂，提前用凉水浸泡 5 小时，水煎 2 次混合分早、午、晚 3 次服。

由于病情危重，笔者加了一种修复细胞的全营养食品（地之灵），它的配方成分是：30% 的液态沸石，活性高分子生物黏多糖、野生沙棘子油等 20 种免疫强化因子，铁、锌、钙、硒、锗、铜、锰等 10 多种微量元素，人参皂、冬虫夏草、葡萄籽油、野生菌菇等 20 多种中草药精华，主要功能是排除人体器官组织的毒素，补入全营养，修复人体器官细胞，恢复内脏功能。

经过中医辨证施治和全营养修复排毒，到 2015 年 2 月底，6 个多月的治疗，王某面色基本恢复正常，由黑紫色转为红，唇色也转红色，呼吸平稳，舌质舌苔都转为正常。脉象转平和有序。

（七）治未病提示

由于环境和食品污染、精神压力大给人类健康提供了数不清的不安全隐患，结核病发生发展有时并不明显，等到感觉很不舒服时，疾病已经发展到难治阶段。

中医辨证施治疗效快，提高体质抗病力，又能杀虫，可以完全彻底根治结核病，一般疗程在 60 天左右。不留任何后遗症。

（八）按语

《黄帝内经》曰："邪之所凑，其气必虚。正气内存，邪不可干。"西医药忽视人体正气，以杀虫抗痨治病，使化学性抗结核药物损伤肝肾和脾胃，免疫功能不能提高，反而降低，人体没有自愈能力，欲速则不达。中医以"祛邪必补正，正盛邪易去，邪去正自安的祛邪补正法"。提高了人体抗病能力，加上药物的杀虫能力，双重能力抗病要比单纯西药杀虫快。这种治疗结核病的方法希望能给当前逐渐上升趋势的结核病防治工作起到抛砖引玉的作用。西药损伤肝、肾、脾、胃，破坏了人体自组织能力，致使欲速则不达。2015 年笔者向国家知识产权局申请了治疗肺结核的专利，希望能为人类生命科学出微薄之力。

十三、结核性胸腔积液、腹水

（一）概述

结核性胸腔积液、腹水属于结核性胸内膜炎、结核性腹膜炎范畴，绝大多数继发于其他结核病，肺结核病灶。也有原发性慢性结核性病变的，不知不觉胸闷不舒，腹部胀闷，检查有水液。以西医药治疗该类疾病多发展蔓延快，病程长，较难控制痊愈。

（二）病因病机

本病均为阴虚湿热，或先天禀赋不足、后天嗜欲无节，或年老体弱，劳伤过度，正气虚弱，痨虫乘虚而入所致。

（三）临床表现

本病分胸腔积液型、腹水型。胸腔积液型多胸闷、气短、食欲不振、消瘦、贫血、乏力，发热或间歇性低热，随即可发生胸腔积液，面色黧黑，舌红或紫红或舌胖有白苔或黄苔，脉细数。腹水型多发热、腹痛腹胀、腹泻、食欲不振、消瘦、贫血、乏力，高热或间歇性低热，腹痛以脐周围持续性隐痛，伴随腹水，也可伴随下肢水肿，面色黧黑，舌红或紫红或舌胖有白苔或黄苔，脉细数或细缓。

（四）中医辨证施治

1. 精神情志疗法　参考前面各章。

2. 辨证施治与药物加减

（1）阴虚湿热：气短、食欲不振、消瘦、贫血、乏力，发热或间歇性低热，胸腔积液，或腹水，面色黧黑，舌红或紫红或舌胖有白苔或黄苔。阴虚湿热证候。治宜滋阴杀虫补虚、清热除湿。方药：百部30g，白及20g，狼毒2g，猫爪草20g，猫眼草20g滋阴杀虫；生晒参10g，炒白术20g，云苓粉20g，炙甘草20g，黄芪20g，黄精20g培土生金；当归10g，川芎20g，炒白芍20g，生地黄20g，玄参20g滋阴补血活血；金银花20g，连翘15g清热消炎；藿香10g，厚朴15g，姜半夏10g，葶苈子20g（另包），车前子20g（另包），牵牛子10g（捣），紫苏子15g（捣），白芥子15g（捣）化痰除湿利水；陈皮20g，焦三仙各20g消食消药。

（2）寒湿困脾，脾肺阳虚：腹大胀满，脘腹痞胀，精神困倦，有胸腔积液或腹水，小便少，大便溏或大便黏腻，舌淡或淡紫，苔白腻，脉迟缓。寒湿困阻，阳气衰微。治宜温阳健脾、行气利水杀虫。方药：百部20g，白及20g，猫爪草20g，猫眼草20g，狼毒2g杀虫；制附子15g（先煎），干姜10g，肉桂10g，桂枝10g，甘草10g温阳；生晒参10g，炒白术20g，云苓粉20g，黄芪20g，木瓜20g，大腹皮10g，厚朴10g，猪苓15g，泽泻20g，草果10g，车前子20g，牵牛子10g（捣）培土健脾，行气利水；川芎20g，丹参20g，土鳖虫10g行气活血化瘀；陈皮20g，焦三仙各20g消食消药。

（3）湿热蕴结，瘀血阻滞：胸背胀满，或腹满胀痛，胸腹刺痛，有胸腔积液或腹水，渴不欲饮，小便短少，大便秘结或溏垢、或色黑，舌紫红有瘀斑，苔黄腻，脉弦数或细涩。湿热蕴结，瘀血阻滞。治宜清热利湿、行气活血、利水杀虫。方药：百部20g，白及20g，猫爪草20g，猫眼草20g，狼毒2g杀虫；炒苍术20g，黄柏20g，生薏苡仁30g，怀牛膝20g，黄连10g，枯黄芩20g，知母20g，藿香10g，厚朴10g，姜半夏10g，云苓粉20g，泽泻20g，猪苓10g清热化湿利水；牵牛子10g（捣），大戟5g（逐水后减），甘遂2g（冲服，逐水后减），大腹皮10g逐水；当归10g，川芎20g，桃仁10g，红花10g，土鳖虫10g，丹参20g，三棱10g，莪术10g行气活血化瘀；陈皮20g，焦三仙各20g消食消药。

（五）禁忌与注意事项

1. 调节情绪，不生气、不带任何不良情绪去工作、学习、生活。

2. 保护肾精，尤其更年期老年人。

3. 每日要做 30～60 分钟有氧运动。

4. 不用含西药的化学药物治疗，禁用肝毒性、肾毒性、脾胃毒性的药物，保护身体素质和免疫力。

5. 逐水药适时应用，逐水后立即减去，狼毒一般 10～20 天后停用。

（六）临证医案医话

病例一：张某，女，27 岁。医院护士，1989 年 10 月 11 日诊断为结核性腹膜炎，有腹水，腹部胀痛，在本院西医治疗 4 个月后，病情仍然不乐观，笔者用中医辨证施治 30 天治愈。方用：百部 20g，白及 20g，猫爪草 20g，猫眼草 20g，狼毒 2g，炒苍术 20g，黄柏 20g，生薏苡仁 30g，藿香 10g，厚朴 10g，姜半夏 10g，云苓粉 20g，泽泻 20g，猪苓 10g，牵牛子 10g，车前子 20g，黄芪 20g，炒白术 20g，党参 15g，炙甘草 10g，大腹皮 10g，三棱 10g，莪术 10g，川芎 20g，土鳖虫 10g，陈皮 20g，焦三仙各 20g。每日 1 剂，用凉水浸泡 5 小时，水煎 2 次药汁混合分早、晚服。15 天减狼毒，30 天恢复体质，开始上班。

病例二：李某，女，47 岁，包头某厂职工。有北京某大医院和包头某大医院联合诊断，联合治疗病案，胸膜炎（不排除结核性），但又找不到结核菌，有胸腔积液，面色黧黑，舌紫红苔薄白，脉涩结代。两个大医院联合治疗一年多，抽水 8 次，每到一个多月就得抽一次水，一年多后感觉浑身无力。求治于笔者处。笔者认为患者进入更年期，肾虚湿热，心肾不交，痨虫乘虚而入所致，一年多的西医药治疗，频繁抽水，营养丢失严重，体质更虚，湿邪困脾，脾肾两虚，循环障碍。治宜除湿健脾、利水杀虫、交通心肾。方用：炒苍术 20g，黄柏 20g，生薏苡仁 30g，怀牛膝 20g，藿香 10g，厚朴 10g，姜半夏 15g，云苓粉 20g，泽泻 20g，桂枝 15g，黄连 6g，炒白芍 20g，生白术 20g，炙甘草 10g，百部 30g，白及 15g，猫爪草 20g，猫眼草 20g，杏仁 20g，牵牛子 10g（捣），车前子 20g（另包），葶苈子 20g（另包），丹参 20g，川芎 20g，龙骨 30（捣），牡蛎 30g（捣），五味子 20g，首乌藤 30g，党参 20g，黄芪 20g，陈皮 20g，焦三仙各 20g，每日 1 剂，用凉水浸泡 5 小时，水煎 2 次混合后分早、晚服。60 天痊愈。

病例三：王某，男，60 岁，包头市人。在结核病院诊断为结核性胸内膜炎，挂瓶输液，抽水治疗半年，浑身无力，面色黧黑，唇紫，舌紫红有瘀斑，脉弱结代，走路需他人搀扶。来笔者处求治。2014 年 5 月 28 日就诊，辨证为肺脾肾气阴两虚，痨虫乘虚入侵。滋阴补气杀虫。方用：百部 30g，大贝母

10g（捣），桔梗 20g，炒白芍 20g，金银花 20g，生地黄 20g，玄参 20g，黄精 20g，猫爪草 20g，猫眼草 20g，白及 20g，狼毒 2g，生晒参 10g，云苓粉 20g，炒白术 20g，黄芪 20g，当归 10g，川芎 20g，牵牛子 10g（捣），葶苈子 20g（另包），车前子 20g（另包），紫苏子 20g（捣），白芥子 20g（捣），陈皮 20g，焦三仙各 20g，每日 1 剂，用凉水浸泡 5 小时，水煎 2 次混合后分早、晚服。60 天痊愈。此患者以后每年的春季初和秋季末都要来吃几剂中药巩固疗效。

（七）治未病提示

由于环境和食品污染、精神压力给人类健康带来了数不清的安全隐患，此病发生发展多为继发性其他结核病引发，但有时并不明显，等到感觉很不舒服时，疾病已经发展到难治阶段。

本病近百年来一直以西医药防治，治标不治本，西医药抗结核药毒副作用较多，在杀虫的过程中损害了人体肝功能、肾功能、脾胃功能，破坏了人体自身抗病能力，功效会适得其反，致使病情缠绵难愈，甚者本病长期不愈反而引发其他内脏功能损害，促成综合征、危症、重症、疑难症，危及生命。

运用中医辨证施治疗效快，可以完全彻底根治结核性胸腔积液、腹水，一般疗程在 60～90 天。实践证明，结核性胸腔积液、腹水不是疑难病慢性病，中医药辨证施治是可以快速治愈的，不留任何后遗症。

（八）按语

本病是因肺肾阴虚、或脾肾阳虚、或气阴两虚，痨虫乘虚而入引发患病，虚损是证，中医药辨证施治补虚，提高了机体自愈能力，中药杀虫毒副作用小，不损害五脏功能，标本兼治，疗效自然又快又彻底。

十四、淋巴结核

（一）概述

淋巴结核是痨虫乘虚进入体内，进入血液，集结于颈部耳后直至颈部、腋下淋巴结，甚者腹股沟淋巴结的活性肿块，颈部为多发区。可有酸胀或疼痛感，甚者脓肿溃疡。中医称瘰疬、鼠瘘，俗称"老鼠疮"。

（二）病因病机

劳伤内脏，肺肾阴虚，痨虫乘虚而入，痰湿热毒聚于经络，结聚成核而成。

（三）临床表现

开始轻度淋巴结肿大，按之活动，甚者形成不规则肿块，酸胀疼痛，不控制可发展成脓肿溃疡，脓液感染处迅速扩大感染区，伴随周身中毒表现，低热、盗汗、倦怠、厌食、消瘦及贫血等。治疗不彻底，可引起瘘管，长期难愈。

（四）中医辨证施治

1. 精神情志疗法　参考前面各章。

2. 辨证施治　肺肾阴虚，湿热聚痰：淋巴结肿大，按之活动，甚者形成不规则肿块，酸胀疼痛，随之恶化成脓肿溃疡，脓液感染处迅速扩大感染区，伴随周身中毒表现，低热、盗汗、倦怠、厌食、消瘦及贫血等；治疗不彻底，可引起瘘管，长期难愈。肺肾阴虚、灼津成痰。治宜清热解毒、滋阴补虚、消瘰散结。方药：生地黄 20g，玄参 20g，黄精 20g，苍术 20g，黄柏 20g，知母 20g，牡丹皮 10g，金银花 20g，连翘 20g，紫花地丁 20g，马齿苋 20g，赤芍 10g，猫爪草 20g，狼毒 3g，猫眼草 20g，重楼 10g，黄芪 20g，生晒参 10g，当归 10g，川芎 20g，丹参 20g，陈皮 20g，生山楂 20g。水煎内服。

外敷："狼毒独角膏"。查看肺结核外用药。经内服外敷治疗，无溃烂型瘰疬 15 天可基本痊愈，20 天完全康复。溃烂型瘰疬也在 30 天左右可以痊愈。

（五）禁忌与注意事项

1. 调节情绪，不生气、不带任何不良情绪去工作、学习、生活。

2. 保护肾精，尤其更年期老年人。

3. 每日要做 30～60 分钟有氧运动。

4. 不用西医西药的化学药物治疗，绝对不吃肝毒性、肾毒性、脾胃毒性的药物，保护身体素质和免疫力。

5. 忌酒、辣椒、劳累。

（六）临证医案医话

病例一：刘某，男，32 岁。1984 年 4 月 20 日就诊。之前在某大医院治疗 1 个月，病情加重，颈部到乳房大面积感染溃烂，浓水外溢。证候为肺肾阴虚，虚火内生，灼津成痰，痰火热毒凝结成病。治宜清热解毒、滋阴降火、消瘰散结。方用：生地黄 20g，玄参 20g，黄精 20g，黄柏 20g，知母 20g，牡丹皮 10g，金银花 20g，连翘 20g，紫花地丁 20g，马齿苋 20g，赤芍 10g，猫爪草 20g，狼毒 2g，猫眼草 20g，重楼 10g，黄芪 20g，生晒参 10g，当归 10g，川芎 20g，丹参 20g，陈皮 20g，生山楂 20g。水煎内服。外敷：狼毒独角膏，20 天基本愈合，30 天完全康复。

病例二： 王某，男，40 岁。2000 年 6 月 1 日就诊，左侧淋巴结有 3 个结节肿大，推之能活动，到某大医院手术治疗，手术后伤口还没有完全愈合，靠锁骨附近又发现 3 个结节，比以前上面的 3 个更大。10 天左右腋窝下也发现 3 个结节，经亲戚介绍来就诊，运用上述方法治疗 10 天，基本摸不着结节了，再巩固 10 天，完全康复。

（七）治未病提示

1. 前面几种结核病已经提示，淋巴结核也不是单纯杀虫消炎就能治愈的，重在提高人体自愈能力，然后消炎解毒杀虫才能快速治愈。

2. 本病属于外科疾病，西医采取外科手术，实践证明不能根治，割掉一个核，然后又生出两三个核，越割越多。医生抱着治病、治结核的心理，渴望斩草除根是好的，其效果欲速则不达。中医是清除致病的原因，病因没有了，人体自愈能力提高了，疾病自然不存在了，这就是辨证施治。

（八）按语

本病的原因是阴虚火旺，痨虫乘势而入，中医滋阴降火，杀灭痨虫，病因就不存在了，病就会轻松解决。中药杀虫副作用很小，狼毒有毒，但用量很小，在显效后第 10 天就减掉狼毒，人体不会受到任何伤害。其次狼毒独角膏疗效非常好，它能抗结核肿块，也能治皮肤其他痈疽毒疮。近几年发现市售的杜记独角膏治疗结核痈肿毒疮疗效显著。

十五、胃及十二指肠溃疡

（一）概述

胃及十二指肠溃疡属中医学"呕血、便血"范畴，是胃肠道经胃酸接触形成胃肠溃疡，疼痛，出血，引发呕血、便血。

（二）病因病机

烟酒、辛辣、药毒长期刺激，外邪寒湿、湿热困阻，七情内伤，均可促使胃液分泌伤害胃肠导致胃肠受损出血。

（三）临床表现

腹痛，疼痛剧烈时恶心呕吐，嗳气反酸，口臭、脘腹胀满，舌红苔黄腻；寒湿证者，胃寒冷痛，舌淡苔白或白腻，脉滑数或迟缓，甚者呕血便血，食欲减退，出现贫血等现象。

（四）中医辨证施治

1. 精神疗法　参考前面各章。

2. 辨证施治

（1）湿热证：呕血或黑粪，兼有口臭，脘腹胀痛，舌红苔黄腻，脉滑数。湿热阻滞，烟酒过度，热盛伤络。治宜清胃除湿、化瘀止血。方药：苍术 20g，黄柏 20g，生薏苡仁 30g，葛根 20g，黄连 10g（捣），枯黄芩 20g，石膏 30g，知母 20g 清热泻火除湿；白及 20g，海螵蛸 20g，煅瓦楞子 30g（捣），白芍 20g 治酸收涩；生地黄 20g，三七参 10g（捣），地榆炭 10g，侧柏炭 10g，茜草 20g，大黄 20g 凉血止血；陈皮 20g，焦三仙各 20g 炒鸡内金 20g（捣）消药消食。

（2）寒湿证：黑粪，脘腹冷痛，少气无力，面色苍白，舌淡苔白腻。寒湿瘀阻，脾不统血。治宜温阳健脾、除湿化瘀、止血。方药：桂枝 20g，炒白芍 20g，炙甘草 10g，干姜 10g（捣），肉桂 10g，制附子 10g（先煎），苍术 20g，生薏苡仁 30g，党参 20g，炒白术 20g，云苓粉 20g，砂仁 10g 温阳益脾除湿；海螵蛸 20g，煅瓦楞子 30g（捣），白及 20g，茜草 20g，三七参 10g（捣）治酸收敛止血；陈皮 20g，焦三仙各 20g，炒鸡内金 20g（捣）消药消食。

（3）肝郁气滞：便黑血，少气无力，脘腹疼痛，面色苍白，贫血严重，舌淡无苔，脉细弱。肝气郁结，肝木克土，脾不统血，久病伤络。治宜化肝解郁、益气健脾、养血止血。方药：生晒参 10g，炒白术 20g，云苓粉 20g，炙甘草 10g，桂枝 10g，炒白芍 20g，海螵蛸 20g，白及 20g，煅瓦楞子 30g，砂仁 10g（破），薏苡仁 30g，当归 10g，黄芪 30g，茜草 20g，三七参 10g（捣），健脾益气，治酸收敛，养血止血；厚朴 10g，香橼 10g，佛手 10g，木香 10g，炒枳壳 10g，川楝子 10g，延胡索 10g（捣），川芎 15g 行气化肝解郁。炒鸡内金 20g（捣），陈皮 20g，焦三仙各 20g 消食消药。

（五）禁忌与注意事项

1. 调节情绪，不生气、不带任何不良情绪去工作、学习、生活。

2. 不用西药化学药物治疗疾病，绝对不吃肝毒性、肾毒性、脾胃毒性的药物，保护身体素质和免疫力。

3. 消化性溃疡病在西医治疗多用法莫替丁、西咪替丁、雷尼替丁、果胶铋、奥美拉唑等，这些西药吃了很快见效，停药后又复发，临床上这样的病例屡屡皆是。因此，中医辨证施治法标本兼治效果最好。

4. 禁忌烟酒、辛辣、冷热刺激、情绪刺激、镇痛药物刺激。

（六）临证医案医话

病例一： 刘某，女，50岁，某厂职工医院防疫医生。2000年1月5日就诊。患者脘腹胀满、疼痛，不思饮食，大便油黑，贫血面容，在职工医院住院2个月，经胃镜、肠镜检查怀疑癌症，因丈夫车祸去世后患病，病情逐渐加重，每年都要住院几次，西医药前几年还能缓解，近几年总不能奏效，连续住院，便黑腹痛，贫血，少气无力，面色苍白，舌淡苔白，脉细弱。证候属：肝气郁结，湿困脾胃，脾不统血。治宜化肝解郁、健脾除湿、养血止血。方用：当归10g，川芎15g，炒白芍20g，香橼10g，佛手10g，桂枝10g，砂仁10g（破），黄芪30g，苍术20g，炒薏苡仁30g，厚朴10g，藿香10g，香附15g，炒枳壳10g，延胡索10g（捣）化肝解郁，除湿健脾；生晒参10g（捣），炒白术20g，云苓粉20g，炙甘草10g，海螵蛸20g，白及20g，煅瓦楞子30g，茜草20g，三七参10g（捣）健脾益气，治酸止血；炒鸡内金20g（捣），陈皮20g，焦三仙各20g消食消药。用凉水浸泡5小时，水煎2次，药汁混合分早、晚服。10天后黑粪停止，有了食欲，再服10天，身体有力，脸色泛红，40天后痊愈。12年的胃病，每年住院几次，中医辨证施治仅40天，完全治愈。

病例二： 王某，男，45岁。2015年9月5日就诊，脘腹疼痛，呕血便黑，在市级大医院治疗1周无效，经熟人介绍前来就诊，面微红，腹痛，化验便隐血（++++），舌红苔黄腻，脉滑数，嗜酒，嗜辣椒。辨证：湿热证，湿热伤脾，辛辣过度，损伤胃络。治宜除湿泻火、凉血止血。方用：炒苍术20g，黄柏20g，生薏苡仁30g，怀牛膝20g，葛根20g，枯黄芩20g，黄连10g，大黄20g，石膏30g，知母20g，栀子20g（捣），泽泻20g除湿泻火；生地榆20g，地榆炭20g，槐花20g，槐角30g，茜草20g，海螵蛸20g，白及20g，煅瓦楞子30g凉血收敛止血；陈皮20g，焦山楂50g消食止血。用凉水浸泡5小时，水煎2次，药汁混合后分早、晚服，3天止血，为除尽湿热，照方服用40天，黄腻苔退净，湿热清除。

（七）按语

本病多为湿热或寒湿困脾，思虑过度伤脾，肝郁不畅，烟酒辛辣所伤而致。所以日常生活中从治未病着手，保护脾胃，调节情绪，少吃辛辣食物、少烟酒，禁忌生冷潮湿的伤害。无论哪不舒服，最好找中医辨证施治，不用西药伤害脾、胃、肝、肾。以上病例可以看到，医院医生看病方便，但 12 年不能治愈的胃病，就是纯西药治标不治本的缘故，一旦慕名求中医辨证施治，40 天即治愈。

十六、肝硬化腹水

（一）概述

肝硬化腹水是肝细胞变性坏死、纤维组织增生、肝结构紊乱变硬，从而影响脾肾功能，木克土、土克水，引起肝脾肾同病，水湿泛滥，隧道不通，腹水形成。

本病属中医"鼓胀"。《金匮要略》曰："肝水者，其腹大，不能自转侧，肋下腹痛。"又曰："见肝之病，知肝传脾，当先实脾。"

（二）病因病机

多因病毒性肝炎、慢性酒精中毒、化学药物中毒引起肝细胞严重损害、坏死、硬化。中医学认为长期酒食不节，药物中毒，七情、劳欲、黄疸日久，湿热或寒湿困阻，肝脾肾失调，气滞血瘀，隧道不通，水湿泛滥，内聚而成。

（三）临床表现

功能代偿期多恶心、呕吐、消化不良、上腹痛、大便不规则。失代偿期多有腹水、胸腔积液、浮肿、黄疸、发热、出血、营养不良、贫血、脾大、肝性脑病等严重肝损害，最终恶化形成肝癌。

（四）中医辨证施治

1. 精神疗法　参考前面各章。

2. 辨证施治

（1）湿热蕴结，浊水停聚：面目皮肤发黄，腹大坚满有水，烦热口苦，渴不欲饮，大便秘结或溏垢，小便短赤，舌红苔黄腻，脉弦数。治宜清热利湿、攻下逐水。方用：茵陈 30g，栀子 20g，大黄 20g，牵牛子 10g（捣），黄连 10g（捣），枯黄芩 20g，苍术 20g，黄柏 20g，生薏苡仁 30g，怀牛膝 20g，石膏 30g，知母 20g，厚朴 10g，枳实 10g，姜半夏 10g，云苓粉 20g，猪苓 10g，泽泻 20g，车前子 15g 清热利水；桃仁 10g（捣），红花 10g，川芎 20g，土鳖虫 10g，水蛭 10g，地龙 10g 行气活血化瘀；陈皮 20g，焦三仙各 20g 消食消药；大戟 3g，甘遂 3g 两味药研末冲服逐水，逐水后立减。

（2）寒湿困脾，脾阳失运：颜面水肿，腹大胀满有水，精神困倦，下肢水肿，小便少，大便溏，舌淡苔白腻，脉细缓。治宜温中健脾、行气利水。方药：制附子 20g（先煎），干姜 10g，肉桂 10g，桂枝 10g，炒苍术 20g，炒白术 20g，生薏苡仁 30g，人参 10g，黄芪 30g 温阳健脾；茵陈 30g，大腹皮 15g，云苓粉 20g，泽泻 15g，车前子 15g，猪苓 10g，木瓜 20g，牵牛子 10g（捣），厚朴 10g，草果 10g（破），砂仁 10g 健脾利水；川芎 20g，土鳖虫 10g，水蛭 10g，地龙 10g 行气活血化瘀；陈皮 20g，焦三仙各 20g 消食消药；大戟 2g，甘遂 2g 两味药研末冲服逐水，逐水后立减。

（3）肝脾血瘀，浊水凝滞：面色黧黑，腹大坚满，脉络怒张，胁腹刺痛，面臂皮肤有血痣，唇紫掌赤，大便色黑，舌质紫红有斑，脉细涩。治宜活血化瘀、行气利水。方药：当归 15g，川芎 20g，三棱 10g，莪术 10g，延胡索 15g，大黄 20g，土鳖虫 10g，水蛭 10g，三七参 10g，侧柏叶 20g 行气活血，化瘀止血；牵牛子 10g（捣），车前子 15g，泽泻 15g，猪苓 10g，云苓粉 20g 渗湿利水；人参 5g，黄芪 30g，炒白术 20g，炙甘草 20g 益气健脾；陈皮 20g，焦三仙各 20g，生山楂 20g 消食消药；大戟 2g，甘遂 2g 两味研末冲服逐水，逐水后立减。

（4）酒精肝瘀，湿浊停滞：颜面水肿，腹大胀满有水，头重如裹，下肢水肿困重，小便少，大便溏。舌淡苔白腻，脉细弱。治宜补脾益气、除湿利水、破结化瘀。方药：生晒参 5g，黄芪 50g，炒白术 20g，云苓粉 20g，炙甘草 20g，藿香 15g，佩兰 15g，厚朴 10g，鸡内金 15g（捣），陈皮 20g，焦三仙各 20g 健脾益气化湿；丹参 20g，当归 10g，川芎 20g，炒白芍 20g，川楝子 10g，郁金 10g，三棱 10g，莪术 10g，壁虎 10g，蟾皮 10g，土鳖虫 10g，水蛭 10g 疏肝解郁，破结化瘀；猪苓 10g，泽泻 20g，车前子 15g，牵牛子 10g，大腹皮 10g，茵陈 20g 除湿利水；制附子 10g（先煎），桂枝 10g 扶阳；大戟 2g，甘遂 2g 两味药研末冲服逐水，逐水后立减。

（五）禁忌与注意事项

1. 调节情绪，不生气、不带任何不良情绪工作、学习、生活。

2. 不用西药的化学药物治疗疾病，绝对不吃肝毒性、肾毒性、脾胃毒性的药物，保护身体素质和免疫力。

3. 禁忌烟酒，辛辣，冷热刺激，情绪刺激，化学镇痛药物刺激。

4. 大戟、甘遂逐水后及时减掉。

5. 见肝之病，知肝传脾，当先实脾。治肝病先要顾护脾胃、肾脏，肝病未愈而损害脾胃，成为木克土的肝脾血瘀证，肝脾病重又可传变于肾，引发土克水的肝、脾、肾同病，水湿泛滥，隧道不通，腹水形成。所以，中医无论治什么病都要顾护脾肾，使先天后天无后顾之忧，疾病才可快速痊愈。

（六）临证医案医话

病例一：刘某，男，45 岁，某厂职工。由于每天喝酒，酒毒伤肝伤脾，湿浊停滞，肝脾瘀阻，腹大如鼓。面色黄灰，下肢水肿，舌淡苔白腻，脉沉细。笔者根据辨证用方：生晒参 5g，黄芪 50g，炒白术 20g，云苓粉 20g，炙甘草 20g，藿香 15g，佩兰 15g，厚朴 10g，鸡内金 15g（捣），陈皮 20g，焦三仙各 20g 健脾益气化湿；丹参 20g，当归 10g，川芎 20g，炒白芍 20g，川楝子 10g，郁金 10g，三棱 10g，莪术 10g，壁虎 10g，蟾皮 10g，土鳖虫 10g，水蛭 10g 疏肝解郁，破结化瘀；猪苓 10g，泽泻 20g，车前子 15g，牵牛子 10g，大腹皮 10g 利水除湿；制附子 10g（先煎），桂枝 10g 扶阳；大戟 2g，甘遂 2g 两味药研末冲服逐水。3 天腹水排完，减掉大戟甘遂。中药继续服共 15 天，患者认为痊愈，没有再来。患者由于连续喝酒半年后复发又来找笔者，因上次治疗根本没痊愈，疗程最少也得 60 天。需要忌酒，再次就诊，吃完 5 剂药后，笔者诊脉后，对刘某进行健康教育，并让他最少吃 60 天，完全康复后再停药。刘某遵医嘱，服药 60 多天停药，并忌酒，再未复发。

病例二：闫某，男，50 岁。黄疸肝炎 1 年，一直缠绵难愈，2009 年 9 月 18 日，拿着某大医院住院病案和诊断书就诊。腹大如鼓，下肢水肿，胸腹有痛感，面黄，眼球黄，大便秘结，小便短少，舌紫红，苔黄腻，脉滑缓。证候为湿热蕴结三焦，瘀血凝结。方用：茵陈 30g，栀子 20g，大黄 20g（后下），牵牛子 10g（捣），黄连 10g（捣），枯黄芩 20g，苍术 20g，黄柏 20g，生薏苡仁 30g，怀牛膝 20g，石膏 30g，知母 20g，厚朴 10g，枳实 10g，姜半夏 10g，云苓粉 20g，瞿麦 15g，萹蓄 15g，猪苓 10g，泽泻 20g，车前子 15g 清热除湿利水；桃仁 10g（捣），红花 10g，川芎 20g，壁虎 10g，土鳖虫 10g，水蛭 10g，地龙 10g 行气活血化瘀；陈皮 20g，焦三仙各 20g 消食消药；大戟 3g，甘遂 3g 两味药研末冲服，分早、晚服，5 天后腹水排完，减大戟甘遂。服中药 1 个月后，面黄色已退，眼珠黄色也退去大半，黄腻舌苔渐渐变薄，舌质由紫红转红，腹平，二便通畅。60 天后基本正常，90 天后面色、眼球、舌质舌苔、二便全部正常，到以前住院的医院检查，痊愈。建议为巩固疗效再服 1 个月中药，患者只拿了 10 剂，再没有来。

（七）按语

本病是肝、脾、肾共同损害的疾病，不是单纯的肝病，医生只知治肝，不顾护脾肾，效果不佳，《金匮要略》中就提出"见肝之病，知肝传脾，当先实脾"。自身抗病能力不提高，单靠药物治疗，越治越坏。中医首先顾护脾肾功能，提高自身抗病能力，然后才考虑无毒抗病，以体质强与无毒药物共同抗病，其次疑难病症由于种种原因引起血液循环障碍，没有促进血液循环的活血化瘀药，自然没有效果。中医辨证施治全面掌握疾病的原因、性质，达到标本兼治的目的。

肝硬化腹水可以发展成肝癌，肝硬化腹水并不是癌症，对于这种不是癌症的病医生都感到棘手，单纯治肝，促使肝、脾、肾都损害，就是因为治标不治本，并且过度治疗造成的。证和病用辨病施治的方法用药，无毒药也会变毒药，用辨证施治的方法用药，有毒药也会无毒。医生只会辨病，不会辨证，只会治病，不会提高整体素质，所以才出现了毒药和中毒、病情恶化。

十七、癌症

（一）概述

1. 用整体观念看待肿瘤　人是一个整体，人又要生活在自然之中，社会之中，就像鱼要生活在水中，鸟兽要生活在森林中一样。人体本身脏腑的阴阳要协调平衡，人体和大自然的关系也要协调平衡，和社会各个方面也要协调平衡，这样才能不患病。人之疾病，就是人体同以上几种关系的协调平衡被破坏的表现。肿瘤患者局部的肿块，是由瘀血、积滞、痰饮、热毒等在一定环境条件下相互聚结形成的。不同部位由于所住的脏腑不同，病机也不相同，如颈部、咽喉部肿瘤的形成多由气结痰凝而致；乳腺、卵巢部位的肿块多由肝郁血积而致。以脏腑而论，肝部肿瘤多与郁火化毒有关。总之，不同的肿瘤，它们的发生都和所主脏腑生理功能失常及这些脏腑的经络运行气血的功能受到障碍有非常密切的关系。但又无论什么部位的肿瘤，它们的发生又都可以归结为肝的疏泄功能，肾阳的温化功能，脾胃的生化功能等的失常，因此肿块虽在局部，实是全身都发生了病变。肿瘤病变的病机特点是局部肿块坚实，五脏却功能低下，即貌似强盛，实则正气虚羸，机体营养物质亏乏。经笔者用印证法结合四诊对癌症患者辨证的结果，大多数证属虚寒。西医用一定的方法测得肿瘤患者的免疫功能是低下的，这和中医讲正气的虚弱是相同的。认清了局部和整体的关系，对于治疗十分有利，局部为标，整体为本；邪气为标，正气为本。治病求本，是中医治疗疾病的总目标，但在具体治疗时有时还应标本兼顾，危急时还可以先标后本。

2. 肿瘤发生的内在因素 肿瘤对人的危害，尤其是恶性肿瘤对人的危害是十分严重的，恶性肿瘤后期，正气极度衰竭，邪气无限蔓延，是生命不可挽救的主要原因。病邪破坏了人体阴阳的平衡，吞噬了气血津液，降低了人的抗病力，如果能有效地控制邪气发展并逐渐消灭它，正气就能保全，癌症就有可能治愈。汉代华佗的《中藏经》曾说过，肿瘤的发生，非独气血的壅滞而致，更有五脏六腑蓄毒不流这个原因。这种认识就把肿瘤和一般的气、血、痰、食等的壅滞区分开了，对后代医学家探讨肿瘤病因病机、治则、用药规律产生了很大作用。只有体内气血痰食等聚结，没有致癌的"毒"（癌毒），是不会患肿瘤病的。

3. 肿瘤是因病致弱 综上所述，肿瘤的发生既要有六淫、七情、劳伤之诱因，又要有机体阴阳失调，气血逆乱之异常。但仅这两方面的原因并不会致癌，还需有癌毒存在。既有癌毒，体内必产生抗癌毒的力量，正气中用来抵抗癌毒力量可以叫作抗癌力。人患不患癌症，关键要看癌毒和抗癌力谁强谁弱。机体脏腑功能异常，产生的气、血、痰、湿、食等有形物停积日久，影响了气机的运行，癌毒依附于这些有形物上逐渐蓄积下来，待其力量大于抗癌力时就发生癌症。

所有疾病的发展过程，都存在着正邪双方的对立。对于癌症来说，表现为抗癌力和癌毒之间的斗争。癌毒致癌的过程就是不断消耗抗癌力直至最后战胜抗癌力的过程，在此期间，癌毒作为一种长久蓄积于人体中的邪气，也迅速地销铄了人体的精血阴液，导致正气的衰竭直至死亡。由此可知，治疗癌症首先要控制癌毒的蔓延发展，这样才能有效地保存人体的精血阴液。王清任在《医林改错》中就中肯地讲过，疾病的发生有因弱致病和因病致弱的不同，治疗重点也自当不同。他说："因虚弱而病，自当补弱而病可愈；本不弱而生病，因病久致身弱，自当去病，病去而元气自复。"即如果因身体虚弱而患病，治疗当以补弱为主，如果是因病久而身弱，治疗当以去病为主，癌症就属于后一种。

我们在临床上看到同样身体虚弱，有的人患癌，有的人不患癌，更有的人身体强壮也患了癌症，原因在于患癌的人体内癌毒蓄积到了致癌的程度，他们体内的抗癌力在与癌毒的抗争中逐渐被消耗殆尽。这就进一步证明了在癌症的发生中，癌毒力量的强弱是决定因素，癌症的发生是因病致弱。

30多年来，前来我处就诊的患者，大部分都是手术、放疗、化疗后复发或剖腹探查术后见广泛转移而无法切除的晚期癌症患者。癌症后期，虚象明显，施以补法人人理解，而攻邪不当则可使正气崩溃于一时。既然明确了癌症是因病致弱，癌毒是发病的主因，那么只有攻邪才是针对了致病之因，才有扭转险恶局势的可能，而以补法为主是起不到这个作用的。中医要想在治疗恶性肿瘤上有所突破，必须在对肿瘤的攻击性治疗上下功夫，再全面发挥整体观的特长。

（二）病因病机

癌症近年来发病增多，其原因多为体质酸化，自然医学称酸碱失衡，中医称阴阳不平衡，阳力亢盛，或阳气衰微，气、血、痰、寒、湿、食等有形物停积日久，影响气机致阴阳失调，癌毒生成，消耗了人体抗癌力，发生癌症。

1. 生活质量提高。碱性食物如蔬菜、水果、粗粮、杂粮吃得少，酸性食物油肉、海鲜、精细粮食、盐、加工小食品、洋快餐、辛辣厚味吃得多，体质酸化，给癌细胞的生存提供了良好条件。

2. 营养过盛、失衡会引发疾病。人民生活提高，鱼、肉、蛋、精细米面中已经有充足的蛋白质，人体普遍蛋白质、脂肪超标，维生素、微量元素、纤维素、矿物质缺乏，引发许多富贵疑难病。

3. 空气污浊，水污染，食品污染，重金属超标，房屋装修使甲醛等毒物严重超标，也给癌的生成创造了条件。

4. 生活中的真菌是不可忽视的原因，厨房潮湿容易产生真菌，尤其东南沿海地区更甚；锅、碗、瓢、盆、筷子用前必须冲洗；米、面、食品一定要放在干燥通风之处；冰箱的冷藏室不是保险箱，也滋生真菌；蔬果、蘑菇、中草药在晾晒的时候一定要预防发霉；常见的腌咸菜、酸菜都可产生亚硝酸盐的致癌物。

5. 生活快节奏，精神压力加重，七情六欲及情绪毒等给人的体质变化带来逆转反应，人体体质酸化。

6. 疾病过度治疗，使细菌病毒产生抗药性，有益菌群和有益微生物失调，五脏功能损害，人体免疫力下降，抗癌能力减弱。

7. 塑料制品的使用，塑料袋、塑料盆、塑料盒子、塑料包装、尤其是用塑料袋包装食品放入冰箱，塑料盒装食品放入微波炉、冰箱直接致癌。

8. 除草剂的毒性，农民种植为省力、省时，采用锄草剂锄草，锄草剂的毒性改变了植物食物的基因，对人体产生有害物质。

以上各种内、外因素致使人体阴阳不平衡，正常生存的土壤恶化，人体抗癌能力迅速降低，阳力亢盛，亢则成害，成癌。癌细胞可以在没有抵抗能力的人体内横冲直撞，自由生长，直至与人体共同灭亡。

（三）中医辨证施治

1. 精神疗法　辨证施治的第一条，首先是精神意识的和谐，医生要千方百计卸掉患者精神包袱，使之精神愉悦，心理和谐，逆乱的气血才能通畅运行，这是疾病痊愈的首要条件。

2. 饮食疗法　"百病皆从体液趋酸化开始"。人体体液 pH 正常时，体细胞和免疫细胞的活性最强，能够吞噬和消灭癌细胞，在酸性体液环境中免疫细胞的吞噬及识别功能下降，癌细胞的生长扩散反而会加快。不合理的饮食结构、缺乏锻炼、心理不平衡三种原因就会使体内酸碱失衡，成为酸性体质。

3. 中医药辨证施治

（1）全国很多治癌专家都以整体观和辨证观，攻癌毒与扶正气相结合，孙秉严教授更以剧毒攻癌，实时扶正，为治疗癌症建立不朽功勋。

（2）谢文伟的中医辨证施治法，纠正生癌内环境，铲除生癌的"土壤"，改善局部循环障碍理论都是中医标本兼治癌症的根本治疗方法。

（3）董草原的衰其阳力法，治癌先治热，治虚热，治燥热，治湿热，治实热。不要补，不要攻，宜解宜泻，治癌时要三分治七分养，癌生存的必需条件是高热量、高水分、高营养。三高问题解决了，癌的生存条件就没有了，癌会自然消失。在"三高"形成后用食物和中药也可以有效地消除。要以寒凉性的、碱性的食物、药物，平衡阴阳力。改变住宅与工作环境，调理精神，消除抑郁，保持生命最佳状态。也就是食物治、药物治、环境精神治，三治齐下的治疗方法和原则。创造了纯中药"复方消癌根"治癌和治疗其他疑难病的药物。

（4）笔者认为衰其阳力法只是董草原自己根据地域等各种因素摸索出的一种治疗方法，按中医整体观与辨证施治，扶阳法还是存在的，寒性体质的人群也有不少肿瘤患者，全国各地地域、气候、环境各不相同，人体体质各异，生癌的因素也各不相同。

4. 胃癌的辨证施治　胃部恶性肿瘤，包括食管、贲门、脾、胰腺、中焦的癌症。病因：肝脾不和，情绪失调，或药物伤害，饮食不节，内、外环境致使中焦阳气亢盛，或阴阳失衡，细胞变异。临床表现：上腹不适，食欲不振、咽不下、消瘦、恶心呕吐、嗳气、反酸、胃灼热、脘腹疼痛、大便秘结，全身不适等症状。晚期有淋巴结肿大，腹部肿块，腹水，便血等，舌红苔白，脉细数，或舌紫暗，苔黄腻。证候：阴虚阳亢，湿热阻滞。治宜益脾健胃、清热除湿。亦有寒湿困脾，脾胃阳虚者。治宜扶阳健脾、除湿散寒。方药：太子参10g，黄芪30g，生白术20g，茯苓粉20g，制何首乌20g，苍术20g，生薏苡仁30g，当归10g，川芎20g，丹参20g，三棱10g，莪术10g，香附15g扶正益气，行气活血除湿；海螵蛸15g，白及15g，煅瓦楞子30g（捣），半夏15g，鲜生姜30g（切片）治酸和胃降逆；猫尾木20g，半枝莲30g，白花蛇舌草30g，马齿苋20g，败酱草20g，猫眼草30g，铁树叶20g，硇砂2g，壁虎10g，知母20g，黄柏20g，石膏30g，大黄20g（后下），栀子20g，天花粉20g，元明粉5g（冲服）抗癌解毒，滋阴泻热；陈皮20g，生麦芽30g，焦三仙各20g消食消药运脾。如遇寒湿困脾、脾胃阳虚的患者，减知母、黄柏、石膏、栀子、天花粉等寒凉药，加制附子、干姜、肉桂、吴茱萸、草果、槟榔。这是一个综合疗法，临床实施中根据癌部位的不同和证候的不同随症加减，辨证施治，并酌情加服云南白药。

　　自然医学与人体酸碱平衡健康新理念中李观友老师养好癌症等"富贵病"辨证方案要求有：①大量喝麦苗汁、蔬菜汁；②根据体质情况服活性钙离子；③服酸碱平酵素、营养调节剂、功能性、强碱性抗癌食品；④吃裙带菜、魔芋粉、海带等强碱性食品；⑤口服中药最新治癌奇圣方；⑥外敷透皮中药膏靶向酸碱平衡等法。

　　5. 肺癌的辨证施治

　　（1）病因：肺肾阴虚，湿热蕴结，烟酒失控，内外环境污染引发肺胃阴虚阳亢。

　　（2）临床表现：咳嗽、咳血、胸痛、气短、发热、消瘦、个别有肥大性骨关节炎，声带麻痹、声音嘶哑等症状，舌紫暗苔薄、脉细数或弦数。

　　（3）证候：阴虚阳亢，湿热阻滞。治宜滋阴益肺、清热除湿解毒。

　　（4）方药：黄芪30g，当归10g，太子参10g，制何首乌20g，丹参20g，生薏苡仁30g，厚朴10g，清半夏10g，川芎20g，葶苈子10g化湿行气补气；猫尾木20g，半枝莲30g，白花蛇舌草30g，猫眼草50g，猫爪草20g，蟾皮10g，铁树叶20g，白及20g，百部20g，鱼腥草20g，藤梨根15g，马齿苋20g，桔梗20g，贝母10g，枯黄芩20g，天花粉30g，连翘20g，大黄20g（后下），枳实10g，沙参15g，天冬、麦冬各10g抗癌清热解毒，滋阴降火；陈皮20g，焦三仙各20g消食消药。并加西黄丸5g，每日1次。如遇寒湿瘀阻，气滞毒结的患者，可以去枯黄芩、天花粉、连翘、天冬、麦冬，加制附子20g，干姜20g，肉桂15g，丁香10g，治疗中随症加减。

　　自然医学与酸碱平衡健康新理念疗法：同胃癌。

　　禁忌与注意事项：同前文。

6. 肝癌的辨证施治　肝脏，包括胆的恶性肿瘤。病因病机：肝胆湿热，阳气亢盛，饮食不节，或药物伤害，肝功能损害。

（1）临床表现：食欲减退，腹部胀满，恶心呕吐、全身乏力、消瘦、发热、黄疸、肝脾大、贫血、腹水、肝区疼痛等症状，舌红苔黄，脉洪大或细数。

（2）证候：肝阳亢盛，湿热阻滞。治宜清热利湿、平肝利胆。

（3）方药：苍术 20g，黄柏 20g，生薏苡仁 30g，龙胆草 20g，枯黄芩 20g，怀牛膝 20g，茵陈 30g，栀子 20g，猪苓 30g，小金钱草 20g，泽泻 20g，云苓粉 30g，甘草 20g，大黄 20g（后下）清热利湿解毒；半枝莲 30g，白花蛇舌草 30g，猫眼草 30g，猫尾木 20g，铁树叶 20g，壁虎 10g，斑蝥 3 个、马齿苋 30g，虎杖 20g 抗癌解毒；醋鳖甲 10g，黄芪 30g，当归 10g，白芍 20g，川芎 20g，丹参 20g，制何首乌 20g，郁金 10g，生白术 20g，柴胡 10g，川楝子 15g 益气健脾，行气解郁；陈皮 20g，焦三仙各 20g 消食消药。在治疗中随症加减。

自然医学与酸碱平衡健康新理念疗法：同前。

禁忌与注意事项：同前。

7. 下焦癌症的辨证施治　肚脐之下，包括肾系统、大小肠、膀胱、前列腺，妇女附件、子宫、卵巢的恶性肿瘤。

（1）病因病机：下焦湿热，阻滞内脏经络，或药物伤害，抵抗力下降，阴虚阳亢，各器官功能受害，细胞变异。

（2）临床表现：低热，大、小便痛而出血，便秘，腹痛，妇女带证增多发臭，食欲不振，消瘦等不适感觉，舌红苔黄，脉洪大或细数。

（3）证候：湿热闭阻，阴虚阳亢。治宜清热利湿解毒、平衡阴阳。

（4）方药：苍术 20g，黄柏 20g，生薏苡仁 30g，怀牛膝 20g，生白术 20g，土茯苓 20g，苦参 20g，茯苓粉 20g，泽泻 15g，瞿麦 15g，萹蓄 15g，天花粉 30g 清热利湿；白花蛇舌草 30g，半枝莲 30g，猫眼草 30g，猫尾木 20g，皂角刺 50g，马齿苋 20g，败酱草 20g，夏枯草 20g，大黄 20g（后下），壁虎 10g，蟾皮 10g，斑蝥 3 个抗癌解毒；太子参 10g，黄芪 30g，当归 10g，川芎 20g，丹参 20g，制何首乌 20g，三棱 10g，莪术 10g，水蛭 10g，土鳖虫 10g 补血健脾、行气解郁；陈皮 20g，焦三仙各 20g 消食消药。内有寒湿者减去清热药，加制附子、干姜、肉桂、吴茱萸等。各脏器官癌用药可随症加减。

自然医学与酸碱平衡健康新理念疗法：同前文。

禁忌与注意事项：同前文。

8. 乳腺癌的辨证施治

（1）病因病机：湿热阻滞，肝郁气结，或药物伤害，起居失调，饮食不节，机体细胞受损。

（2）临床表现：乳核肿痛，牵引胸肋疼痛，失眠、便秘，淋巴结肿大，舌红苔黄腻，脉洪大或细数无力。治宜疏肝理气、清热利湿解毒。

（3）方药：黄芪30g，忍冬藤30g，皂角刺60g，蒲公英30g，败酱草30g，马齿苋30g，土茯苓30g，半枝莲30g，猫眼草60g，猫爪草20g，猫尾木20g，生薏苡仁60g，苍术20g，黄柏20g，怀牛膝20g，郁金20g，川芎20g，陈皮20g，焦三仙各20g，壁虎10g清热利湿解毒，疏肝理气。可随症加减。

自然医学与酸碱平衡健康新理念疗法：同前文。

禁忌与注意事项：同前文。

9. 白血病的辨证施治　白血病是骨髓中的白细胞发育过程中出现了异常生长，在某种意义上来说，白血病是一种骨髓病。现代医学诊断的病名繁多，急、慢性粒细胞性白血病，急性、亚急性早幼粒细胞白血病，急性单核细胞白血病，急、慢性淋巴细胞白血病等。对于中医来说，都是从整体与辨证识病，病因病机为热入营血，热毒炽盛，热迫营血，动血耗血；或气阴两虚，肝肾阴虚，血热妄行等因素促使造血功能失调，营卫气血虚弱所致。属"虚劳"范畴。

（1）临床表现：体温高，精神疲惫，面色苍白，牙龈、鼻出血，皮下瘀斑，或吐血、便血、衄血，壮热烦渴，骨蒸汗出，舌红少苔，脉细数。血细胞检验指标符合各种白血病诊断。中医辨证施治，以清营泄热，凉血散瘀，清热降火，凉血解毒为宜。

（2）方选犀角地黄汤加减，或清营汤加减。水牛角100g，生地黄30g，玄参30g，牡丹皮15g，赤芍15g，茜草炭20g，白茅根30g，金银花20g，连翘20g，仙鹤草20g，败酱草20g，马齿苋20g清营凉血解毒；制山茱萸20g，制何首乌20g，五味子20g，黄芪50g，炙鳖甲15g，炙龟甲15g滋阴补肾益气；生薏苡仁30g，炒鸡内金20g，白术20g，川芎20g，当归10g，陈皮20g，焦三仙各20g运脾养血，消食消药。蟾皮10g，壁虎10g抗癌解毒。

自然医学与酸碱平衡健康新理念疗法：同前文。

禁忌与注意事项：同前文。

（四）治癌思路

1. 癌症权威专家纪小龙对治癌方面讲了3个问题：①疑难病的误诊问题；②癌细胞是杀不死的；③正视癌症晚期。其观点主要有：第一，中晚期癌症，想把癌细胞杀死这个思路是错误的，癌细胞是杀不死的；第二，可把癌症比作种子，身体比作土壤，种子发芽不发芽，长大不长大，完全取决于土壤，不是取决于种子，种子再好，土壤不适合，它绝不会长出来，怎么改善土壤，这是现在需要研究的课题。癌症早期可以治疗，但一发现就是晚期怎么办？纪小龙指出改良土壤的方法，也许会成为晚期癌症患者的一条活路。

2. 中医注重"治未病"，按照中医辨证施治，改善体质，解除癌症生存的条件，即注重改善"土壤"。大家知道，改良土壤需要掺沙子，掺农家肥料，掺化学肥料肯定无用。那么改良身体这个土壤，就是不吃酸性食物，多吃碱性食物，再就是用碱性的中药衰其阳力，不可用酸性的、化学的西药破坏机体功能。让患者的体质成为碱性体质，这样癌细胞就不能生存了。也提倡与癌共存，用碱性食物和碱性中药改变体质，极力提高自身免疫能力，延长生存期。癌症治疗中存在两种弊病，第一是心理因素吓死的，第二是过度治疗治死的。

中医在临床中治疗癌症，遵循不过度治疗和中医辨证施治。

3. 以毒攻毒实时扶正，这是孙秉严教授以身试毒总结出的经验，癌症患者因病致弱，在癌症晚期生命垂危之际可转危为安，可喜可贺。

4. 自然医学与人体酸碱平衡健康新理念。李观友老师养好癌症等富贵病辨证方案要求：①大量喝麦苗汁、蔬菜汁；②根据体质情况服活性钙离子；③服酸碱平酵素、营养调节剂、功能性、强碱性抗癌食品；④吃裙带菜、魔芋粉、海带等强碱性食品；⑤口服中药最新治癌奇圣方；⑥外敷透皮中药膏靶向酸碱平衡等法。

（五）临证医案医话

病例一：郝某，女，38 岁。2003 年 4 月 2 日就诊，患者近 2 年性生活时小腹疼痛，后发展为经常性疼痛，经某医院检查，诊断为"子宫内膜异位症卵巢囊肿癌变"。诊断报告：①卵巢囊肿回声增强、紊乱。②卵巢子宫内膜异位症囊肿 30cm 糜烂。③盆腔炎性扩散。④子宫内膜异位症卵巢囊肿癌变。因无法手术专程前来寻求中医治疗。

患者面色苍白，精神萎靡不振，腰痛，小腹疼痛难忍，脉细涩，虚弱。

辨证属肝肾虚弱，气血瘀滞。补肝益肾，行气化瘀。方用：黄芪 30g，炒白术 20g，炒苍术 20g，生薏苡仁 30g，制山茱萸 20g，制何首乌 20g，五味子 20g，怀牛膝 20g，川续断 20g，焦杜仲 20g，桑寄生 20g，菟丝子 20g 健脾补肝益肾；当归 10g，川芎 20g，三棱 10g，莪术 10g，土鳖虫 10g，水蛭 10g，鸡血藤 20g，香附 20g，泽兰叶 20g，白龙昌菜 20g，延胡索 15g 行气化瘀；半枝莲 20g，白花蛇舌草 20g，败酱草 20g，重楼 15g，蟾皮 10g，壁虎 10g 解毒抗癌；陈皮 20g，焦三仙各 20g 消食消药；桂枝 20g，干姜 20g 助阳。服药 90天后精神好转，症状减轻。7 月 3 日来诊，根据证候减香附、泽兰、重楼，加党参 20g，龙骨 30g，牡蛎 30g，炒酸枣仁 20g，共服 120 天。11 月 10 日复诊，诸症减轻，小腹只有间断性轻微隐痛，面色红润，精神转佳。停服中药，改服北京同仁堂"大黄䗪虫丸"与"止疼化症胶囊"共 120 天，前后服中草药共 210 天，服中成药 120 天，总计 330 天，小腹疼痛完全消失，患者面色红润，精神愉悦。到市某医院复诊检查示炎性糜烂面吸收，卵巢囊肿缩小。建议手术，后手术成功。10 多年随访，生活幸福。

病例二：王某，男，65 岁。2004 年 3 月 1 日就诊，诊断为膀胱癌，尿血、尿痛，小腹疼痛，大便不通，坐卧不安，脉洪大，舌红苔黄腻。因无法手术而寻求中医治疗。该患者属下焦湿热证，治宜清热解毒利湿、凉血止血。方药：苍术 20g，黄柏 20g，生薏苡仁 30g，怀牛膝 50g，瞿麦 20g，萹蓄 20g，栀子 20g，滑石 20g，大黄 20g（后下），泽泻 15g，车前子 15g，蟾蜍皮 10g，壁虎 10g，白花蛇舌草 20g，半枝莲 20g，白茅根 30g，茜草 20g，生地榆 20g，陈皮 20g，焦三仙各 20g。10 剂。二诊，小便通畅，但仍然疼痛，有血。继原方 30 剂。三诊，疼痛减轻，血止，照原方 30 剂。四诊，小便通畅，无疼痛，舌苔薄黄不腻，原方加土鳖虫 10g，水蛭 10g，共 30 剂。五诊，舌苔退净，精神愉悦，效不更方，继续 30 剂。六诊、七诊各 30 剂。八诊，精神焕发，再服 30 剂后去医院检查，结果一切正常，前后共进 220 剂中药，自觉痊愈，感觉良好，2 年多也没有复查和巩固治疗。后患者因饮食结构烟酒不忌和情绪等不良，再次复发，这次复发后自己不愿意再治疗而死亡。此患者的结局证明不良生活习惯是导致病情复发的主要因素，谨小慎微保护治疗成果特别重要。

病例三：尚某，女，60 岁。2017 年 3 月 20 日因乳腺癌在某大医院手术，因为是笔者同胞弟妹，手术后才知道，所以做思想工作，没有进行放、化疗，单纯用中药治疗；方药：黄芪 30g，忍冬藤 30g，皂角刺 60g，蒲公英 30g，败酱草 30g，马齿苋 30g，土茯苓 30g，半枝莲 30g，白花蛇舌草 30g，猫眼草 60g，生薏苡仁 60g，陈皮 20g，焦三仙各 20g，西洋参 10g（研末冲服），每日 1 剂，一直服上方未间断至 2018 年 1 月 14 日诊断后变方：苍术 20g，生薏苡仁 30g，黄柏 20g，怀牛膝 20g，黄芪 30g，土茯苓 20g，茯苓粉 20g，半枝莲 30g，白花蛇舌草 20g，猫眼草 30g，皂角刺 30g，陈皮 20g，焦三仙各 20g，败酱草 20g，每日 1 剂。春节期间笔者回老家过年，经诊断，显示正常，红光满面，精神旺盛。嘱其立夏后停药，于 5 月 7 日停药到医院做检查，各项指标均正常，痊愈。嘱其度过夏天，立秋后继续服上方 1 年以巩固疗效，至今 3 年，生活质量很高。

病例四：李某，女，40 岁，1996 年 3 月 2 日就诊，市某医院诊断"宫腔回声增强而紊乱""宫颈三度糜烂扩散，宫颈脱落细胞诊断，宫颈癌晚期，无法手术。"20 世纪 90 年代，笔者与某医院核医学科商量共同治疗，某医院核医学科同意，每日放疗 1～3 分钟，笔者以中医辨证施治。方药：黄芪 30g，太子参 10g，炒白术 20g，云苓粉 20g，生薏苡仁 30g，炙甘草 20g，当归 10g，川芎 20g，五味子 20g，制何首乌 20g，怀牛膝 20g，三棱 10g，莪术 10g，白花蛇舌草 30g，半枝莲 30g，土茯苓 20g，败酱草 20，蒲公英 20g，鸡血藤 20g，白龙昌菜 20g，土鳖虫 10g，水蛭 10g，砂仁 10g，鸡内金 20g，陈皮 20g，焦三仙各 20g 随症加减服 3 个月。中医药辨证施治结合放疗，患者面色红润，精神焕发，3 个月后检查，完全吸收痊愈。为巩固疗效带药回家服药 1 个月。这是中医辨证施治结合放疗治愈的一例宫颈癌病例。

病例五：王某，女，36 岁。1987 年 9 月 7 日就诊，从左侧颈部开始，顺着腋下、腰、腹股沟、腿内侧半身所有的淋巴结均匀布满核桃大肿块。笔者嘱咐她到市级医院检查，诊断为："霍奇金病"。当时笔者临床经验不足，凭着初浅的理解，认为是急性淋巴癌瘤，就以中医辨证施治。此病发病急，来势凶猛，3 天前还是核桃大的 15 粒从上到下排列，第五天就是鸡蛋大，第七天就是拳头大。患者舌红苔黄腻，脉弦数，心慌气短。证属湿热闭阻，毒邪浸淫；治宜清热解毒、除湿消肿。方药：龙胆草 20g，枯黄芩 20g，栀子 20g，泽泻 20g，生地黄 20g，玄参 20g，牡丹皮 20g，苍术 20g，黄柏 20g，生薏苡仁 30g，怀牛膝 20g，黄连 10g，石膏 30g，知母 20g，白花蛇舌草 30g，半枝莲 30g，蟾皮 10g，壁虎 10g，猫爪草 20g，猫眼草 30g，陈皮 20g，焦三仙各 20g。水煎每日 1 剂。5 日后拳头大缩小至鸡蛋大，再 5 日鸡蛋大缩小至核桃大，此后缩小的速度变慢，一个月才缩小到大枣大小，这速度我看 5 个月可能消除，一年左右可以痊愈。疗效值得公布、提倡。因当时患者经济困难，未继续治疗，死亡。

病例六：刘某，男，52 岁。结肠癌肺转移，2018 年 4 月初诊，刘某头发稀疏，面色㿠白，贫血容貌，口唇发白，舌淡苔白有瘀斑，脉细弱，讲话气短，少气无力，无食欲。经诊断后，为气血亏损的贫血病，现在的生活条件，怎么能贫血呢？经询问才知道为肠癌肺转移所致，做手术后又化疗几个月，导致病情发展至此。

根据辨证属寒湿困阻，气血亏损，气虚血瘀。除湿健脾，温阳益气，补血抗癌。方药：炒苍术 20g，薏苡仁 30g，炒白术 20g，云苓 20g（捣），西洋参 6g（研细末冲服），炙甘草 10g，车前子 15g（包煎），泽泻 15g 除湿健脾；制附子 30g，干姜 15g，肉桂 15g，黄芪 30g，当归 10g 温阳益气补血；白花蛇舌草 30g，半枝莲 30g，猫眼草 50g，铁树叶 10g，猫爪草 20g，百部 30g，猫尾木 20g，抗癌毒；川芎 20g，水蛭 10g（捣），土鳖虫 10g 行气化瘀；陈皮 20g，炒山楂 20g，六神曲 20g，炒麦芽 20g 运脾消食消药。水煎连续服 2 个月。

复诊，面色红润了，气色、精神恢复的很惊人。仅仅一个多月，能纠正贫血，饮食正常，证明癌毒也得到控制，如若癌毒控制不了，阳气和贫血是得不到恢复的。根据正气的恢复情况，面红润，舌红苔薄，脉缓大有力，但常感觉说话多后即咳嗽，故不敢多讲话。咳嗽是肺转移肿瘤对肺的影响。治宜益气护脾、化痰抗癌。方药：黄芪 50g，西洋参 6g（研细末冲服），炒白术 20g 益气护脾；百合 30g，百部 30g，姜半夏 20g，生薏苡仁 30g，白芥子 20g 润肺化痰；鱼腥草 20g，半枝莲 20g，白花蛇舌草 30g，壁虎 20g，白英 20g，金荞麦 20g，猫眼草 30g，猫爪草 20g，石见穿 20g 抗癌毒；陈皮 20g，六神曲 20g，炒麦芽 20g，生山楂 20g，石榴皮 15g 运脾涩肠，消食消药。水煎继续连服 2 个月。

三诊，8 月 9 日，复诊，这次的气色更好，头发生出很多，面色红润，神采奕奕，舌象、脉象都较正常，但说话多还是咳嗽。方药：大黄芪 50g，当归 15g，川芎 20g，炒白术 20g 益气补脾行气；百部 30g，桔梗 20g，姜半夏 10g，白芥子 15g 润肺化痰；白花蛇舌草 30g，半枝莲 30g，猫眼草 50g，猫爪草 20g，壁虎 15g 抗癌毒；陈皮 20g，焦三仙各 20g 运脾消食消药。继续服药 2 个月再诊。治疗半年后，气色精神极佳，但因家庭纠纷后半年病情加重又到医院化疗而死亡。

病例七：南某，男，38 岁，吸烟一天 2 合，2014 年因外感咳嗽长期不愈，医院检查为肺癌，因癌肿部位与血管密切相连无法手术，开始化疗，几个疗程后，由于不良反应严重而找中医治疗，笔者用中医药配合沸石产品治疗，至今 5 年，活得很好，生活质量也很高。沸石产品（略）。方药：黄芪 50g，炒白术 20g，白花蛇舌草 30g，半枝莲 30g，铁树叶 30g，猫眼草 30g，陈皮 20g，焦三仙各 20g，大枣 10 枚去核，浸泡 3 小时，水煎 2 次混合后分早、晚喝。至今维持 6 年良好。

以上病例癌症临证医案都是笔者临床实践总结，癌症不是普通病，为了说明中医辨证施治法对癌症的确有疗效，中医辨证施治的威力是可想而知。从我的病案体会中受到启发。

（六）谢文伟老中医治疗癌症案例精选。从中领悟中医辨证施治的精髓

病例一：肺癌病例。张某，女，52 岁，天津红桥区人。患者于 1989 年开始干咳，3 月初诊到 7 月，按炎症治疗无效。1989 年 8 月在天津某医院进一步检查，X 线片示：两侧肺纹加深，右肺门增大。支气管镜检查示：左支气管开口处有绿豆大小肉芽组织，表面光滑，右下叶基底开口完全被肉芽组织所覆盖，表面有灰色物质附于基底上。病理活检示：支气管黏膜及黏膜下组织呈慢性炎症，上皮鳞化增生，一部分癌变伴出血，右下内基底发现癌细胞。最后确诊为肺鳞癌 T3N2MO，三期。

治疗：1989 年 9 月住院化疗 3 周，咳嗽、憋气有所缓解，但血象下降，

其中血小板下降为 7 万，全身乏力，化疗后 X 线片示：右肺门带状模糊阴影无变化，侧位片也无变化，患者因不堪忍受化疗反应之痛苦，遂请笔者会诊，要求服用中药。但见患者胃脘堵闷，胸憋气喘，干咳无痰，全身乏力，脉细弦，舌稍红苔薄白，证属肺热伤津，痰核阻肺，气虚血亏。治宜益气养血、滋阴润肺、清热散结。方药：天冬、麦冬各 15g，南沙参、北沙参各 15g，黄精 30g，黄芪 30g，当归 12g，鸡血藤 30g，白英 30g，半枝莲 30g，白花蛇舌草 30g，石见穿 30g，生麦芽 30g，蝉蜕 10g，水煎服，每日 1 剂。

加减出入的药有仙鹤草、草河车、冬凌草、山豆根、料姜石、代赭石、自然铜、蛇莓、海藻、昆布、蛇蜕、升麻、生薏苡仁、谷稻芽、生地黄、牡蛎、山海螺、黑芝麻、地龙、旋覆花、夏枯草、陈皮、佛手、半夏等。

开始连续服药 100 多剂，以后断续服药，并坚持练气功，其子经常来往于京津二城为母调方，1992 年 3 月来信，其母自觉症状全部消失，体重增加，健康如常人，已停止服药 1 年，并无不适。

按：这是谢文伟老中医亲自治疗的一例肺癌患者。在治疗前，谢老将癌细胞涂片再一次请病理科医生复查，证实确属肺鳞状上皮癌，且分化程度较高。但患者对放、化疗不敏感，由于局部扩散，不适宜手术，患者选择中医治疗，确实是最适宜的。

本例治疗原则是扶正祛邪，针对患者化疗后气虚血亏，选用黄芪、黄精、当归、鸡血藤益气养血；用生麦芽、稻芽、神曲、半夏健脾和胃。因患者一直干咳无痰，证属肺阴不足，故用天冬、麦冬，南、北沙参，百合，生地黄润肺生津，使患者自觉症状很快改善，同时增强自身免疫力，帮助抗癌。谢老认识到，患者全靠中医治疗，因此始终使用大剂量清热解毒抗癌中药，如白花蛇舌草、半枝莲、白英、石见穿、冬凌草、山豆根等用量都在 30g，患者并无感到不适。并在组方时选用生麦芽、谷稻芽、神曲、生薏苡仁、蝉蜕、蛇蜕、黑芝麻等药，大有健脾强胃之功，并认为这些中药含有可促进细胞分化的动、植物激素，这些未知的成分有可能促进癌细胞逆转。

病例二：食管癌病例。潘某，男，64 岁，洛阳孟津县人。患者上腹灼热，脘腹胀痛 1 年，加重 2 个月。患者因丧子过度悲痛，后感胃脘灼热，胀满疼痛，嗳气反酸，嘈杂不安。继之上腹痛逐日加重，呈持续性刺痛，入夜尤甚。1971 年 3 月 4 日在某医院行食管 X 线钡剂并摄片示：贲门近处胃底部有轻度狭窄，扩张度不好，钡剂通过迟缓，该处黏膜不规则，长度为两横指。诊断：食管癌。1971 年 3 月 25 日洛阳某医院 X 线钡剂并摄片示：食管下端局限性官腔较软，扩张欠佳。诊断为食管下段癌。1971 年 3 月 27 日于洛阳某医院行食管拉网脱落细胞检查示食管上皮细胞恶性变化。

治疗：患者开始采用中西医结合疗法，中医穴位割治法，口服蟾酥粉 0.5g，每日 2 次。环磷酰胺 200mg，加生理盐水 2ml 肌内注射，每日 1 次。经上法治疗半个月，梗阻及呕吐明显加重，原能进半流食，而今只能饮流食，患者坚决要求更换治疗方法。遂就诊于洛阳某医院林芹壁副教授。初诊时患者自感胃部食物阻塞不下，食后经常呕吐，大便干结，疲乏无力，精神抑郁，面黄肌瘦，体重锐减 30kg，舌质淡红，苔白厚，脉左沉弦，右濡。左锁骨上有蚕豆大小淋巴结多个，质硬不活动，压痛。剑突下及右上腹部明显压痛。

中医辨证为肝胃失和，脾胃失和，痰气交阻。治宜调和肝胃、理气降逆、化痰行瘀、解毒散结。

方药：海螵蛸 150g，瓦楞子 15g，三七 24g，象贝母 30g，白及 30g，半枝莲 30g，吴茱萸 5g，黄连 6g，枳壳 6g，陈皮 9g，木香 9g，甘草 9g。上药共研细末，制成蜜丸，每丸 6g，每次 1 丸，每日 4 次，含服缓下。

1971 年 5 月 11 日复诊，胃灼热、呕吐、腹痛、腹胀明显减轻，近日又能稍进细面条，但大便仍干结，舌质嫩，边有齿痕，苔薄白，脉右濡左弦。

方药：海螵蛸 150g，瓦楞子、白及、太子参各 30g，象贝母 60g，三棱 6g，莪术 6g，三七 24g，鸡内金 15g，陈皮 9g，砂仁 9g。共研细末，制成蜜丸，每丸 6g，每次 1 丸，每日 4 次，含服缓下。

同年 8 月 20 日再诊，除偶有胃灼热发胀外，其余症状消失，体重增加 4.5kg。以后又进两料，加枸杞子、白芍、制何首乌、熟地黄、夏枯草。

1972 年 11 月随访，无任何不适，上班一年余，体重从 47kg 增至 66kg。1972 年 11 月在洛阳某医院行食管 X 线摄片复查示：钡剂通过顺利无阻，扩张度良好，黏膜正常，未发现病变。洛阳医院食管拉网复查示：贲门腺上皮轻度增生，另见少数鳞状上皮轻度核异质细胞，未发现癌细胞。1974 年 9 月、1977 年 10 月二次食管细胞复查示：炎症细胞少数，未查见癌细胞。1984 年 1 月随访，患者身体健康，已存活 13 年。

按： 食管癌发生在上、中段，多为鳞癌；下段有鳞癌，也有腺癌。本病例为食管下段癌，X 线片与细胞病理检查明确，已出现淋巴结转移，体重锐减 30kg，已属中晚期癌症。患者开始接受化疗 2 周，又口服蟾酥粉，从治疗上完全是"攻"。化疗药环磷酰胺为烷化剂抗癌药，此药在体外无抗肿瘤活性，进入体内后需经肝微粒体酶催化生成醛磷酰胺，经血循环运转到肿瘤细胞内，分解出磷酰胺氮芥而抑制肿瘤细胞的生长繁殖。但本品副作用可出现胃肠道反应、骨髓抑制、脱发，对肝功能也有影响，大剂量易诱发出血性膀胱炎。蟾酥辛、温、有毒，具有以毒攻毒的强烈作用，对多种癌细胞有抑制作用。蟾酥毒能强心，有洋地黄样作用，能使呼吸兴奋和血压上升，并有局部麻醉作用，相当于可卡因的 90 倍，具有很好的镇痛作用。常用内服 0.015～0.02g，而患者服 0.5g，每日 2 次，显然超量，环磷酰胺用量虽为常量，但已出现严重胃肠道反应，患者不能耐受，要求更换疗法。

林教授主要运用乌楞散加减，获得了显效，分析其药均为温和平药。医者重用海螵蛸，味咸而微温，为止痛、止血、治酸之收敛之品，白及、三七也有很强收敛作用，瓦楞子性味咸平，走血分而具有软坚散结的作用，象贝母、鸡内金、玄参、夏枯草也有类似作用，配以三棱、莪术活血，半枝莲清热解毒，共奏化痰行瘀、解毒散结收敛消癌之功。余药则为益气养血，补肾和胃之品。患者服后症状得到缓解，然后体重增加。癌症患者在治疗中如果出现体重增加，应当说是一个非常好的现象，因为癌细胞能量代谢非常之快，为正常细胞 10 倍以上，故癌细胞的增长必然要导致患者消瘦。患者体重能够增长，正好说明癌细胞得到控制。

本例治疗的最大特点是先攻后敛，不能排除对癌细胞先攻伐之后，再重用收敛软坚之法而可能取效的。

病例三：胃癌。柯某，男，44 岁，福州搬运工人。患者于 1968 年 10 月 5 日因胃小弯溃疡恶变在福州某医院行手术治疗，手术发现癌灶广发转移，仅行姑息切除术。手术报告示：癌组织穿透浆膜层，肿块 4cm×5cm×4cm，肿瘤与胰腺粘连，大、小弯淋巴结有散在转移结节，总胆管旁有 3 个转移淋巴结，约 1.6cm×1.8cm×1.8cm。病理诊断：胃小弯浸润型腺癌，大、小弯淋巴结转移。

治疗：患者术后就诊福州市某医院肿瘤科。患者术后腹部胀气，小便不利，精神不支，脉软无力，血压下降，舌苔浊腻带黄。患者因癌毒犯胃，日久体虚，加之手术刺激，中州功能受扰，气血循环障碍，枢机不转。故治宜健脾益气、理气和胃、解毒化结之法。方药：党参 15g，生黄芪 20g，茯苓 12g，白术 10g，木香 9g，神曲 8g，陈皮 6g，鸡内金 6g，瓜蒌 30g，谷麦芽 30g，甘草 3g，水煎服。上方共服 6 剂，服后腹胀消失，大便通畅，小便利，精神好转，舌苔也净。行化疗 1 次，因不良反应甚剧，拒绝化疗，要求单用中医治疗。调方如下：党参 15g，生黄芪 15g，熟地黄 15g，芡实 15g，白术 10g，茯苓 12g，黄精 12g，白英 30g，白花蛇舌草 30g，仙鹤草 30g，三七 15g（冲服），沙参 6g，羊肚枣 9g，枸杞子 9g，甘草 3g。患者服药 1 个月后，症状消失，体重增加 2.5kg。继续中医药巩固治疗 3 年，第一年服药 250 剂，第二年服药 200 剂，第三年服药 100 剂，以后定期复查。患者获治愈，1982 年经全面检查，未见异常。1984 年随访，全身状况良好，存活 16 年。

按：本例胃癌因广泛转移，手术时仅姑息切除主要肿块，大量残留癌病灶完全靠服中药消除。探讨成功之道，其中手术切除肿瘤主要肿块，可减少癌毒对机体免疫系统的抑制，重要的是患者能长期坚持服中药，从而提高机体抗癌能力。方中党参、黄芪、白术、茯苓、芡实、熟地黄、黄精、沙参、枸杞子健脾益肾、益气滋阴，均为扶正之品，中医的扶正疗法，可显著提高人体免疫力，实际也是一种免疫治疗。从免疫学观点看人体本身就有消灭肿瘤的能力，第十二届国际癌症大会资料提示，机体抗肿瘤的细胞免疫反应，包括 T 细胞、K 细胞、NK 细胞、巨噬细胞等，连同某些体液免疫因素足以消灭肿瘤细胞，如果加上免疫治疗，可消灭或更多的肿瘤细胞。此外，汤药中伍用白英、白花蛇舌草、仙鹤草、三七等具有抗癌活性，且又不伤正，较为平和的攻癌之品。方中所用的羊肚枣，系羊胃内由消化液及草茸结成的胃石，可作为胃的引经药，提高全方的疗效。

　　病例四：肝癌。姚某，男，28 岁，农民。患者肝区疼痛腹胀半年。1980 年 9 月 2 日在渭南地区医院检查，黄疸指数 10，凡登白延迟反应，转氨酶 130U/L。9 月 8 日同位素检查，肝弥漫性增大，肝右叶上外有放射性稀缺损区。在省级医院进一步确诊，超声波检查：肝上界 6 肋处，下界肋下 7.5cm，剑突下 7cm，见密集微小波，反射波型迟钝，出波减弱。右侧胸腔 7 肋处，见液平段。9 月 13 日抽胸腔积液 600ml，蛋白为 3090mg，细胞计数 150，淋巴细胞占优势。AKP21.3，AEP50mg/ml，诊断为肝硬化、肝癌。1980 年 9 月 25 日患者就诊于陕西中医研究院贾堃医生，主诉腹胀，食欲不振，小便不利。患者形体消瘦，肝肋下 7cm，质较硬，边缘不齐，脾大 3cm，腹水征（＋）。舌质绛，舌苔白，脉沉细。证属肝郁脾虚，水湿内停。治宜疏肝健脾、利水散结。

　　方药：柴胡 10g，白术 20g，白芍 15g，茯苓 60g，猪苓 60g，半边莲 30g，半枝莲 30g，瓦楞子 30g，郁金 15g，蜂房 10g，全蝎 10g，生甘草 3g，水煎服，每日 1 剂。

　　平消片，每日 3 次，每次 8 片。平消片为贾老研制，是具有中医抗癌特点的中成药，有活血化瘀、止痛散结、清热解毒、扶正祛邪之功，能抑制癌瘤生长，提高机体免疫力。本品毒性轻微，可长期服用。配方如下：枳壳 30g，火硝 18g，五灵脂 15g，郁金 8g，白矾 18g，仙鹤草 18g，干漆（炒）6g，制马钱子 12g。本方以五灵脂、干漆散瘀活血、止痛消结；郁金、白矾疏肝解郁、利胆除烦；火硝消坚化瘀、推陈致新；制马钱子通络除湿、祛毒消肿、提神醒脑、通血脉；仙鹤草、枳壳强心滋补、利气宽肠、消痞疏滞、活血止血。全方有攻坚破积、去息肉、蚀腐肉、解毒强心、利气止痛、健胃养血、健脾理气之功，能推陈致新、强壮神经，促进组织及细胞的再生，纠正血液黏度和新陈代谢的紊乱，使癌细胞正常逆转。

经过 3 个月连续治疗，腹水消失。肝大 2cm，脾未扪及。再经半年治疗，诸症消失。1981 年 5 月 23 日到省级医院复查，肝功能正常。以后一直服用平消片，1986 年底随访，身体健壮，常参加劳动，已痊愈。

按：原发性肝癌是肝细胞或肝内腔管细胞发生的癌肿，是癌症中恶性程度较高的一种，其病因和发病原理尚未确定，目前认为肝硬化，病毒性肝炎，黄曲霉毒素和其他化学致癌物质与肝癌的发生有密切关系。临床确诊时，中晚期占 90%左右。西医治疗肝癌效果一直不理想，肿瘤直径一旦超过 5cm，就很难切除掉。放化疗不能根治肝癌，1 年生存期为 20%左右，笔者认为，除早期肝癌患者应尽早争取手术治疗外，对于肝癌超过 5cm，对于弥漫型、结节型肝癌均应以中医治疗为主。贾堃医生对本例患者的治疗方案就是十分值得借鉴的。

平消片是根据贾老处方生产出售的中成药，已有 10 余年临床应用史，长期按量服用，几乎无毒副作用，但抗肿瘤的效应是确切的，因此很适合治疗实体肿瘤。本例患者服用平消片数年如一日，是治疗取得成功的一个方面。此外，贾老的汤药也配伍巧妙合理，方中柴胡、郁金疏肝；白芍柔肝和血，配甘草止痛；白术健脾；重用茯苓、猪苓利水，意在消除腹水；半边莲、半枝莲清热解毒，抗癌利水；瓦楞子软坚散结，配蜂房、全蝎共奏抗癌之功。

病例五：胰腺癌。尹某，女，61 岁，患者于 1981 年 2 月 26 日因上腹部绞痛，呕吐绿茶色水样物，在某地人民医院剖腹探查示：见胰头约 10cm×6cm 肿块，质量如石，与邻近组织广泛粘连。诊断为胰头癌。

治疗：因肿瘤广泛转移，未能手术切除，仅做胆管与十二指肠侧端吻合。伤口愈合后，邀请邓以林医生会诊，症见上腹部胀痛，拒按，面色晦暗，形体消瘦，头晕乏力，目窠下微肿，中脘胀闷不适，食量甚微，大便干结，舌质暗淡，脉象沉涩。证属素嗜厚味，积忧成郁，正虚邪实，气聚痰凝，发为癥积。治宜化痰解毒、扶正攻癥。

方用：白花蛇舌草 30g，石见穿 30g，半枝莲 30g，昆布 15g，海藻 15g，太子参 12g，半夏 12g，苍术 9g，茯苓 9g，陈皮 6g，三棱 6g，川芎 6g，水煎服，每日 1 剂。

服上药 30 剂后，脘腹胀闷已解，压痛解轻，目窠下肿消，舌苔微黄，脉仍滞涩。癥积牢坚，汤剂恐难胜任，故斟酌上方，改用水丸，每次 9g，每日 3 次。水丸组成：白花蛇舌草 500g，半枝莲 300g，石见穿 300g，牡蛎 300g，黄芪 300g，丹参 240g，太子参 240g，白术 150g，当归 150g，瓜蒌皮 120g，大贝母 120g，昆布 120g，海藻 120g，莪术 90g，三棱 90g，鸡内金 90g，川芎 90g，陈皮 60g。上药共研细末，做水丸，服用 5 个月，诸症悉除。为巩固疗效，仍服水丸，每日 2 次，每次 6g，坚持长期服用。

1981 年 9 月超声波探查：上腹部未见液平面及反射波段。提示肿块消失，患者获得痊愈。

按：胰腺癌是一种恶性程度高，病情进展快的癌症。此病，因放化疗一般无甚效果，手术似为西医唯一方法，但手术范围较广，损伤较大，因此患者身体功能良好，能耐受手术，胰腺周围的重要组织如门静脉、肠系膜上动、静脉未发生癌肿浸润，癌肿未发生远处转移等条件。事实上具备这种条件的患者为数不多，因此，临床上胰腺癌患者生存期均较短。

对于西医治疗效果不好的胰腺癌，中医应积极进行治疗上的探索。本例患者剖腹探查，肉眼观察为胰头癌，不能切除病灶，只能重建消化道通路，为接受中医药治疗扫除障碍。方中白花蛇舌草、半枝莲、石见穿清热解毒抗癌；海藻、昆布、牡蛎、大贝母、瓜蒌皮、半夏软坚散结，化痰消癥；三棱、莪术、川芎、丹参活血化瘀；黄芪、白术、太子参、当归补气养血扶正；鸡内金、苍术、茯苓、陈皮消食化湿助运化。全方寓消于补，消补并行，扶正祛邪，攻补兼施，但攻邪不伤正，扶正不留积。大方小量，缓缓图治，癥积终消。

病例六：白血病，夏某，女，46 岁，工人。患者于 1979 年 3 月 25 日突然高热 39.8℃，当时拟诊感冒。第二天起大便出血色紫，每日 4～5 次，共 3 日。继之口腔黏膜、牙龈、鼻窍出血，赴上海求治，经骨穿刺诊断为"急性早幼粒"，动员回当地治疗。由于出血增重，遂入浙江省嘉兴市第一医院。患者入院时体温 37.4℃，两上肢、小腹部、臀部均见散在性出血点及瘀斑，鼻窍、口腔膜膜、牙龈可见血迹瘀点，咽充血明显，胸骨处略有压痛。实验室检查示：血红细胞 230 万/mm³，血红蛋白 6.5g/L，白细胞 500/mm³，血小板 38000 万/mm³，网织细胞 0.2%，出血时间 2 分 30 秒，凝血时间 4 分 30 秒，凝血酶原时间相当于正常人 69%。骨髓象报告：早幼粒细胞 80.5%。诊断为急性早幼粒细胞性白血病。

患者于 1979 年 4 月 6 日就诊浙江省嘉兴市第一医院忻德宇副主任医师进行中医治疗，患者精神疲惫，面色苍白，牙龈、鼻窍出血，腹部皮下出血瘀斑，伴有低热，口干渴，大便黑色有光泽，舌尖红绛，苔中黄灰黑，质干，脉滑数。证属热入营血，络破血溢，兼阴虚气热。治宜清营泄热、安络止血，佐以养阴生津之法。

方药：犀角（代）6g（先煎），赤芍 10g，茜草炭 10g，牡丹皮 8g，玄参 12g，石斛 12g，生地黄 30g，水煎服。服药 3 剂，鼻血停，仍有牙龈出血，大便结，能进少量半流汁，舌尖红中灰，脉数。犀角（代）增至 8g，加仙鹤草 30g，猪秧秧 30g，全瓜蒌 20g，3 剂后，病情逐渐稳定，鼻衄、紫斑渐消，服药 22 剂后出血完全停止，饮食好转。以中药又加化疗合治，9 月 26 日检查，骨髓象呈缓解期。以后每到 1～3 个月化疗 1 次，门诊中西医随治，至 1983 年 7 月报告本例时，患者已经存活 4 年 3 个月，患者获得临床治愈。

按：现代医学对白血病的研究和治疗近年来有很大进展，与其他肿瘤相比，可以说获得"大丰收"。其中一个原因是化疗药从静脉进入血液，可以与散在的白血恶性细胞直接接触，有效杀伤大量癌细胞，使患者得到缓解。本病例发生在 30 多年前，当时没有骨髓移植，也没有维甲酸治疗，而单纯化疗效果很差，但忻老应用犀角地黄汤加味治疗。犀角地黄汤出自《备急千金要方》，药物组成为犀角（代）、生地黄、芍药、牡丹皮。功能清热解毒，凉血散瘀，治伤寒及温病，热入营血、心包而致的高热，神志不清，吐血衄血，便血，发斑，舌质红绛，脉细数。近代用于治疗急性白血病、急性黄色肝萎缩、肝性脑病、尿毒症和各种败血症等。忻老治疗本病，重用生地黄，并加玄参、石斛养阴，以救枯耗之津；加茜草炭、仙鹤草凉血止血；瓜蒌清热润肠通便；用猪秧秧清热解毒抗癌。全方清营血之热，药证相符，故取得很好疗效。

（七）孙秉严教授治癌的观念和病案

病例一：王某，男，72 岁。天津河北区人，于 1980 年 4 月出现恶心、厌油腻，食欲不振等症状。自觉冷热无定时，体温常在 38℃左右，身体日渐消瘦，右上腹部疼痛。经天津某医院肝扫描检查，诊断为肝右下叶占位性病变。当时肝大肋下 5 指，面部及全身皮肤、巩膜均黄染。1980 年 7 月 17 日来诊，舌红苔白腻，脉沉弦有力，肝右肋下 5 指，凹凸不平，质硬。证属寒热交错，瘀滞毒结。治宜温阳滋阴清热，驱毒破瘀攻下。中成药：消瘤丸，每日 30 丸，和肝丸每日 1 副，化坚口服液每日 100ml 口服。汤药处方：高良姜 10g，桂枝 15g，干姜 10g，附子 10g，熟地黄 30g，天冬 20g，生石膏 30g，蒲公英 15g，板蓝根 30g，莪术 15g，三棱 15g，柴胡 10g，枳壳 10g，青皮 10g，鸡内金 10g，斑蝥 6 个，滑石 15g，槟榔 30g，番泻叶 10g，牵牛子 30g 水煎早、晚分服。服药后从大便中排出很多黏冻状和烂肉状物，病情逐渐好转，1982 年 5 月 20 日经天津某医院检查，肿瘤消失，1987 年信访得知，此患者存活 7 年，体质基本保养得很好。

病例二：战某，女，64 岁，辽宁省朝阳县人。1979 年 6 月 20 日就诊，自述腹痛腹胀 20 余年，从 1979 年 5 月起，疼痛加重，沈阳某医院 5 月 3 日剖腹探查：腹腔内肿瘤广泛转移，只做部分切除即关闭腹腔。活检为溃疡型腺癌，医生认为她只能活 3 个月。查体：面色苍白，体质消瘦，舌淡苔白腻，脉沉细而弦。舌面有裂纹，十指全无甲印。证属寒瘀气滞毒结，治宜辛温破瘀驱毒攻下。中成药：化毒片，每日 5 片，化郁丸每日 1 丸，贝粉片每日 5 片，化坚液每日 50ml。汤药处方：陈皮 10g，高良姜 10g，荜茇 10g，炮姜 25g，肉桂 25g，三棱 15g，莪术 15g，厚朴 10g，枳壳 15g，海藻 15g，牡蛎 15g，海螵蛸 20g，牵牛子 30g，槟榔 30g，川军 15g，熟地黄 20g，党参 15g，元明粉 15g（冲服），水煎服，每日 2 次。服药 5 个月后，一切不适症状消失。服药 2 年多，治愈。1985 年追访健在。

病例三：董某，男，60 岁。锦州市某中学干部。1981 年 8 月 6 日就诊，自述 1975 年 6 月出现尿血，锦州某医院膀胱镜检查，膀胱内有 0.2cm×0.3cm 大小之肿瘤，住院后手术切除，1981 年 6 月又出现尿血，尿频，膀胱镜检查示原手术部位有绒毛状突起，约有 0.2cm×0.4cm，两侧壁散在丘疹样变，周围充血。诊断为多发性乳头状癌。经放疗和化疗，仍有血尿，健康状况一般，脉弦细，苔白。证属寒热交错瘀滞毒结，治宜祛寒滋阴驱毒化瘀。中成药：新丹，每日 1～2 片，化毒片，每日 3～5 片。汤药处方：土茯苓 30g，百部 30g，金钱草 15g，斑蝥 3 个，滑石 15g，桃仁 15g，红花 15g，炙乳香 15g，制没药 15g，桂枝 15g，炮姜 10g，山豆根 15g，玄参 20g，生薏苡仁 30g，泽泻 15g，每日 1 剂，水煎 2 次，分早、晚服。服药 1 个月后，尿中排出烂肉状物较多，尿痛止，尿血减少，身轻食增。继续服药 2 个月，一切不适症状全部消失。又巩固几个月后痊愈。1982 年 12 月复查未见异常。经追访，健在。

病例四：于某，女，40 岁，内蒙古海拉尔人。1979 年 3 月 27 日就诊，患者卵巢腺癌，天津某医院剖腹探查，肿瘤已扩散粘连，无法切除，病理报告为"卵巢腺癌"，化疗反应较大。面色黄暗，消瘦，精神差，舌质紫红，苔黄白相兼，脉沉弦而数。证属：寒热交错，瘀滞毒结。治宜散寒滋阴、攻下破瘀驱毒。成药处方：化结丸每日 1 丸，化坚液每日 100ml 口服。汤药处方：当归 10g，赤芍 15g，生、熟地黄各 30g，莪术 15g，三棱 15g，桃仁 15g，海藻 15g，附子 15g，麦冬 20g，花粉 20g，炮姜 15g，牡蛎 20g，桂枝 15g，牵牛子 30g，槟榔 30g，川军 10g，元明粉 15g（冲服），水煎 2 次，早、晚分服。服药 6 个月，复查肿瘤明显缩小，服药至 8 个月再经复查，肿瘤基本消失。又巩固 4 个月，停药。后追访，已 7 年未复发。

病例五：王某，男，55 岁，天津和平区人。1978 年 2 月 21 日就诊，于 1 月份出现咳嗽痰中带血，呼吸不畅，时有胸闷短气，胸背疼痛，下午发热。经沈阳某医院 X 线检查发现右上肺肿块 10cm×10cm，治疗 2 个月无效。来天津儿子家，经天津某医院检查，肺癌。面色苍白，体质消瘦，苔白厚腻，脉沉弦而紧。无甲印。证属：寒瘀气滞毒结。治宜辛温化瘀，攻下破气驱毒。成药处方：化毒片晨服 5 片，化坚液 60～100ml 口服。汤药处方：白花蛇舌草 15g，白茅根 15g，海藻 15g，牡蛎 20g，百部 30g，肉桂 15g，干姜 15g，附子 15g，干蛤蟆 1 个，藿香 10g，丁香 10g，郁金 15g，莪术 15g，三棱 15g，生薏苡仁 20g，牵牛子 30g，槟榔 30g，蕲蛇 6g，熟地黄 20g，党参 15g，水煎 2 次，分早、晚服。服至 11 月 10 日来诊，一切不适症状全部消失。天津某医院摄片检查示右肺肿瘤消失。1983 年追访，仍健在。

（八）孙秉严教授中成药与汤药齐下，中成药多为毒药，现介绍一些中成药的配方。

1. 化毒片　红粉 240g，轻粉 240g，白降丹 300g，乳香、没药各 300g，儿茶 450g，海螵蛸 1200g，夏枯草 450g，蜂房 600g，猫眼草 30000g，核桃枝 600g，元明粉 600g，土贝母 3000g，枯矾 600g，大枣 150g，黄药子 300g，陈皮 150g，半夏 150g，川军 600g，生巴豆仁 90g，研细面，轧成片，每片 0.3g，每日服 1 次，每日 2～3 片或 5 片。主治胃癌。

2. 严灵丹　铁甲军（焙）120g，狗宝 60g，麦冬 90g，雄黄 30g，九香虫（焙）60g，天冬 90g，木香 90g，穿山甲（代）60g，急性子（炒）100g，茶叶 180g（一级），槐角（炒）45g，生地黄 90g，三棱 60g，槐花 45g，柿蒂 30g，莱菔子 30g，桃仁 90g，红花 60g，硼砂 30g。以上 19 味药研细末炼蜜为丸，每丸 2 钱重为 1 剂。每日服 1～2 剂，白开水送下。饭前 2 小时或饭后 2 小时服用。主治食管癌、乳腺癌、子宫癌等。

3. 新溜丹　穿山甲（醋炙）300g，白矾 60g，菖蒲 60g，雄黄 30g，白及 30g，儿茶 60g，百部 90g，硼砂 60g，紫草 30g，远志 60g，水蛭 60g，血竭 60g，红花 90g，乳香 60g，当归尾 60g，没药 30g，冰片 9g，鸡内金 120g，茯苓 120g，益母膏 150g。以上 19 味共研细末合益母膏，炼蜜为丸，每丸 3g 重，每日 1～3 丸，白开水送下，饭前 1 小时或饭后 1 小时服用。

4. 化瘤丹　硇砂 12g，冰片 15g，白及 60g，金礞石 90g，芥穗 15g，蜈蚣 3 条，樟丹 60g，全蝎 9g，蜗牛 12g，巴豆霜 12g，川军 90g，麝香 1.5g，血竭 21g，苍术 30g，甘草 12g，川芎 12g，没药 21g，蟾酥 15g（人乳汁泡化），乳香 21g，朱砂 15g，金银花 12g，斑蝥 7 个，明雄 30g，杜仲 120g，穿山甲（代）45g，大赤金 25 张，沉香 30g，黄芩 30g，天麻 12g。以上 29 味药研细末，用黄酒人乳汁浸蟾酥调药面做成黄豆大的小丸，每次服 1 粒，每日 3～7 粒，饭前 2 小时或饭后 2 小时服用。主治脑瘤、喉癌、食管癌、乳腺癌、子宫癌等。

5. 青龙丸　制马钱子 360g，穿山甲（代）180g，僵蚕 180g，乳香 90g，没药 60g，川贝母 60g，明雄黄 36g，轻粉 6g，狗宝 15g，猴枣 45g，蝉蜕 60g，蛇蜕 60g，陈皮 60g，半夏 60g，麝香 4.5g。共 15 味药研细末，另用金银花 120g，蒲公英 120g，水煎打成小水丸。每服 3～4.5g，分 1～2 次服下。主治无名肿毒、疔毒恶疮、食管癌、乳腺癌、宫颈癌等。

6. **止血丹**　明白矾 30g，三七粉 45g，大、小蓟炭各 30g，蒲黄炭 24g，陈京墨 300g，儿茶 240g，胡黄连 240g，黄连 240g，熊胆 30g，大戟 15g，文蛤 15g，牛黄 12g，冰片 12g，牛胆汁 240g 打水丸或研细末装胶囊服用，每次 3～4.5g，每日 2～3 次血止停服。主治子宫肌瘤大出血、疮疡及肿瘤溃破流血、鼻出血、肺结核吐血等。

7. **无名汤**　生赭石 60g，旋覆花 12g，水蛭 6g，大蜈蚣 8 条，牡蛎 60g，海浮石 15g，党参 25g，鸡内金 15g，生麦芽 15g，紫苏子 10g，青竹茹 15g，白茅根 30g，水煎服。主治：胸闷瘀阻，吐黏沫较多，汤水不能进者。

8. **噎膈汤**　扁豆花 10g，鸡内金 10g，嫩小草 10g，川续断 10g，潼沙苑 10g，钩藤 10g，炙枇杷叶 6g，柿蒂 10g，春砂仁 10g，九香虫 2 对水煎服。主治消化不良，不思饮食。

9. **噎膈志断汤**　远志 10g，川续断 10g，扁豆花 10g，党参 15g，白芍 10g，枇杷叶 10g，九香虫 2 对，钩藤 10g，鸡内金 10g，沙苑 10g，海浮石 10g，柿蒂 10g，砂仁 10g，桃仁 10g，赭石 10g，天冬 30g，水煎服。可加黄芪、水蛭等辅助治疗食管癌等。

10. **解毒丹**　明白矾 15g，菖蒲 30g，雄黄 25g，琥珀 15g，穿山甲（代）（醋炙）30g，冰片 3g，硼砂 15g，郁金 15g，血竭 15g，甘草 15g，滑石 15g 共研细末，装零号胶囊每服 6 个，约 4.5g。主治喉癌、子宫癌、胃癌等。

11. **消瘤丸**　红粉片 90g，硇砂 60g，血竭 90g，礞石 60g，白及 90g，珍珠 15g，乳香、没药各 15g，天麻 90g，蜈蚣 200 条，天虫 90g，苏合香 30g，全蝎 300g，斑蝥 30g，蝉蜕 90g，沉香 30g，木香 60g，毛术 90g，川军 90g，巴豆（炒黑）120g，雄黄 120g，牛黄 150g，冰片 30g，麝香 15g 研细末水丸如桐子大，每次 2 丸，可逐渐加量至 5 丸。主治脑瘤、胃癌等癌症。

（九）按语

因篇幅关系，谢文伟 100 例癌症痊愈案例，笔者只挑选了 6 例，孙秉严几百例痊愈的癌症病案笔者也只挑选 5 例，加上笔者自己的 7 例，想说明一个问题，中医辨证施治的威力是无限的，自己的体会是，老百姓有病都要到大医院去查病才得知癌症的，患了癌症老百姓只能在大医院治疗，采用西医手术和化疗等手段。如果已经转移，或粘连血管，西医无法治疗，才会考虑中医治疗。

中医与西医是两种科学，中医治癌是提高抗癌力，结合某些对癌症有消散作用的药物，标本兼治，实践疗效可靠。西医治癌采取手术，放、化疗，可能会产生过度治疗。

十八、痛风性骨关节炎

（一）概述

痛风性骨关节炎西医认为是嘌呤代谢障碍引起的一种全身性疾病。中医认为是人体阴阳失衡，痰湿阻滞，湿毒侵犯骨关节组织间的病症表现，属"富贵病"。

（二）病因病机

血清及体液中尿酸增加，尿酸盐结晶沉着于间叶组织，骨关节组织间，引起炎症反应。中医认为，长期进食酸性食物，易导致人体阴阳失衡，痰湿阻滞，湿毒侵犯骨关节组织间，引起循环障碍、关节剧烈疼痛的病症。

（三）临床表现

第一跖趾关节疼痛或单侧或双侧或累及踝关节、手腕关节、拇指关节疼痛，关节暗红，血尿酸检验超标。本病大多兼有"三高"之症，因为饮食结构不合理，酸性食物超标，运动减少，才会出现此类"富贵病"，血尿酸高大多伴随血压高、血脂高或血糖高。

（四）中医辨证施治

痰湿阻滞，循环障碍；治宜除湿化痰、化瘀止痛。方用：炒苍术 20g，黄柏 20g，生薏苡仁 30g，怀牛膝 30g，川牛膝 20g，独活 15g，木瓜 20g，萆薢 20g，泽泻 20g，土茯苓 20g，白芥子 15g（捣）除湿化痰；泽兰叶 20g，黄芪 30g，当归 15g，川芎 20g，丹参 20g，土鳖虫 10g，紫苏木 15g，延胡索 10g（捣），夏天无 10g（捣）行气化瘀止痛；陈皮 20g，焦三仙各 20g 消食消药。

（五）自然医学与人体酸碱平衡健康新理念

李观友老师养好癌症等富贵病辨证方案要求：①大量喝麦苗汁、蔬菜汁；②根据体质情况服活性钙离子；③服酸碱平酵素、营养调节剂、功能性、强碱性食品；④吃裙带菜、魔芋粉、海带等强碱性食品；⑤口服中药最新治癌奇圣方；⑥外敷透皮中药膏靶向酸碱平衡等法。

（六）治未病提示

1. 注意饮食结构，多吃碱性食物，粗粮、杂粮、豆类、蔬菜水果，少吃或不吃酸性食物大鱼、大肉、海鲜、盐、饮料、快餐、小食品。

2. 释放情绪，减轻压力，保持心情愉悦。

3. 每日做30～60分钟有氧运动。

4. 不用化学性、肝毒、肾毒、脾胃毒的西药。

（七）禁忌

忌烟、酒、辛辣、碳酸饮料。

（八）临证医案医话

病例一：刘某，男，45岁，包头市人。2014年3月10日就诊，体胖，血压、血脂、血尿酸都高，第一跖趾关节疼痛，红肿，舌红苔黄，脉洪大而数。证属湿热痰阻、循环障碍。治宜清热除湿化痰、活血化瘀。方用：炒苍术20g，黄柏20g，生薏苡仁30g，怀牛膝30g，川牛膝20g，葛根20g，枯芩20g，黄连10g（捣），木瓜20g，萆薢20g，泽泻20g，土茯苓20g，白芥子15g（捣）清热除湿化痰；泽兰叶20g，黄芪30g，当归15g，川芎20g，丹参20g，土鳖虫10g，紫苏木15g，延胡索10g（捣），夏天无10g（捣）行气化瘀止痛；陈皮20g，焦三仙各20g消食消药。并嘱其控制饮食，不吃大鱼大肉，海鲜，忌烟酒，辛辣，碳酸饮料，并加西药碳酸氢钠片一次5片，每日3次。10天止痛，60天血压、血脂、血尿酸指标全部正常。

病例二：初某，男，44岁，山东威海文登人。2017年12月2日就诊，左手拇指关节和右足第一跖趾关节疼痛，经市级医院诊断为痛风性关节炎，化验单血尿酸高。舌淡红苔薄白，脉大缓，询问其吃海鲜较多。证属寒湿困脾，循环障碍。治宜温阳化湿、活血化瘀。方用：制附子20g（先煎），干姜粉20g，桂枝20g，炒苍术20g，生薏苡仁30g，怀牛膝30g，川牛膝20g，木瓜20g，萆薢20g，云苓粉20g，泽泻10g，土茯苓20g，白芥子15g（捣）温阳化湿除痰；泽兰叶20g，黄芪30g，当归15g，川芎20g，丹参20g，土鳖虫10g，苏木15g，延胡索10g（捣），夏天无10g（捣）行气化瘀止痛；陈皮20g，焦三仙各20g消食消药。并服碳酸氢钠片一次5片，每日3次。嘱咐忌海鲜油腻、辛辣、烟酒、碳酸饮料及快餐小食品。7天完全止痛，60天巩固痊愈。

（九）按语

痛风性关节炎病理特点较特殊，与外邪关系不大，大多与饮食和体质关系密切，因此，注意饮食结构，禁忌酸性食物油、肉、高盐、海鲜、精细食物、快餐、辛辣、烟酒、碳酸饮料、熟食小食品等；多吃碱性食物五谷杂粮、素食、粗粮、蔬菜水果、裙带菜、海带、魔芋粉等。使人体酸碱平衡，即可痊愈，也会避免此病的发生发展，达到未病先知，未病先防，瘥后防复。

十九、风湿性关节炎

（一）概述

风湿性关节炎中医称为痹证，是由风、寒、湿、热等外邪侵袭人体，闭阻经络，气血运行不畅，循环障碍，导致肌肉、筋骨、关节发生酸痛、麻木、重着、伸屈不利，或关节热、痛、红、肿为主要临床表现的病症。

（二）病因病机

素体虚弱，正气不足，卫气不固，感受风、寒、湿、热之邪，闭阻经络，气血运行障碍，导致肌肉、筋骨、关节不利而形成痹证。其风邪胜者为行痹；寒邪胜者为痛痹；湿邪胜者为着痹；风热胜者为热痹。

（三）临床表现

本病分辨风寒湿痹和热痹，肌肉、筋骨、关节疼痛，伸屈不利兼红肿热痛着为热痹，游走不定属行痹，痛有定处着冷加重者属痛痹，痛有定处关节重着者属着痹。

（四）中医辨证施治

1. 风湿行痹　肢体关节酸痛，游走不定，伸屈不利，或恶风发热，舌淡红苔薄白，脉浮。证候为风湿束表，营卫失和。治宜祛风除湿、散寒通络。方用：防风 15g，麻黄 10g，细辛 6g，桂枝 15g，葛根 20g；上肢关节痛重者加羌活 10g，姜黄 20g，威灵仙 10g，白芷 15g，川芎 20g；下肢关节痛重者加独活 15g，怀牛膝 20g，木瓜 20g；腰痛重者加焦杜仲 20g，川续断 20g，桑寄生 20g，狗脊 20g，骨碎补 15g；并加陈皮 20g，焦三仙各 20g 和脾消食消药。

2. 寒湿痛痹　肢体关节疼痛剧烈，痛有定处，得热痛减，遇寒加重，关节不能伸屈，舌淡苔薄白或白厚，脉紧弦。证候为寒湿闭阻，经络不通。治宜温经散寒、祛风除湿通络。方用：制附子20g，麻黄10g，桂枝20g，肉桂15g，干姜20g，细辛6g，炒苍术20g，生薏苡仁30g，怀牛膝20g，独活20g，萆薢15g，防风10g，木瓜20g，威灵仙10g，炒白芍20g，延胡索10g（捣），夏天无10g（捣），川芎20g温经散寒，祛风除湿止痛；陈皮20g，焦三仙各20g和脾消食消药。

3. 湿重著痹　湿重浊黏滞，肢体关节重着酸痛，或肿胀沉重，肌肤麻木，头重如裹，舌红苔白腻，脉濡缓。证候为湿浊闭阻，经络不通。治宜除湿通络、祛风散寒。方用：炒苍术20g，生薏苡仁30g，怀牛膝20g，萆薢20g，羌活10g，独活20g，防己10g，防风15g，麻黄10g，木瓜20g，威灵仙10g，桂枝5g，制附子10g，干姜15g除湿散寒祛风；当归10g，川芎20g，姜黄20g，延胡索10g，秦艽10g，苏木10g活血通络止痛；陈皮20g，焦三仙各20g和脾消食消药。

4. 风湿热痹　关节热痛红肿，得冷稍舒，痛不可触，发热、恶风、口渴、烦躁，舌红苔黄燥或黄腻，脉滑数。证候为热邪阻络，气血不通。治宜清热通络、祛风除湿。方用：石膏30g，知母20g，忍冬藤30g，连翘20g，苍术20g，黄柏20g，生薏苡仁30g，怀牛膝30g，栀子20g，赤芍20g，桑枝20g，桂枝10g，秦艽20g，枯芩20g，威灵仙10g，木瓜20g，当归10g，川芎20g，紫苏木10g，桃仁10g，红花10g，土鳖虫10g，痰湿者可加白芥子20g（捣），加陈皮20g，焦三仙各20g和脾消食消药，并随症加减。

（五）治未病提示

1. 冬春季节多穿棉衣，尤其是棉裤、袜子和鞋，都要是棉的，避免受冷。
2. 夏天不吹空调风扇，因热天毛孔因发汗都开着，吹空调风扇，风寒湿气就进入筋骨了。

（六）临证医案医话

病例一：穆某，女，40岁，甘肃人，在威海文登作餐饮服务工作。2017年5月3日就诊，诉说全身关节冷痛，腰痛，月经少腹冷痛，5～6月份，在东南沿海地区已经很热了，可是她却感觉全身冷痛，舌淡紫苔薄白，面黧黑，脉沉缓。辨证为寒湿痹阻，脾阳衰微，络脉不通。治宜通阳驱寒健脾、除湿通脉。方用：制附子20g（先煎），干姜20g，肉桂20g，桂枝20g，炒白芍20g，炒苍术20g，生薏苡仁30g，怀牛膝20g，藿香10g，厚朴10g，姜半夏10g，独活20g，木瓜20g，威灵仙10g，党参20g，炒白术20g，云苓粉20g通阳健脾通络；当归 10g，川芎 20g，鸡血藤 20g，白龙昌菜 20g，延胡索 10g，丹参 20g，香附 20g 行气活血；陈皮 20g，焦三仙各 20g 消食消药。10 剂。二诊，药后无明显改善。仔细诊断后觉得证候辨别没错，制附子、干姜、肉桂、桂枝全部加成 30g，又 10 剂。三诊，自述仍觉冷痛，笔者觉得温阳药剂量还是小，想起李可老先生制附子用到 100g、200g 效果很好，因此三诊时制附子加量 50g，干姜、肉桂、桂枝加量 40g，10 剂。四诊，患者自述关节疼痛减轻，效不更方，照三诊方又 10 剂。五诊，患者自述稍有微汗，疼痛减轻，效不更方，照三诊方再 10 剂。六诊，患者自述月经来潮时疼痛减轻，全身没有冷痛感觉了。效不更方，继续 10 剂。全程 60 剂药，一例较重的全身寒湿性关节炎、严重痛经患者得以痊愈。

　　病例二：程某，女，66 岁，山东威海文登人。2017 年 10 月 12 日就诊，医院诊断为风湿性关节炎，本人自述腰腿关节疼痛 2 年，夜不能寐，面白无华，舌淡无苔，脉细弱。证属风湿寒痹，肝肾亏虚。治宜温阳祛风、补肝益肾、活血通络。方用：防风 10g，麻黄 10g，制附子 10g，干姜 10g，肉桂 10g，桂枝 10g，黄芪 30g，炒白术 20g，独活 15g，桑寄生 15g，细辛 6g，木瓜 20g，威灵仙 15g，延胡索 10g 温阳益气祛风湿；焦杜仲 20g，怀牛膝 20g，川续断 20g，制何首乌 20g，制山茱萸 20g，骨碎补 10g，狗脊 20g，生晒参 10g（捣）补益肾气肾阳；龙骨粉 30g，牡蛎粉 30g，酸枣仁 10g（捣），首乌藤 50g 镇静安神；陈皮 20g，焦三仙各 20g 消食消药。并以小针刀穴位治疗，阿是穴埋针法治疗，50 天完全治愈。

　　病例三：于某，男，59 岁，山东威海人。2017 年 6 月 6 日就诊。突然腰腿疼痛麻木，不能行动，舌红苔白，脉滑缓。证属风湿痰痹阻，经络失养。治宜除风渗湿、化痰祛瘀。方用：独活 20g，桑寄生 20g，防风 15g，细辛 6g，苍术 20g，生薏苡仁 30g，怀牛膝 20g，香薷 10g，麻黄 10g，木瓜 20g，威灵仙 10g，桂枝 15g，炒白芍 20g，白芥子 10g（捣），紫苏子 10g（捣），莱菔子 10g（捣），桔梗 20g，姜半夏 15g 除风渗湿化痰；当归 10g，川芎 20g 行气活络；川续断 20g，焦杜仲 20g，制山茱萸 20g，菟丝子 20g，骨碎补 10g，狗脊 20g 壮腰补肾；陈皮 20g，焦三仙各 20g 消食消药。10 剂的症状减轻，能起身活动，20 剂活动自如而痊愈。

　　病例四：李某，男，40 岁，山东威海人，2018 年 1 月 18 日就诊。就诊时不能站着和坐，只能跪、趴，直不起腰，腰腿疼痛麻木困重。医院诊断为腰间盘突出，压迫神经，需做手术，患者不愿做，在家里躺了 20 多天吃西药，无效，经人介绍来笔者治疗。脉迟缓，舌淡苔白。证属风湿痹阻，经络不通。治宜除风渗湿、通络止痛。方用：独活 20g，桑寄生 20g，防风 15g，细辛

6g，麻黄 10g，苍术 20g，生薏苡仁 30g，姜黄 20g，木瓜 20g，威灵仙 10g，桂枝 20g，炒白芍 20g，佩兰 20g，干姜粉 10g，陈皮 20g 除风渗湿；焦杜仲 20g，川续断 20g，怀牛膝 20g 壮腰补肾；当归 10g，川芎 20g，桃仁 10g，红花 10g，白芷 15g，延胡索 10g（捣），夏天无 10g（捣）活血止痛。7 剂，并在阿是穴埋针，3 天后能站立，7 天后能自己走着来就诊，效不更方，继续 7 剂后开始上班。三诊完全不痛了，要求巩固，再开 7 剂。四诊又开 7 剂。服 28 剂药后痊愈。

病例五： 陈某，男，66 岁，山东威海人，2017 年 3 月 12 日就诊。患者一年前因膝关节软骨膜病变，膝关节疼痛在某医院给予膝关节注射药物，缓解疼痛后维持不足一年，又疼痛无法行走，在某医院又进行第二次注射药物，得以缓解止痛。后来笔者处咨询，经笔者以中医观念讲解，证候为湿热困阻经络，肝肾亏虚，不能濡养关节所为。宜以清热除湿、滋肝益肾为主治疗。方用：苍术 20g，黄柏 20g，生薏苡仁 30g，怀牛膝 20g，佩兰 20g，云苓粉 20g，泽泻 20g，葛根 20g，枯黄芩 20g，黄连 10g（捣）清热除湿；制山茱萸 20g，制何首乌 20g，焦杜仲 20g，五味子 20g，肉苁蓉 20g，骨碎补 20g，狗脊 20g，木瓜 20g，威灵仙 10g，川续断 20g，桑寄生 20g，龙骨粉 30g，牡蛎粉 30g，炒白芍 20g 滋肝益肾；陈皮 20g，焦三仙各 20g 消食消药，调补 90 天后停药，患者精神焕发，面色红润，1 年后疼痛再未发作。

（七）按语

1. 风湿性关节炎兼证繁多，除风、寒、湿、热各有所侧重外，伤脾胃是最常见兼证，其次伤肝、脾、肾之症亦很常见，肝主筋，肾主骨，湿困脾胃之理必须重视，筋骨病中与肝、脾、肾的联系相当密切，在临证中灵活变通是关键。西医的诊断和治疗只能作参考，如腰间盘突出，本来是要做手术的病，结果用中医辨证施治快速痊愈，本来关节里注射药物，能维持几个月或不到 1 年，病情又复发了，但是用中医辨证施治也痊愈了。所以掌握中医整体观和辨证施治观，"治未病"观是中医治疗一切疑难病症的精髓。

2. 本病本可以预防不患或少患，但近年来却增多，北方气候寒冷，风寒、风湿性多见，而南方和东南沿海地区本应该风湿或湿热多，但恰恰寒湿病多，为什么呢？都是空调风扇惹的祸！人们生活水平提高，在南方和沿海地区空调是家家必备，天热时，肌肉毛孔排汗都开着，这时空调风扇打开，冷风直接进入肌肉筋骨，当时是凉快了，但疾病很快就形成，人们再花钱看病，殊不知西医的镇痛药都是化学药品，当时是止痛了，但很快胃病出现了，一种病没治好，第二种病又来了，越治病越多。所以提醒大家夏天不吹空调风扇，出汗就是出病，病出来就不用花钱治了，本来是好事，却因怕热变成坏事。

3. 如今的人很奇怪，冬天上衣穿个大棉袄，下身却穿得很单薄，最厚也不过保暖裤，根本不穿棉裤，有人更是穿秋裤过冬或过春，殊不知人的本质是暖的腿足，腿足暖和上衣少些也暖和，腿足冷上衣穿皮大衣也要冷，其次冬天冷，冷的是皮肤，春天冷，冷的是筋骨，病就是这么患上的。

二十、类风湿关节炎

（一）概述

以四肢远端小关节疼痛肿大，发展成慢性全身性骨关节疾病，早期游走性，晚期关节僵硬和畸形、骨骼肌萎缩的结缔组织疑难病症。中医认为是正气不足，肝肾阴虚，风、寒、湿、热等邪气侵袭，损害五脏六腑及骨关节功能引发的疑难疾病。

（二）病因病机

正气不足，阴阳失调，气血循环障碍，风、湿、寒、热侵袭，气滞血瘀，经络阻塞，脏腑、经络、筋骨、关节受损致病。

（三）临床表现

游走性、多发性骨关节炎，左右对称，反复发作，以四肢远端小关节先受累，尤以掌指关节缓慢蔓延至腕踝关节，后形成持久性强硬或畸形。类风湿因子阳性，舌红苔黄，脉洪数或滑数。

（四）中医辨证施治

1. 风湿热侵袭　四肢远端关节红肿热痛，反复发作，游走性疼痛，蔓延至腕踝关节，引发心情恐慌，舌红苔黄，脉滑数。为风湿热邪侵袭。治宜清热燥湿除风。方用：石膏 30g，知母 20g，忍冬藤 30g，连翘 20g，苍术 20g，黄柏 20g，生薏苡仁 30g，怀牛膝 30g，黄连 10g，枯芩 20g 清热燥湿；桑枝 20g，桂枝 20g，防风 10g，麻黄 10g，秦艽 20g，威灵仙 10g 除风渗湿；木瓜 20g，当归 10g，川芎 20g，紫苏木 10g，姜黄 20g 活血通络；延胡索 10g，夏天无 10g，白芷 10g 止痛；痰湿可加白芥子 20g（捣），加陈皮 20g，焦三仙各 20g 和脾消食消药。并可随症加减。

2. 寒湿、风湿等外邪引发者　参考风湿性关节炎各章节。

3. 免疫力低下，水湿泛滥　四肢关节肿胀，疼痛轻，肿胀重，舌淡红苔白，脉弱缓。为水湿泛滥，侵袭经络关节。治宜通络利水、活血化瘀、提高免疫力。方用：黄芪 200g，秦艽 20g，防己 15g，青风藤 20g，海风藤 20g，白鲜皮 20g，漏芦 20g，忍冬藤 30g，怀牛膝 30g，猪苓 10g，泽泻 20g，桂枝 15g，白芷 15g，延胡索 10g（捣），红花 15g，桃仁 15g（捣），当归 15g，川芎 20g，土鳖虫 15g，水蛭 10g（捣），陈皮 20g，焦三仙各 20g。可随症加减。

（五）临证医案医话

病例： 张某，女，62 岁，山东省威海人。患者 2015 年因四肢关节疼痛住院检查，诊断为：类风湿关节炎，应用西药损害脾胃，又反复发作，后寻求中医治疗，3 年间寻医问药多名医生，仍然反复发作，心情恐慌。2018 年 5 月 20 日就诊，四肢关节红肿热痛，反复发作，游走性疼痛，蔓延至腕踝关节，舌红苔黄，脉滑数。辨证为风湿热邪侵袭。治宜清热燥湿、除风活络。方用：苍术 20g，黄柏 20g，生薏苡仁 30g，怀牛膝 20g，麻黄 10g，防风 15g，羌活 6g，石膏 30g，知母 20g，葛根 20g，黄连 10g，枯黄芩 20g，忍冬藤 20g，泽泻 15g 清热除风湿；秦艽 10g，炒白芍 20g，木瓜 20g，威灵仙 15g，桂枝 20g，姜黄 20g，紫苏木 10g，川芎 20g 舒筋活络；黄芪 30g，炙甘草 20g 提升正气；延胡索 10g，夏天无 10g，白芷 15g 止痛；陈皮 20g，焦三仙各 20g 和脾消食消药，共 7 剂。二诊，自觉心情平静，疼痛稍有减轻。效不更方，续 7 剂。三诊，自觉有效，黄苔退薄，四诊、五诊照原方。六诊见黄苔退净，减石膏、知母、葛根、黄连、枯黄芩、黄柏、秦艽，加鸡血藤 20g，千年健 20g，当归 10g，五加皮 15g，细辛 6g，炒白术 20g，并加中成药风湿马钱片。七诊、八诊、九诊时腕踝关节疼痛大减，膝关节肿大，不痛。此时正是二伏天，威海地区潮湿闷热，水湿泛滥。治宜排除水湿、提高免疫，活血化瘀。方用：黄芪 200g，秦艽 20g，防己 15g，青风藤 20g，海风藤 20g，白鲜皮 20g，漏芦 20g，忍冬藤 30g，怀牛膝 30g，猪苓 10g，泽泻 20g，桂枝 15g，白芷 15g，延胡索 10g（捣），红花 15g，桃仁 15g（捣），当归 15g，川芎 20g，土鳖虫 20g，水蛭 10g（捣），陈皮 20g，焦三仙各 20g，共 7 剂。十诊、十一诊、十二诊、十三诊、十四诊都以九诊方服用，病情逐日好转，红肿热痛消散，完全治愈。

（六）按语

类风湿关节炎是现代医学千方百计用各种方法确诊的一种疑难疾病，但却没有很好的方法治疗。其实中医用不着去搞清楚什么疾病，中医就是辨证施治，找到患病的原因，是什么证候，再根据人体体质情况全面分析，逐步清除病因证候，提高人体正气，以增强人体正气和除病症药物协同祛病，再难的疾病也会好的，此例患者在除湿热后正处于二伏天，潮湿闷热引发水湿泛滥，用黄芪200g 以提高正气加排除水湿、活血化瘀之药快速解除病痛，3 年的类风湿关节炎得以治愈。

二十一、红斑狼疮

（一）概述

红斑狼疮是以损害皮肤为主的水肿性红斑，可发展为损害肾脏或心脏，或引发全身五脏六腑、关节等系统功能紊乱的结缔组织疾病，属于自身免疫性疾病。中医学认为其是正气不足，肾阴亏损，湿热或湿毒侵袭，损害脾肾及五脏功能引发的综合病症。

（二）病因病机

正气不足，阴阳失调，情志抑郁，气血循环障碍，湿热毒邪或热毒、湿毒蕴结，气滞血瘀，经络阻塞，发于外者皮肤红斑，袭于内者脏腑受损致病。

（三）临床表现

发热，关节疼痛，红细胞沉降率增高，五脏受累或受损，皮肤暴露部分发蝴蝶状红斑，多伴有丘疹、水疱、鳞屑和结节，有痒感和烧灼感；多见于 15～50 岁女性，对阳光过敏；血液检查出现白细胞、红细胞、血小板减少，可发现狼疮细胞；尿蛋白增高，并可见红细胞和管型；严重者损害五脏。

（四）中医辨证施治

1. 盘状红斑狼疮　症状为皮疹发于皮肤暴露部位，以面部为主，皮疹单个出现，以鼻梁为中心，两颊蝴蝶形红斑，可扩散至四肢。也有皮疹边缘清楚，中心隆起的红斑，继而中心萎缩微凹呈盘状。本病对日光过敏，少数患者有发热、关节酸痛等症状。迁延不愈会损害内脏，气虚血瘀。证候大多属于湿热阻滞，瘀血不通。治宜清热除湿解毒、活血化瘀。方用：苍术 20g，黄柏 20g，生薏苡仁 30g，怀牛膝 20g，白花蛇舌草 50g，半枝莲 30g，石见穿 30g，苦荞头 20g，瞿麦 20g，紫草 30g，败酱草 30g，马齿苋 30g，红藤 20g，地骨皮 20g，佩兰 20g，生地黄 30g，玄参 20g，牡丹皮 20g，茯苓粉 20g，泽泻 15g 清热除湿解毒；当归 10g，川芎 20g，桃仁 10g，红花 10g，土鳖虫 10g，丹参 20g 活血化瘀；陈皮 20g，焦三仙各 20g 消食消药。

2. 系统性红斑狼疮　症状见发热、盗汗、消瘦、体弱、色素沉着、全身淋巴结肿大、妇女月经失调，多累及内脏功能损害和关节损害，伴有红、肿、热、痛的关节炎症状。心脏受累者伴有心动过速、心肌炎，甚者心力衰竭。肾损害者急性肾炎、蛋白尿、管型尿、血尿、肾性高血压、水肿，甚者肾衰竭。消化系统受累则伴有食欲减退、消化不良、恶心、呕吐、腹痛腹泻、肝脾大等。呼吸系统受累者伴有胸痛、气短、咯血等支气管炎、胸膜炎。神经系统受累者伴有抽搐、癫痫、周围神经炎、偏瘫、视网膜出血等。也可出现指（趾）端坏死等。皮肤暴露部位红斑、皮疹、口腔糜烂等。实验室检查可找到红斑狼疮细胞，红白细胞、血小板减少，红细胞沉降率增快。

（1）湿热阻滞，瘀血不通。治疗同盘状红斑狼疮。

（2）热毒浸淫，阴虚燥热。治宜清营解毒、活络养阴。方用：水牛角100g，生地黄30g，玄参20g，金银花20g，连翘20g，黄连10g（捣），牡丹皮20g，赤芍20g，麦冬10g，天花粉30g，石膏30g，知母20g，栀子20g（捣），黄柏20g，枯黄芩20g，白花蛇舌草50g，半枝莲30g，石见穿30g，苦荞头20g，瞿麦20g，紫草30g，败酱草30g，马齿苋30g 清热解毒养阴；当归10g，川芎20g，桃仁10g，红花10g 活血通络；陈皮20g，焦三仙各20g 消食消药。

（3）证候：湿阻脾肾，脾肾两虚，气虚血瘀。治宜除湿健脾、益气补肾。方用：苍术20g，黄柏20g，生薏苡仁30g，怀牛膝20g，泽泻15g，黄芪30g，炒白术20g，云苓粉20g，炙甘草15g，白花蛇舌草30g，半枝莲30g，瞿麦20g，败酱草30g，当归10g，川芎20g，炒白芍20g，郁金15g，土鳖虫10g 除湿健脾、益气解毒、活血通络；龙骨粉30g，牡蛎粉30g，制山茱萸20g，制何首乌20g，五味子20g，炒酸枣仁10g（捣），首乌藤50g 补肾安神；陈皮20g，焦三仙各20g 消食消药。

（4）证候：脾肾阳虚，寒湿入络。治宜补脾益肾、温阳除湿，化瘀解毒。方用：制附子20g，肉桂20g，云苓粉20g，炒苍术20g，炒白术20g，黄芪30g，肉苁蓉20g，菟丝子20g，破故子20g，生薏苡仁30g，怀牛膝20g 补脾益肾、温阳除湿；白花蛇舌草30g，半枝莲30g，苦荞头20g，石见穿20g，瞿麦20g，当归10g，川芎20g，炒白芍20g，郁金15g，土鳖虫10g，丹参20g 化瘀解毒，陈皮20g，焦三仙各20g 消食消药。

（五）临证医案医话

病例一： 宋某，女，19岁，狼疮性肾炎，参考前文。

病例二： 许某，女，48岁，17岁上中学时患红斑狼疮，30年来一直在大医院治疗，用大量激素及西药。十几年前又发展成股骨头坏死，行股骨头手术。2017 年 9 月 11 日就诊，走路跛行，疼痛难忍，面色黧黑，神经衰弱，昼夜无眠，无生活之勇气，生不如死，逢人就哭，舌黑苔白、唇黑，脉细弱。证属湿阻脾肾，脾肾两虚，气虚血瘀。治宜除湿健脾、益气补肾化瘀。方用：苍术 20g，黄柏 20g，生薏苡仁 30g，怀牛膝 20g，泽泻 15g，黄芪 30g，炒白术 20g，云苓粉 20g，炙甘草 15g，白花蛇舌草 30g，半枝莲 30g，瞿麦 20g，败酱草 30g，当归 10g，川芎 20g，炒白芍 20g，郁金 15g，土鳖虫 10g 除湿健脾，益气解毒，活血通络；龙骨粉 30g，牡蛎粉 30g，制山茱萸 20g，制何首乌 20g，五味子 20g，炒酸枣仁 10g（捣），首乌藤 50g 补肾安神；陈皮 20g，焦三仙各 20g 消食消药，共 10 剂，提前用凉水浸泡 5 小时，水煎 2 次，混合后分 3 次服。服用 60 剂药后，面色转红，服 90 剂后，睡眠改善，关节疼痛减轻，饮食正常，笑容满面，眼圈仅稍黑。服 120 剂药后，面色红润，生活正常，身轻，心情愉悦，痊愈。后访问激素减退情况，方知未减激素，治疗期间，嘱共缓慢减激素量，患者没有重视，这是很大的错误，只能继续服中药 3 个月，缓慢减量激素。

　　病例三：杨某，女，40 岁，包头市人。20 岁时因考学受挫，心情抑郁得病，某医院诊断为系统性红斑狼疮，经 20 年西医治疗，效果不佳。2000 年 3 月 5 日来笔者处就诊。畏光怕晒，腰部与关节剧痛，心累乏力不能支持，卧床不起，腹胀，纳差，面白，舌淡、苔薄白，脉细弱。证候属脾肾阳虚，寒湿瘀阻。治宜补脾益肾、温阳除湿、化瘀解毒。方用：制附子 30g，肉桂 20g，干姜粉 20g，云苓粉 20g，炒苍术 20g，炒白术 20g，黄芪 30g，制何首乌 20g，肉苁蓉 20g，菟丝子 20g，补骨脂 20g，生薏苡仁 30g，怀牛膝 20g 补脾益肾，温阳除湿；白花蛇舌草 30g，半枝莲 30g，苦荞头 20g，石见穿 20g，瞿麦 20g，当归 10g，川芎 20g，炒白芍 20g，郁金 15g，土鳖虫 20g，丹参 20g 化瘀解毒；陈皮 20g，焦三仙各 20g 消食消药。提前用凉水浸泡 5 小时，第一次水开后煎 20～30 分钟倒出药汁，再加水煎第二次，也是水开后煎 20～30 分钟，2 次药汁混合，分早、中、晚 3 次服。用此方 30 天后，能够下床活动，食欲增加，面色微发红润。60 天后，可以到户外活动，腰与关节疼痛大减，精神气色恢复，心情舒畅。原方减瞿麦、白芍，加砂仁 10g（破），草果 10g（破），继服 30 剂。90 天后，基本恢复正常生活，患者愿继续巩固疗效，180 天后停药，完全康复。

（六）禁忌与注意事项

1. 不生气，保持心态平衡，情志和谐愉悦。

2. 身体不适时，提倡中医药治疗，不用化学药品，严禁肾毒药物。

3. 禁忌辛辣，冷饮冷食，多喝 30～40℃温开水，低盐，忌咸菜。

4. 严禁吃垃圾食品、洋快餐、小食品、饮料。

5. 提高身体素质，预防感冒。

6. 忌劳累，包括房劳。

7. 禁忌晒太阳。

（七）治未病提示

中医学认为红斑狼疮因正气不足，其根源还是体虚，长期情志抑郁，情绪毒是主因，情绪导致气血运行失常，阴阳失调，气滞血瘀，免疫功能下降。外邪、湿热、热毒、药毒乘虚侵袭，损害内脏功能所致。保持心情愉悦，保护体质免疫功能，饮食、药物的合理运用，加强体育锻炼，身体不适时严禁服用化学药物、肝毒、肾毒、脾胃毒性药物，是预防和治愈疾病的首要条件。《黄帝内经》曰："邪气所凑，其气必虚。"对待本病，必须遵循"治外必本其内，知其内以求其外"的原则。笔者在治疗红斑狼疮或狼疮性肾炎时，多采取标本兼治法，都能转危为安。情绪是本病发生、发展、痊愈的关键。

（八）按语

红斑狼疮、狼疮性肾炎引起的尿毒症很容易痊愈，但西医治疗不亚于癌症，一旦损害肾脏，肾萎缩的可能性很小，痊愈的可能性是 90%以上，从分析以上病案，红斑狼疮或狼疮性肾炎治疗以疏肝解郁和解毒化瘀至关重要，激素减量不能太快，在中医药辨证施治中减完激素还要继续服中药巩固 1～2 个月才可停药。总之，中医辨证施治是关键。

二十二、支气管哮喘

（一）概述

支气管哮喘是上呼吸道痰鸣气喘反复发作，迁延不愈，呼吸困难，甚者张口抬肩，不能平卧的疾病。

（二）病因病机

本病分内伤与外感，内伤多以正气虚，痰湿内伏于肺系，阻滞气道，或饮食不当，痰浊内生，或久病体弱痰饮内生；外感多以正气虚，风寒或风热之邪外侵，未能及时宣散，邪蕴气滞，气不布津，聚液生痰，或花粉、烟尘污染，肺不宣降，痰饮、痰浊内蕴所致。

（三）临床表现

喘逆上气，胸胀疼痛，痰稠黏腻，呼吸困难，张口抬肩，痰鸣气喘，舌苔滑腻或薄白或黄，脉弦滑。

（四）中医辨证施治

1. 风寒袭表　咳喘气急，痰多稀薄、色白泡沫状，头痛恶寒，无汗，苔薄白，脉浮紧。属风寒束表，寒痰阻肺。治宜散寒解表、化痰宣肺。方用：麻黄 10g，桂枝 15g，杏仁 20g，防风 10g，川芎 15g，细辛 6g，干姜粉 10g，甘草 10g，黄芪 30g 散寒解表；姜半夏 10g，厚朴 10g，橘红 10g，五味子 15g，云苓粉 20g，紫苏子 10g（捣），白芥子 10g（捣），莱菔子 10g（捣）宣肺化痰；陈皮 20g，焦三仙各 20g 运脾消食消药。

2. 痰热蕴肺　咳喘气涌，痰黏稠色黄，胸中胀痛，身热汗出，渴喜冷饮，面红烦热，大便秘结，小便赤黄，舌苔黄腻，脉滑数。属痰热蕴肺，气道受阻。治宜清热泻肺、降气化痰。方用：石膏 30g，知母 20g，桑白皮 15g，黄连 10g（捣），枯黄芩 20g，栀子 20g（捣）清泻肺热；葶苈子 15g，大黄 20g，生薏苡仁 30g，云苓粉 20g，清半夏 15g，鱼腥草 20g，冬瓜子 20g（捣），芦根 30g，杏仁 20g（捣），白芥子 10g（捣），紫苏子 10g（捣），莱菔子 10g（捣）化痰平喘；黄芪 30g，地龙 10g，川芎 20g 行气活血；陈皮 20g，焦三仙各 20g 运脾消食消药。

3. 湿痰阻肺　咳嗽痰多，色白黏腻，胸闷气喘，咳痰不利，呕恶纳呆，口黏不渴，舌苔厚白腻，脉滑。属痰湿困脾，痰浊蕴肺。治宜运脾除湿、化痰降气。方用：苍术 20g，生薏苡仁 30、厚朴 15g，云苓粉 20g，佩兰 15g，陈皮 20g，生白术 20g 运脾化湿；姜半夏 15g，葶苈子 15g，紫苏子 15g，白芥子 15g，莱菔子 15g，杏仁 20g（捣）化痰平喘；黄芪 20g，地龙 10g，川芎 20g，土鳖虫 10g 行气活血；焦三仙各 20g 消食消药。

4. 气阴两虚　气短咳喘，自汗畏风，烦热口干，咽喉不利，咳痰稀薄，面红苔剥，脉软弱。属气阴两虚，肺气不固。治宜益气养阴、补肺敛气。方用：生晒参或西洋参 10g（捣），黄芪 30g，麦冬 15g，五味子 20g，炒白术 20g，炙甘草 20g，升麻 10g，沙参 10g，玉竹 10g，百合 10g 益气养阴；制山茱萸 20g，熟地黄 20g，生山药 20g，云苓粉 20g，制何首乌 20g 滋补肾阴；葶苈子 15g，白芥子 15g（捣），紫苏子 10g（捣），化痰平喘；地龙 10g，川芎 20g，丹参 20g 行气活血；陈皮 20g，焦三仙各 20g 运脾消食消药。

5. **脾肾阳虚** 动则喘甚，呼多吸少，气不得续，面浮下肢肿，脘痞纳差，汗出肢冷，面青唇紫，舌胖苔滑。属脾肾阳虚，水湿不化。治宜健脾益肾、扶阳化湿。方用：生晒参 10g，制附子 30g，干姜粉 20g，桂枝 20g，云苓粉 20g，炒白术 20g，炒苍术 20g，生薏苡仁 30g，怀牛膝 30g，厚朴 10g，泽泻 20g，车前子 20g（包煎），猪苓 10g 扶阳健脾利水；补骨脂 20g，五味子 20g，龙骨粉 30g，牡蛎粉 30g，制山茱萸 20g，制何首乌 20g，蛤蚧粉 5g 补肾；当归 10g，川芎 20g，丹参 20g，地龙 10g 行气活血；白芥子 20g（捣）化痰；陈皮 20g，焦三仙各 20g 运脾消食消药。

（五）治未病提示

中医对支气管哮喘要分辨虚实，提高自身抗病能力，在外感时应用中医辨证施治，彻底治愈，不留后遗症，最好不用西药或抗生素，抗生素可使人体抗病能力降低，愈后身体软弱，短期内体质不能恢复，若过度治疗，药毒还会损害其他五脏功能，造成一种病还没有彻底痊愈，又引发第二种疾病、第三种疾病的后果。

对于体虚长期不愈的患者，更要辨证分型，标本兼治，万不可急于求成，过度消炎，治标不治本，致使体质更虚，免疫力损害，五脏功能失调，后患无穷。

（六）禁忌与注意事项

1. 环境差的地方，一定要选择一个较好的空气净化器，出门要戴防雾霾口罩；一旦感冒，请中医辨证施治，最好不用西药和抗生素。
2. 禁忌辛辣烟酒、冷食冷饮、垃圾食品、饮料、洋快餐。
3. 严禁接触可能有过敏原的场所。
4. 提高身体素质，不吹空调和风扇，预防感冒。
5. 不吃肝毒、肾毒、脾胃毒药品，保护肝、脾、肾功能，提高自身抗病能力。

（七）临证医案医话

病例一： 王某，男，50 岁，内蒙古包头市人。2000 年 11 月 12 日就诊。主诉：咳嗽喘促，天暖减轻，天冷加重，有 3 年病史，夜间尤甚，舌淡苔白，脉细滑。证属寒湿束肺，子病及母。治宜温化寒湿、化痰益肾。方用：炙麻黄 10g，姜半夏 10g，云苓粉 20g，桂枝 15g，防风 10g，杏仁泥 20g，炒白术 20g，橘红 10g，厚朴 10g，生薏苡仁 30g，甘草 10g，五味子 20g，补骨脂 20g，紫苏子 10g（捣），白芥子 10g（捣），莱菔子 10g，陈皮 20g，焦三仙各 20g，共 5 剂，提前用凉水浸泡 3 小时，水煎 2 次混合后分早、晚服。二诊用药后咳喘减轻，痰易出，照原方 5 剂。三诊，咳喘渐平，畏寒明显减轻，照原方 5 剂。四诊，哮喘已平，原方减紫苏子、白芥子、莱菔子，加黄芪 50g，10 剂调理巩固，随访 1 年后未复发。

　　病例二：杨某，男，64 岁，内蒙古包头市人。2016 年 3 月 20 日就诊。主诉：哮喘 10 年，每年冬春季都要住院治疗，只能缓减，不能根治。动则喘甚，呼多吸少，气不得续，面浮下肢肿，脘痞纳差，汗出肢冷，面青唇紫，舌胖苔滑。证属脾肾阳虚，水湿不化。治宜健脾益肾、扶阳化湿。方用：生晒参 10g，黄芪 20g，制附子 30g，干姜粉 20g，桂枝 20g，云苓粉 20g，炒白术 20g，炒苍术 20g，生薏苡仁 30g，怀牛膝 30g，厚朴 10g，泽泻 20g，车前子 20g（包煎），猪苓 10g 扶阳健脾利水；补骨脂 20g，五味子 20g，龙骨粉 30g，牡蛎粉 30g，制山茱萸 20g，制何首乌 20g，熟地黄 20g 补肾；当归 10g，川芎 20g，丹参 20g，地龙 10g 行气活血；紫苏子 10g（捣），白芥子 20g（捣）化痰；陈皮 20g，焦三仙各 20g 运脾消食消药。共 5 剂，提前用凉水浸泡 3 小时，水煎 2 次混合后分早、晚服。肺俞双穴针灸刀切割，10 天 1 次，连做 3 次。二诊，明显减轻，效不更方，继续 5 剂。三诊，第二次针灸刀切割，中药照原方 5 剂。四诊面色转红，水肿渐消，饮食增加，照原方 5 剂。五诊，第三次针灸刀肺俞切割，中药照原方 5 剂。三次针刀术后停止，中药照原方服 50 剂后痊愈。

（八）按语

　　哮喘虽然由多种证候形成，青壮年多以外感风寒、风热、痰湿等证而成，老年多以寒湿肾虚多见，临床分虚实，实证以宣泄脾肺为主、虚证以温肾纳气为治本，酌情配以宣肺运脾降气法治标。

　　古人认为虚喘之证，"根于肾，关于脾，出于肺。气生于脾，降于肺，纳于肾"。治疗老年虚喘，重视脾肾为本；治疗实喘，在乎于肺，风、寒、湿、热、痰相互兼证，并证时，更易关乎脾，因此临床辨证准确，对证下药，相互兼顾；治虚必顾实，治实必顾虚。治喘必化痰，无论虚实，二陈汤、苏子、白芥子、莱菔子等都是治喘的佐药。

二十三、慢性鼻炎与鼻窦炎

（一）概述

　　以长期鼻塞流涕或流浓涕，伴有咽痛、头痛、咳嗽等症状为主的病症为慢性鼻炎或鼻窦炎。

（二）病因病机

人体抗病力低下，风寒、寒湿、风热侵袭，反复感冒，或花粉、过敏原感染，引发上呼吸道感染，络脉不通，鼻塞、流涕、头痛，又不能彻底治愈而致。

（三）临床表现

长期鼻塞流涕或流浓涕，伴有咽痛、咳嗽、头痛和上呼吸道不适，不寐，甚者全身不适。

（四）中医辨证施治

1. 风寒湿毒　鼻塞流涕，或流浓涕，头痛、咳嗽、咽痛、上呼吸道不适，不寐，甚者全身不适，舌淡苔薄白，脉缓。属风寒湿痹，邪毒上扰。治宜祛风胜湿、散寒通窍。方选：荆芥10g，防风10g，细辛6g，麻黄10g，羌活10g，独活15g，云苓粉20g祛风胜湿；白芷15g，蔓荆子10g，辛夷10g，藁本10g，炒苍耳子5g，制附子15g，干姜15g，桂枝15g，川芎20g散寒行气，通窍止痛；贯众15g，甘草10g解毒；陈皮20g，焦三仙各20g运脾消食消药。肺俞穴或风门穴针灸刀切割，10天1次，连做3次。

2. 风热湿毒　鼻塞流涕，或流浓涕，头痛、咳嗽、咽痛、上呼吸道不适，不寐，甚者全身不适，舌红苔白或黄，脉数。证属风热湿痹，邪毒上扰。治宜清热除湿、通窍解毒。方选：金银花20g，忍冬藤20g，连翘20g，板蓝根20g，桔梗20g，花粉20g，蒲公英20g，紫花地丁20g，贯众15g，云苓粉20g，车前子20g（包煎）清热除湿；炒苍耳子5g，辛夷10g，细辛6g，白芷10g，川芎20g通窍止痛；陈皮20g，焦三仙各20g运脾消食消药。肺俞穴或风门穴针灸刀切割，10天1次，连做3次。

（五）治未病提示

慢性鼻炎与鼻窦炎，支气管哮喘都属上呼吸道炎症类，所以请参考支气管哮喘。

（六）禁忌与注意事项

同前文。

（七）临证医案医话

病例一：程某，女，38岁，山东威海人，2017年8月25日就诊。主诉，5

年病史，鼻塞流涕，流浓涕，头痛、上呼吸道不适，舌淡苔薄白，脉迟缓。证属寒湿痹阻，清窍不通。治宜祛风散寒、除湿通窍。方用：荆芥 10g，防风 10g，麻黄 10g，制附子 30g，干姜 20g，肉桂 10g，桂枝 15g，炒白芍 20g，白芷 15g，蔓荆子 10g 祛风散寒止痛；细辛 6g，辛夷 10g，藁本 10g，苍耳子 5g，川芎 20g，羌活 10g，独活 15g，云苓粉 20g，泽泻 15g 除湿通窍；陈皮 20g，焦三仙各 20g 运脾消食消药，5 剂。肺俞双穴、风门双穴交替针刀切割，10 天 1 次，4 次。二诊，显效，效不更方，照原方 5 剂。三诊，基本痊愈，为了巩固疗效，患者要求再服 10 剂。四诊，原方减荆芥、防风、藁本、麻黄；加炒酸枣仁 20g，首乌藤 50g，龙骨粉 30g，牡蛎粉 30g，桑葚 20g 镇静安神，10 剂，痊愈。

病例二：刘某，男，47 岁，山东威海人，2017 年 5 月 23 日就诊。4 年病史，鼻塞流涕，流浓涕，头痛、上呼吸道不适，全身瘙痒，小便短涩，舌红苔黄腻，脉滑数。证属三焦湿热，清窍阻塞。治宜清热利湿、通窍止痛。方用：苍术 20g，黄柏 20g，枯黄芩 20g，生薏苡仁 30g，怀牛膝 30g，葛根 20g，黄连 10g（捣），连翘 15g，忍冬藤 20g，败酱草 20g，马齿苋 20g，瞿麦 15g，萹蓄 15g，泽泻 20g，云苓粉 20g，土茯苓 20g 清热利湿解毒；当归 10g，川芎 20g，白芍 20g，白芷 15g，细辛 6g，辛夷 10g，苍耳子 5g，藿香 10g，桑叶 10g 通窍散风止痛；陈皮 20g，焦三仙各 20g 运脾消食消药，5 剂。肺俞双穴、风门双穴交替针刀切割，10 天 1 次，4 次。二诊，头不痛，小便不涩，照原方 5 剂。三诊显效，效不更方，照原方 5 剂。四诊，头痛流涕消失，鼻塞仍未减，照原方继服 10 剂。五诊，鼻塞完全消失，舌苔黄而不腻，照原方继服 10 剂。六诊，基本痊愈，患者要求继续巩固 10 剂而痊愈。

（八）按语

1. 慢性鼻炎、鼻窦炎是很常见的疾病，但用西药就是缠绵难愈，而且越治免疫功能越差，越不能根治，3～5 年、甚者 10 年以上者也不少见。抗生素能降低机体免疫力，所以中医不提倡使用。

2. 本病多为感冒后不治、失治、误治或治疗不彻底，长时间不能痊愈，或反复发作造成的，因此，预防感冒，感冒后快速治愈是关键，中医辨证施治治疗总能提高免疫功能，起到标本兼治作用，杜绝免疫力低下而长期难以痊愈。

二十四、癫狂

（一）概述

以突然昏厥抽搐，角弓反张，口吐白沫，不省人事者为癫痫；以精神、神志逆乱，悲伤哭笑，打骂毁物者为癫狂。

（二）病因病机

外感内热，七情内伤、痰瘀内阻，痰湿、痰火上扰清窍，蒙闭神明，神志逆乱所致。

（三）临床表现

头痛头晕，失眠健忘，记忆减退，甚者突然昏厥抽搐，角弓反张，口吐白沫，不省人事，舌苔薄，脉弦数为癫痫。头痛头晕，失眠健忘，烦躁易怒，记忆减退，焦虑多疑，重时精神错乱，不识亲疏，语无伦次，悲伤哭笑，打骂毁物，舌红苔黄或黄腻，脉洪数为癫狂。

（四）中医辨证施治

1. 癫痫

（1）痰邪阻络：面色青，胸痛闷胀，目睛神呆，角弓反张，口吐白沫，不省人事，手足抽搐，舌苔薄腻，脉滑数。属痰邪阻络，瘀阻不通。治宜豁痰攻逐、活血化瘀。方用：天麻10g（研末冲服），钩藤10g，远志10g，石菖蒲20g，鲜竹沥30～50ml，天竺黄10g，白附子10g，胆南星5g，琥珀10g，珍珠5g（研末冲服），郁金10g，明矾5g，桔梗15g，白芥子10g（捣）潜阳化痰；当归10g，川芎20g，丹参20g，桃仁10g，红花10g，怀牛膝20g活血化瘀；陈皮20g，焦三仙各20g运脾消食消药。

（2）肝阳上扰：发热面红，胸痛闷胀，夜烦不寐，突然昏厥，手足抽搐，舌苔薄腻，脉弦数。属肝阳上扰，风痰阻络。治宜平肝潜阳、化痰宁神。方用：龙胆草10g，枯黄芩15g，栀子10g（捣），黄连10g（捣），生石决明20g（捣），天麻10g（研末冲服），钩藤10g，怀牛膝20g，龙骨粉30g，牡蛎粉30g，磁石粉20，珍珠5g（研末冲服）平肝潜阳。首乌藤30g，郁金10g，姜半夏10g，明矾5g，天竺黄10g，琥珀5g，竹茹10g，茯神15g（捣），鲜竹沥30～50ml，白芥子10g（捣），炒酸枣仁10g（捣），当归10g，川芎20g，丹参20g化痰宁神通络；陈皮20g，焦三仙各20g运脾消食消药。

2. 癫狂

阳明燥实，痰瘀互结：目赤面红，大便秘结，小便赤黄，狂乱不识人，精神错乱，不识亲疏，语无伦次，悲伤哭笑，打骂毁物，舌红苔黄或黄腻，脉洪数。属阳明腑实，痰瘀互结。治宜清泻燥结、豁痰开窍醒神。方用：生大黄20g（另泡煎5分钟），芒硝10g，枳实15g，厚朴10g通腑泻结；石菖蒲50g，节菖蒲20g，郁金20g，川芎20g，甘草10g，白芥子10g（捣），莱菔子 30g（捣），远志 10g，竹茹 10g，生薏苡仁 30g，茯神粉 20g 行气豁痰，开窍醒神；桃仁 10g（捣），红花 10g，丹参 20g，生地黄 20g，玄参 20g，黄连 10g（捣），石膏 30g，知母 20g，黄柏 20g 滋阴清热，润燥化瘀；陈皮 20g，焦三仙各 20g 运脾消食消药。

（五）禁忌与注意事项

1. 癫痫由情志失调，痰湿、痰瘀互结而成；癫狂由湿热、痰瘀，阳明腑实而成，根据证候和体质，首先注意情绪的调节，平时保持心情愉悦，不吃辛辣、海鲜、肉食，忌烟酒，容易生热、生痰湿的食品。

2. 一旦生病，要以治本、治病因，辨证施治；不以治标，治病名，以化学药品强行控制症状，损害内脏、自主神经，使病情长期不愈。

（六）临证医案医话

病例一：杨某，男，40 岁，内蒙古乌兰察布市人，2015 年 5 月 12 日就诊。患者在包头市区打工，10 年病史，20～25 天发病一次，面色青，胸痛闷胀，目瞪神呆，角弓反张，口吐白沫，不省人事，手足抽搐，舌苔薄腻，脉滑数。妻子跟随打工，随时保护。属痰邪阻络，瘀阻不通。治宜豁痰攻逐、活血化瘀。方用：天麻 10g（研末冲服），钩藤 10g，远志 10g，石菖蒲 20g，鲜竹沥 50ml，天竺黄 10g，白附子 10g，胆南星 5g，琥珀 10g，珍珠 5g（研末冲服），郁金 10g，明矾 5g，桔梗 15g，枳实 10g，大黄 10g（另泡煎 5 分钟），白芥子 10g（捣）潜阳化痰；当归 10g，川芎 20g，丹参 20g，桃仁 10g，红花 10g，怀牛膝 20g 活血化瘀；陈皮 20g，焦三仙各 20g 运脾消食消药，10 剂。二诊，治疗中未发病，大便脓痰样，次数增多，照原方 10 剂。三诊，仍未发病，定期似有怔忡感，效不更方，守原方 10 剂。四诊，患者心情愉悦，有说有笑，腻苔退净，续原方减大黄 10 剂。五诊，患者自觉痊愈，要求继续巩固，减大黄方 10 剂。共计 60 剂中药，10 多年的癫痫病痊愈。

病例二：郭某，男，30 岁，内蒙古巴彦淖尔市人，2006 年 5 月 1 日慕名而来。目赤面红，大便秘结，小便赤黄，狂乱不识人，精神错乱，不识亲疏，语无伦次，悲伤哭笑，打骂毁物，舌红苔黄或黄腻，脉洪数。证属阳明腑实，痰瘀互结。治宜清泻燥结、豁痰开窍醒神。方用：生大黄 20g（另泡煎 5 分钟），芒硝 10g，枳实 15g，厚朴 10g 通腑泻结；石菖蒲 50g，节菖蒲 20g，郁金 20g，川芎 20g，甘草 10g，白芥子 10g（捣），莱菔子 30g（捣），远志 10g，竹茹 10g，生薏苡仁 30g，茯神粉 20g，明矾 5g，珍珠 5g（研细末冲服）行气豁痰，开窍醒神；桃仁 10g（捣），红花 10g，丹参 20g，生地黄 20g，玄参 20g，黄连 10g

（捣），石膏 30g，知母 20g，黄柏 20g 滋阴清热，润燥化瘀；陈皮 20g，生山楂 20g，六神曲 20g 运脾消食消药，10 剂。二诊，服药后排便次数增多，发病一次较前安静，效不更方，照原方 20 剂带回家服用。三诊，黄腻苔退薄，发病 2 次可以自控，烦躁消失，大黄、芒硝减半量，续方 20 剂。四诊，自觉痊愈，没有发病，患者要求继续巩固疗效，续原方减大黄、芒硝 20 剂，70 剂后痊愈。

（七）按语

癫痫大多属于阴证，而癫狂多属于阳证，痰湿、痰瘀是共证，临证中不可不辨，抓住主要矛盾祛痰化瘀，行气活血，调情绪是治痫之举。而清泻湿热，通腑泻实，滋阴润燥化瘀是治狂之举。

二十五、甲状腺功能亢进或甲状腺功能减退

（一）概述

甲状腺功能亢进是人体内分泌功能紊乱，甲状腺分泌甲状腺激素过多而出现的病症。临床上西医用西药治标，很多病例转化成甲状腺功能减退，给临证治疗带来诸多麻烦，致使病情缠绵难愈。

（二）病因病机

中医学认为本病是湿热困阻肝脾，肝主疏泄，脾主运化，疏泄运化功能失调后，人体内分泌就失调，紊乱，这是外因；二是精神刺激，情绪毒造成肝脾疏泄运化功能紊乱，内生湿热，内分泌功能失调，或更年期肝、脾、肾功能低下，内分泌功能失调所致，这是内因；本病机制极其复杂，临证辨别病因证候需要谨慎细致。

（三）临床表现

患者以女性为多，男女之比约 1∶4，各年龄段均可发病，情绪偏激更易发生，情绪急躁，多汗、失眠、易饥、多食、多饮、消瘦、甲状腺肿大、眼球突出、心悸、心动过速、心律不齐、心房扑动，舌红苔黄，脉疾数；甚者心力衰竭而休克，如伴有更年期综合征者，临证更加复杂多变。

（四）中医辨证施治

1. 精神情志疗法　情绪可以使内分泌功能失调，甲状腺激素分泌太过，

因此调节患者情绪是治疗本病的主要手段。

2. 辨证施治

（1）湿热阻滞，肝脾不和：情绪急躁，多汗、失眠、易饥、多食、多饮、消瘦、甲状腺肿大、眼球突出、心悸、心动过速、心律不齐、舌红苔黄，脉疾数。证属湿热阻滞，肝脾不和。治宜清热除湿、疏肝运脾。方用：苍术 20g，黄柏 20g，生薏苡仁 30g，怀牛膝 20g，黄连 10g（捣），枯黄芩 20g，云苓粉 20g，泽泻 15g，忍冬藤 20g，连翘 20g，土茯苓 20g，苦参 20g 清热除湿运脾；厚朴 10g，清半夏 10g，川芎 20g，炒白芍 20g，郁金 15g，陈皮 20g，香附 20g 疏肝理气解郁；首乌藤 50g，龙骨 30g，牡蛎 30g，炒酸枣仁 20g（捣）镇静安神。

（2）肝阳上亢，阴虚火旺：失眠、易饥、多食、多饮、消瘦、甲状腺肿大、眼球突出、心悸、心动过速、心律不齐、口苦眩晕、舌红少苔，脉弦数。证属肝阳上亢，阴虚火旺。治宜平肝潜阳、滋阴降火。方用：生地黄 50g，玄参 20g，麦冬 10g，天冬 10g，鳖甲粉 20g，龟甲粉 20g，龙骨粉 30g，牡蛎粉 30g，制何首乌 20g，五味子 20g，制山茱萸 20g，赤芍 20g，白芍 20g，首乌藤 50g，炒酸枣仁 20g（捣），石菖蒲 20g，远志 10g，磁石 20g，琥珀 10g，知母 20g，黄柏 20g，怀牛膝 20g 滋阴降火，平肝潜阳，镇静安神；陈皮 20g，焦三仙各 20g 运脾消食消药。

（3）痰湿凝结：胸闷气短、多汗失眠、易饥、多食、多喝、消瘦、甲状腺肿大、眼球突出、头晕心悸、心动过速、心律不齐、舌红苔黄腻，脉滑数。痰湿凝结，瘀阻不通。治宜化痰除湿、活血宁神。方用：姜半夏 15g，枳实 10g，竹茹 10g，鲜竹沥 100ml，生鲜姜 50g，云苓粉 20g，珍珠粉 5g（冲服），黄连 15g（捣），栀子 20g（捣），大黄 20g，白芥子 20g（捣），龙胆草 20g，枯黄芩 20g 清热化痰湿；首乌藤 50g，炒酸枣仁 20g（捣），龙骨粉 30g，牡蛎粉 30g，远志 10g，石菖蒲 20g，郁金 10g，川芎 20g 开郁镇静安神；陈皮 20g，焦三仙各 20g 运脾消食消药。

（五）禁忌与注意事项

1. 中医不提倡用西药治标，或手术治疗，因为病因不除，病根不会根除，临证中常见很多做过手术的患者找到中医求治，有个别患者更出现甲状腺功能减退结果，很多原症状没解除，又增加了其他并发症，甚者有心力衰竭休克现象，对生活失去信心者不在少数，遇到更年期合并甲状腺功能亢进者，更有生不如死的感觉，自杀者也不在少数。因此，中医辨证施治除病因，治本是治疗甲状腺功能亢进病的最好选择。

2. 调节情绪，心情愉悦是疾病痊愈的首要条件。禁忌辛辣烟酒、垃圾食品。

（六）临证医案医话

病例一： 刘某，女，28 岁，包头市人，2016 年 3 月 12 日就诊。在市级医院诊断为甲状腺功能亢进，治疗 3 个月无效，经老家同学介绍前来就诊，情绪急躁，多汗、失眠、易饥、多食、多饮、消瘦、甲状腺肿大、眼球突出、心悸、心动过速、心律不齐、舌红苔黄，脉数。证属湿热阻滞，气郁血瘀。治宜清热除湿、活血解郁、镇静安神。方用：苍术 20g，黄柏 20g，生薏苡仁 30g，怀牛膝 20g，黄连 10g（捣），枯黄芩 20g，葛根 20g，云苓粉 20g，泽泻 15g，当归 10g，川芎 20g，丹参 20g，土鳖虫 15g，桃仁 10g（捣），红花 10g，郁金 15g 清热除湿、活血解郁；龙骨粉 30g，牡蛎粉 30g，五味子 20g，制何首乌 20g，首乌藤 50g，炒酸枣仁 20g（捣），石菖蒲 20g，远志 10g，茯神 20g，琥珀 10g，磁石粉 20g 镇静安神。陈皮 20g，焦三仙各 20g 运脾消食消药。10 剂。二诊，反应不大，随原方 10 剂。三诊，情绪稍有稳定，没有以前急躁，能睡眠 3 小时左右，照原方 10 剂。四诊，睡眠有改善，可以睡 5 小时左右，汗止，舌苔黄退，原方减苍术、黄柏、泽泻、生薏苡仁，加制山茱萸 20g，熟地黄 20g，10 剂。五诊，面色转红润，饥饿感消除，睡眠能睡 5 小时以上，心率恢复正常，情绪好转，照四诊方 10 剂。六诊，情绪稳定，照四诊方 10 剂。七诊，睡眠 6 小时以上，情绪稳定，照四诊方 10 剂。八诊，自己感觉痊愈，一切正常，再巩固 10 剂，90 剂后痊愈。

病例二： 郭某，女，47 岁，包头市人，2000 年中秋就诊，饥饿，心悸，发汗、失眠、心烦气短、心律不齐，手颤抖，时有心力衰竭休克现象，腰酸痛，头晕眼花，舌红无苔，脉细数。到市级医院诊断为"甲状腺功能亢进"，用药无效，求中医治疗。证属肾阴虚弱，心肾不交。病属更年期综合征兼甲状腺功能亢进，治宜滋阴益肾、安神镇静、促进循环。方用：制山茱萸 20g，制何首乌 20g，五味子 20g，熟地黄 20g，桑葚 30g，龙骨粉 30g，牡蛎粉 30g，炒酸枣仁 20g，首乌藤 50g，远志 10g，节菖蒲 10g，石菖蒲 20g，茯神粉 20g，合欢花 10g，磁石 20g，琥珀 10g，当归 10g，川芎 20g，郁金 10g，炒白芍 20g，黄芪 20g 滋肾阴益气血，安神镇静；陈皮 20g，焦三仙各 20g 运脾消食消药。10 剂。按照此方连续服用 100 剂，甲状腺功能亢进症痊愈。情绪稳定，睡眠改善，心律整齐，腰酸痛现象减轻，饮食正常，但睡眠还有不稳定现象，情绪偶尔还有反常。患者述说不愿意服汤药，只好改为中成药更年安片、养血安神片、舒神灵胶囊，正常服用 3 次，就能很稳定地正常生活，断断续续服用几年后，过渡到更年期结束。

病例三：隋某，男，24 岁，山东威海市人。情绪急躁，多汗、失眠、易饥、多食、多饮、消瘦、甲状腺肿大、眼球突出、心悸、心动过速，2017 年 2 月 18 日在市级医院诊断甲状腺功能亢进，治疗 3 个月，甲状腺功能亢进变甲状腺功能减退，情绪低落，无可奈何。5 月 20 日就诊，情绪表现急躁，舌红苔黄，脉滑数。证属阴虚湿毒。治宜滋阴除湿、镇静安神。方用：苍术 20g，黄柏 20g，生薏苡仁 30g，怀牛膝 30g，苦参 20g，土茯苓 20g，黄连 10g（捣），忍冬藤 20g，连翘 20g，金银花 15g，生地黄 20g，玄参 20g，牡丹皮 15g，赤芍 20g，萆薢 15g，败酱草 20g，马齿苋 20g 除湿滋阴解毒。黄芪 30g，防风 10g，炒白术 20g，当归 10g，川芎 20g，首乌藤 50g，炒酸枣仁 20g（捣），龙骨粉 30g，牡蛎粉 30g，桑葚 30g，陈皮 20g，生山楂 20g 扶正行气，镇静安神运脾。60 天后减生地黄、玄参、牡丹皮、赤芍、黄连、生山楂，加焦三仙。又服 30 剂，90 剂痊愈。

（七）按语

甲状腺功能亢进、甲状腺功能减退只是病的名称，但临证治疗，无须考虑什么病，而是要考虑辨别证候，辨证施治才能解除病因、病源，使疾病痊愈，而不良情绪是造成甲状腺功能亢进的主要原因。首先，情绪导致内分泌系统失调，甲状腺激素分泌太过而病。其次，医生的语言是治病的关键，想方设法改善患者情绪，使之精神愉悦，心理和谐，逆乱的气血才能通畅运行，内分泌功能在中医药辨证施治、心理疏导过程中快速恢复，甲状腺、甲状腺旁腺激素的分泌功能才能正常，而不是用西药强制甲状腺减少分泌，强制减少就会使甲状腺功能亢进病转为甲状腺功能减退病。

二十六、更年期综合征

（一）概述

更年期综合征是人到中老年时，由于肝、脾、肾功能虚弱，内分泌激素的功能紊乱或减退，激素分泌太过或减少，如睾丸激素、卵巢激素、孕激素、褪黑激素、脑垂体激素、肾上腺激素、胰腺激素、甲状腺激素、甲状腺旁腺激素等多种内分泌器官分泌的激素紊乱，致使人体某些激素太过或减少，使很多器官功能失调引发的综合征。男性多在 60 岁以后，女性多在 50 岁左右发病。

（二）病因病机

病因分外因及内因，以内因为主，外因为诱，人到中老年时，由于肝、脾、肾功能虚弱，内分泌功能分泌激素的功能紊乱或减退，激素分泌太过或减少，外因风、寒、暑、湿、燥、火等外来刺激、环境影响等诱发，人体多种器官功能失调所致。

（三）临床表现

心烦意乱，情绪失调，失眠多梦，急躁易怒，心悸气短，血压升高，循环障碍，意念紊乱，腰酸疲困，月经失调，崩漏闭经，甚者心力衰竭休克。舌红苔黄或淡红苔薄白，脉虚细数。

（四）中医辨证施治

1. 精神情绪疗法　医生对这种病要全面了解，同情患者的处境，语重心长地给予心理疏导，使其配合中医辨证施治，治疗过程非常艰难，因为患者情绪不稳定，随时都有中断治疗的可能，必须每一次就诊时都要帮其建立信心，直至痊愈。因为本病情绪很难控制，会不由自主急躁，家属和医生合作要关心体贴患者，才能达到治疗目的，否则会前功尽弃，中断治疗。

2. 辨证施治

（1）阴虚痰湿：心烦意乱，情绪失调，失眠盗汗，急躁易怒，血压升高，循环障碍，意念紊乱，腰酸疲困，舌红苔黄，脉滑数。治宜滋阴降火、祛痰镇静。方用：生地黄20g，熟地黄20g，玄参20g，麦冬15g，五味子20g，制何首乌20g，制山茱萸20g，怀牛膝30g滋肾养阴；龙骨粉30g，牡蛎粉30g，首乌藤50g，炒酸枣仁20g（捣），节菖蒲10g，远志10g，石菖蒲20g，茯神20g（捣），磁石20g，琥珀10g镇静安神；当归10g，川芎20g，郁金15g，白芥子15g（捣），珍珠5g（研细粉冲服），竹茹10g，鲜竹沥100ml，黄连15g行气清热化痰；陈皮20g，焦三仙各20g运脾消食消药。

（2）心肾不交：心烦意乱，情绪失调，失眠多梦，急躁易怒，心悸气短，循环障碍，意念紊乱，腰酸疲困，月经失调，舌红无苔，脉细数。治宜滋肾养阴、养血安神。方选：制何首乌20g，制山茱萸20g，五味子20g，桑葚30g，熟地黄20g滋肾养阴；龙骨粉30g，牡蛎粉30g，炒酸枣仁30g（捣），柏子仁20g（捣），茯神20g（捣），远志15g，节菖蒲15g，石菖蒲20g，首乌藤50g镇静安神养心；黄芪30g，当归10g，川芎20g，丹参20g行气补血养心；陈皮20g，焦三仙各20g运脾消食消药。全方滋肾养心，行气补血，心肾交通，则内分泌紊乱即可纠正。

（3）湿困脾肾，脾肾两虚：情绪失调，多梦易醒，心悸健忘，头晕目眩，肢倦神疲，饮食无味，便秘，眼圈发黑，舌红苔黄，脉细缓。治宜清热除湿，健脾益肾安神。方用：葛根 20g，枯黄芩 20g，黄连 10g（捣），苍术 20g，黄柏 20g，怀牛膝 20g，生薏苡仁 30g，生白术 20g，太子参 10g，云苓粉 20g，藿香 10g，厚朴 10g，清半夏 10g，大黄 20g，元明粉 5g 清热除湿，健脾通便；海螵蛸 20g，白及 15g，煅瓦楞子 30g（捣）收湿治酸；制山茱萸 20g，制何首乌 20g，五味子 20g 补肾；龙骨粉 30g，牡蛎粉 30g，炒酸枣仁 20g（捣），首乌藤 50g，茯神 20g（捣），远志 10g，石菖蒲 20g，磁石 20g，炙甘草 20g，当归 10g，丹参 20g，川芎 20g 镇静安神养心血；陈皮 20g，焦三仙各 20g 运脾消食消药。

（4）心肾阳虚，痰浊壅塞：胸闷痛引肩背，气短喘促，肢倦神疲，失眠多梦，心悸健忘，头晕目眩，饮食无味，痰多，舌苔浊腻，脉滑缓。治宜通阳豁痰，行气活血，安神益肾。方用：薤白 20g，瓜蒌 20g，姜半夏 15g，制附子 15g，干姜 15g，肉桂 10g，桂枝 15g，枳实 10g 通阳化痰；当归 10g，川芎 20g，丹参 20g 行气活血；龙骨粉 30g，牡蛎粉 30g，炒酸枣仁 20g（捣），桑葚 30g，首乌藤 50g，远志 10g，石菖蒲 20g，制山茱萸 20g，制何首乌 20g，五味子 20g，补骨脂 20g 镇静安神，益肾养心；陈皮 20g，焦三仙各 20g 运脾消食消药。

（五）禁忌与注意事项

1. 本病涉及神经衰弱不能自控，医生出于心急可能要用镇静安神类西药，殊不知这样会造成强制性压迫自主神经，当时可能有所安静，但病因不能根除，药物对自主神经暂时压制反而引起不适反应，长期用药造成依赖，破坏了神经功能，反成精神抑郁症就很难治愈了。因此，中医不提倡用西药强制治疗，要耐心做思想工作，体贴关心，给予温暖，用中医辨证施治法，补益肝肾、脾肾、滋阴、养血、安神养心，使内分泌功能恢复，才能治愈。

2. 生活要有规律，严禁熬夜，饮食结构合理，不吃辛辣刺激性食物和垃圾食品。

3. 保持心情愉悦，不生气。

（六）临证医案医话

病例一：郭某，女，47 岁，更年期综合征合并甲状腺功能亢进，参考甲状腺功能亢进医案例二。

病例二：杨某，女，49 岁，包头市人，2008 年 3 月 10 日就诊。在某市级医院治疗 1 年，运用西药等安神药物，致使精神抑郁，就诊时，伤心哭泣，自觉心烦意乱，失眠盗汗，心悸气短，心律不齐，意念紊乱，腰酸疲困，舌红无苔，脉细数。证属肝肾阴虚，烦热扰心。治宜滋阴益肾、降火除烦。方用：生地黄 20g，熟地黄 20g，玄参 20g，五味子 20g，制何首乌 20g，制山茱萸 20g，桑葚 30g，怀牛膝 30g 滋肾养阴；龙骨粉 30g，牡蛎粉 30g，首乌藤 50g，炒酸枣仁 20g（捣），节菖蒲 10g，远志 10g，石菖蒲 20g，茯神 20g（捣），磁石 20g，琥珀 10g 镇静安神；当归 10g，川芎 20g，丹参 20g，黄芪 30g，郁金 10g 开郁养心；陈皮 20g，焦三仙各 20g 运脾消食消药，10 剂。二诊，没有太大改善，反而更烦躁了，问其是否减掉西药？患者说减掉了，嘱咐暂时不能减得太快，要先减 1/3，每 20 天再减 1/3，最后 1/3 时，要减得更慢一些，20 天减 1/3 的一半，在 80 天之内减完。遵照医嘱，效果明显，100 天痊愈。

　　病例三： 程某，女，46 岁，山东威海人，2017 年 12 月 8 日就诊。情绪失调，多梦易醒，心悸健忘，头晕目眩，肢倦神疲，饮食无味，腹隐痛，眼圈发黑，便秘，舌红苔黄，脉细缓。证属湿困脾肾，脾肾两虚。治宜清热除湿、健脾益肾安神。方用：葛根 20g，枯黄芩 20g，黄连 10g（捣），苍术 20g，黄柏 20g，怀牛膝 20g，生薏苡仁 30g，生白术 20g，太子参 10g，云苓粉 20g，藿香 10g，厚朴 10g，清半夏 10g，大黄 20g，枳实 10g，元明粉 5g 清热除湿、健脾通便；海螵蛸 20g，白及 15g，煅瓦楞子 30g（捣）收涩治酸；制山茱萸 20g，制何首乌 20g，五味子 20g 补肾；龙骨粉 30g，牡蛎粉 30g，炒酸枣仁 20g（捣），首乌藤 50g，茯神 20g（捣），远志 10g，石菖蒲 20g，磁石 20g，炙甘草 20g，当归 10g，丹参 20g，川芎 20g 镇静安神养心血；陈皮 20g，焦三仙各 20g 运脾消食消药，10 剂。二诊，自觉头晕减轻，照原方 10 剂。三诊，腹部隐痛消失，头晕目眩减，继续服 10 剂。四诊，能睡眠 4 小时左右，情绪可控制，效不更方，继续 10 剂。五诊，能睡眠 5 小时以上，黄苔退薄，照原方 10 剂。六诊、七诊均照原方，服用 80 剂痊愈。

　　病例四： 杨某，女，50 岁，山东威海人，2017 年 7 月 18 日就诊。胸闷痛引肩背，气短喘促，肢倦神疲，失眠多梦，心悸健忘，头晕目眩，饮食无味，痰多，舌苔浊腻，脉滑缓。证属心肾阳虚，痰浊壅塞。治宜通阳豁痰、行气活血，安神益肾。方用：薤白 20g，瓜蒌 20g，姜半夏 15g，制附子 15g，干姜 15g，肉桂 10g，桔梗 20g，枳实 10g 通阳化痰；当归 10g，川芎 20g，丹参 20g 行气活血；龙骨粉 30g，牡蛎粉 30g，炒酸枣仁 20g（捣），桑葚 30g，首乌藤 50g，远志 10g，石菖蒲 20g，制山茱萸 20g，制何首乌 20g，五味子 20g，补骨脂 20g 镇静安神，益肾养心；陈皮 20g，焦三仙各 20g 运脾消食消药。10

剂。二诊，胸痛减轻，睡眠可睡 5 小时左右，效不更方，继续 10 剂。三诊，头晕消失，照原方 10 剂。四诊，睡眠改善，胸痛痰多消失，继续照原方 10 剂。五诊，诸症全部改善，自觉舒服，随以中成药"养血安神片、更年安、理气舒心片"巩固 2 个月痊愈。

（七）按语

更年期综合征是心、肝、脾、肾等脏器虚弱，内分泌激素紊乱而引发的自主神经官能症、神经衰弱证候群，发病复杂多变，情绪与睡眠不稳定，神经精神不能自控，给治疗带来诸多不利因素，在临床中不提倡用西药强制治疗，中医辨证施治，对症下药结合心理关怀，使之情绪稳定配合调解，是本病痊愈的最佳途径。

二十七、急、慢性胃肠炎

（一）概述

急、慢性胃肠炎是胃脘及腹部疼痛合并上吐下泻，脾失运化，胃失和降引发的疾病。

（二）病因病机

本病多由外邪风、寒、暑、湿及秽浊之气侵袭胃肠，或饮食生冷油腻、不洁食物，或脾胃虚弱，久病劳伤，中阳不振；实者邪气所干，虚者胃失和降，引发脾失运化，肠胃失和所致。

（三）临床表现

急性者腹痛、呕吐、泄泻，泻下急迫，粪便黄臭，烦热口渴，舌苔黄腻，脉滑数；慢性者不吐，胃部不适，食欲不振，消瘦，腹中隐痛，脘腹痞满，大便稀薄，舌苔厚腻或苔白，脉滑数或细弱。

（四）中医辨证施治

1. 外感寒湿：突然呕吐，泄泻如水样，腹痛肠鸣，脘腹胀闷，恶寒发热，鼻塞头痛，肢体酸痛，舌苔白腻，脉濡缓。证属外感寒湿，痰浊困脾。治宜散寒除湿、芳香化浊。方用：藿香 15g，厚朴 15g，姜半夏 15g，云苓粉 20g，紫苏 10g，炒白术 20g，苍术 20g，生薏苡仁 30g，草果 10g，砂仁 10g，肉桂 10g，白芷 10g，泽泻 15g，猪苓 10g 散寒化湿，除秽解表；鲜生姜 40g（切片）降逆化浊；陈皮 20g，焦三仙各 20g 运脾消食消药。

2. 暑湿下注：泄泻腹痛，粪便黄臭，肛门灼热，烦热口渴，小便短赤，舌苔黄腻，脉滑数。证属暑湿内盛，湿热下注。治宜清热利湿、清暑化浊。方用：葛根 20g，枯黄芩 20g，黄连 10g（捣），苍术 20g，生薏苡仁 30g，黄柏 20g，藿香 15g，佩兰 15g，厚朴 15g，甘草 10g，姜半夏 10g，金银花 20g，连翘 20g，马齿苋 20g，败酱草 20g，云苓粉 20g，泽泻 15g，车前子 15g（包煎）清热除湿，祛暑解毒；陈皮 20g，焦三仙各 20g 运脾消食消药。

3. 食滞肠胃：腹痛泄泻，痞满肠鸣，泻下不消化之物，嗳腐酸臭，不思饮食，舌苔厚腻，脉滑。证属饮食不节，宿食内停。治宜消食导滞、清利湿热。方用：枳实 10g，大黄 15g，厚朴 10g，炒白术 20g，炒苍术 30g，云苓粉 20g，炒莱菔子 20g（捣），陈皮 20g，焦槟榔 15g，焦三仙各 20g 运脾消积，清利湿热。

4. 寒湿内阻，脾胃阳虚：脘腹胀满微痛或不适，大便时溏时泻，水谷不化，吃油腻食物大便次数增多，食欲减退，饮食减少，面色萎黄，肢倦乏力，舌淡苔白，脉细弱。治宜除寒渗湿、温阳益脾。方用：制附子 20g，干姜 20g，肉桂 20g，吴茱萸 10g，生晒参 10g，炒白术 20g，云苓粉 20g，炙甘草 20g，生薏苡仁 30g，炒苍术 30g，砂仁 10g，厚朴 10g，佩兰 15g 温阳健脾除湿；草果 10g，焦槟榔 10g，陈皮 20g，焦三仙各 20g 运脾消食消药。

5. 脾肾阳虚：形寒肢冷，腰膝酸软，黎明前腹痛泄泻，泻后则安，舌淡苔白，脉沉细。治宜温肾健脾、固涩止泻。方用：吴茱萸 15g，肉豆蔻 15g，补骨脂 20g，五味子 20g，韭菜子 20g，制附子 20g，干姜 20g，生晒参 10g，炒白术 20g，云苓粉 20g，炙甘草 20g 温脾益肾；炙黄芪 20g，当归 10g，川芎 20g，炒白芍 20g，广木香 6g 理气养血。

6. 药物中毒和食物中毒引发的胃肠病不在本章讨论范畴之内。

（五）禁忌与注意事项

1. 以上讨论的几种急、慢性胃肠炎如果先行到医院或采取抗生素治疗不佳者，说明已经破坏肠道菌群，或肠道菌群紊乱，通常应该及时给予蜡样芽孢杆菌活菌片调节肠道菌群。

2. 急性胃肠炎上吐下泻、腹痛是最难忍受的，临床中不难诊断，可以积极抢救，不拖延时间。采用针灸中脘、内关、足三里、天枢，或中冲放血急救。或采用盐酸消旋山莨菪碱注射液 5mg，地塞米松注射液 5mg，复方黄柏液 5ml 直肠给药 1～2 次即能止吐止痛，止吐后再给予辨证治疗。

3. 外感寒湿和暑湿下注引发的胃肠炎，多为急性发作，临床中要标本兼治，以急则先治标的原则，采用针灸中脘、内关、足三里、天枢，或中冲放血急救。或采用盐酸消旋山莨菪碱注射液 5mg，地塞米松注射液 5mg，复方黄柏液 5ml 直肠给药 1～2 次。然后口服盐酸小檗碱片、维 U 颠茄铝镁片、多酶片各 2 片，每日 3 次。小儿减量，止吐后，以上 3 种西药服用 1～2 天即可，服用西药的同时，加服以上中草药或服用中成药藿香正气胶囊、香砂胃苓丸治本。

4. 有人说：中医辨证施治时为什么要用西药呢？凡是符合人类健康的先进成果，中医都可以选择应用，包括西药用药原则是预防、天然、对证、和谐；反对有毒、辨病、强制、过度。以中医的观念，从治未病和整体观出发，凡辨证、辨性质所用的药都可以是中药，包括部分无毒西药。以西医的观念辨病施药，强制治病，过度治疗，中药也会变成毒药。况且以上西药盐酸消旋山莨菪碱注射液 5mg，地塞米松注射液 5mg，加复方黄柏液，直肠给药 1～2 次，其他三种口服药都是低毒肠道吸收药，可以提高疗效，符合中医观念。

（六）临证医案医话

病例一：王某，男，5 岁，包头市人，1986 年 3 月 25 日就诊。一个多月前，正值春节期间，孩子饮食不节，引起腹痛腹泻，多方医治无效王某的奶奶找到笔者处求治，笔者认为患儿是肠胃积滞引发的胃肠炎，不用消炎药，20 世纪 80 年代有一种儿童中成药，叫作保赤散，成分有巴豆霜、六神曲、朱砂。每袋 10 包，每包 0.2g，嘱其每次 2 包，每日 2 次，一次见效，止泻，一袋 10 包服用 5 次，治愈，后以参苓白术散、保和丸调理 1 个月完全治愈。泻肚药治泄泻，通因通用。所以中医治病，重在辨证治因，不可辨病治果。

病例二：沈某，女，40 岁，包头市人。2016 年 6 月 19 日晚上因急性胃肠炎住某医院输液，患者诉一晚上输液 3 瓶，但到第二天上午仍然腹部绞痛。20 日上午 10 时来求中医就诊，上吐下泻，腹部绞痛，粪便黄臭，肛门灼热，烦热口渴，小便短赤，舌苔黄腻，脉滑数。证属暑湿内盛，湿热下注。治宜清热利湿、清暑化浊。方用：葛根 20g，枯黄芩 20g，黄连 10g（捣），苍术 20g，生薏苡仁 30g，黄柏 20g，藿香 15g，佩兰 15g，厚朴 15g，甘草 10g，姜半夏 10g，金银花 20g，连翘 20g，马齿苋 20g，败酱草 20g，云苓粉 20g，泽泻 15g，车前子 15g（包煎）清热除湿，祛暑解毒；陈皮 20g，焦三仙各 20g 运脾消食消药，5 剂。并在服药前以快速针灸法：内关、足三里针刺，留针 15 分钟，中冲放血，吐止，腹痛减轻，西药：盐酸小檗碱片、维 U 颠茄铝镁片、多酶片各 2 片，每日 3 次，连服 2 天。当日急性胃肠炎立止，而后服以上中草药 5 日后黄腻苔退薄，15 日后黄腻苔退尽。标本兼治，彻底痊愈。

病例三：鞠某，女，32 岁，山东威海人，脘腹胀满，腹痛，大便一日 4 次以上，水谷不化，吃油腻食物大便次数增多，食欲减退，饮食减少，面色萎黄，肢倦乏力一年有余，舌淡苔白，脉细弱。证属寒湿困脾、脾胃阳虚。治宜除寒渗湿，温阳益脾。方用：制附子 30g（先煎），干姜 20g，肉桂 20g，吴茱萸 10g，党参 20g，炒白术 20g，云苓粉 20g，炙甘草 20g，生薏苡仁 30g，炒苍术 30g，砂仁 10g，白豆蔻 10g，厚朴 10g，佩兰 15g，鲜生姜 30g（切片）温阳健脾除湿；草果 10g，焦槟榔 10g，陈皮 20g，焦三仙各 20g 运脾消食消药。10 剂。二诊，腹痛消失，泄泻减少，食欲增加，照原方 10 剂。三诊，自觉痊愈，照原方 10 剂以巩固，共 30 剂药治愈一年多的慢性腹痛腹泻。

（七）按语

急慢性胃肠炎是很普通的常见疾病，多数医生治疗时总离不开抗炎，抗生素运用泛滥成灾，引发肠道有益细菌菌群紊乱或被杀灭，是本病不能快速痊愈的最大障碍；二是止泻药、收涩药滥用，食积不化就收涩止泻，越止越泻；三是只辨病不辨证，对本病的性质失去正确认识，临证中盲目施药，隔靴搔痒，不治病因，只治病的症状，病因不除，病的症状表现不会去，病也不可能痊愈，辨证就是要分辨寒、热、暑、湿、虚、实、食积等病因病机，中医称"证候"，对证下药，效如桴鼓。临床最忌对病下药，治病名而不治病因；疾病是一种因果关系，忽略病因而求果，病因不除，病名鄢去？

二十八、痢疾

（一）概述

痢疾是以腹痛，里急后重，下痢赤白脓血为主症的病症。

（二）病因病机

本病多由外感湿热、疫毒之气，内伤饮食生冷，损伤脾胃肠道，冷则白，热则赤，疳则赤白相杂，疫毒之气者，具有强烈传染性。

（三）临床表现

痢下赤白脓血，腹痛，里急后重，暴痢多实，久痢多虚，疫毒痢凶险，下痢不能进食是噤口痢，时发时止为休息痢。

（四）中医辨证施治

1. **湿热下注**　腹痛，里急后重，下痢赤白相杂，肛门灼热，小便短赤，舌苔黄腻，脉滑数。治宜清热解毒、除湿行气。方用：葛根20g，黄连15g（捣），枯黄芩20g，金银花20g，败酱草20g，马齿苋30g，生地榆20g，大黄15g清热解毒凉血；苍术20g，黄柏20g，生薏苡仁30g，茯苓粉20g，木香10g，槟榔10g，当归10g，川芎20g，炒白芍20g，炙甘草10g除湿行气活血；陈皮20g，焦山楂50g，炒神曲20g，炒麦芽20g运脾消食消药。加盐酸小檗碱1g（10片）、维U颠茄铝镁片2片、多酶片2片，消炎止痛化积，一日3次，连服3天辅助治疗，或采用盐酸消旋山莨菪碱注射液5mg，地塞米松注射液5mg，复方黄柏液5ml直肠给药1～2次即可止痛，效果会更快。

2. **寒湿困脾**　痢下赤白，白多赤少，或纯为白冻，腹痛，里急后重，胃脘饱闷，头身重困，舌淡苔白腻，脉濡缓。治宜温阳化湿、运脾行气。方用：炒苍术30g，炒白术20g，炒薏苡仁30g，藿香15g，佩兰20g，厚朴10g，桂枝20g，茯苓粉20g，炙甘草10g，干姜粉20g，制附子20g（先煎）温阳化湿；当归10g，川芎20g，木香10g，砂仁10g，焦槟榔10g，炒白芍20g行气活血；陈皮20g，焦山楂50g，炒神曲20g，炒麦芽20g运脾消食消药。

3. **疫毒痢**　腹痛剧烈，里急后重，痢下鲜紫脓血，发病急剧，头痛烦躁，壮热口渴，甚则神昏痉厥，舌红苔黄燥，脉滑数。治宜清热化湿、凉血解毒。方用：白头翁20g，黄连15g（捣），黄柏20g，枯黄芩20g，苦参20g，秦皮15g，金银花20g，连翘20g，败酱草20g，马齿苋20g，苍术20g，生薏苡仁30g清热化湿解毒；赤芍20g，牡丹皮15g，生地榆20g，贯众15g凉血止血解毒；炙甘草10g，当归10g，川芎20g，木香10g行气和营；陈皮20g，焦山楂50g，炒神曲20g，炒麦芽20g运脾消食消药。加盐酸小檗碱1g（10片），维U颠茄铝镁片2片、多酶片2片，消炎止痛化积，一日3次，连服3天辅助治疗，采用盐酸消旋山莨菪碱注射液5mg，地塞米松注射液5mg，复方黄柏液5ml直肠给药1～2次即可止痛，效果会更快。

4. **寒热夹杂，脾胃虚弱**　下痢时发时止，缠绵难愈，饮食减少，倦怠嗜卧，腹痛里急，舌淡苔腻，脉濡软。治宜温中健脾、化滞清肠。方用：生晒参10g，炒白术20、炒苍术20g，茯苓粉20g，生薏苡仁30g，砂仁10g，炙甘草20g，干姜20g，桂枝15g，炒白芍20g温中健脾，化湿和胃；黄连10g（捣），马齿苋20g除湿热；木香10g，枳实10g，莱菔子20g（捣），槟榔10g，焦山楂50g，炒神曲20g，炒麦芽20g行气导滞运脾。

（五）禁忌与注意事项

痢疾也属肠道疾病，日常生活中禁忌冷食冷饮，辛辣刺激，甘肥酒肉，可引发湿热下注，湿热阻滞胃肠，脾胃功能紊乱，运化失常而得肠胃炎症或痢疾。

（六）临证医案医话

病例一：彭某，男，45 岁，内蒙古包头市人。2002 年 6 月 1 日就诊。患者一年前患痢疾，在某医院输液 5 天，急性转慢性，时轻时重，里急后重，腹痛腹胀，服西药中药治疗一年余，近日加重，泻下大量黏液，夹有少量血液，舌红绛，苔白腻。证属湿热蕴结，阴虚食积。治宜养阴清热、化湿除积。方用：苍术 20g，生白术 20g，黄柏 20g，黄连 10g，枯黄芩 20g，葛根 20g，生薏苡仁 30g，厚朴 15g，半夏 10g，炒白芍 20g，白及 20g，苦参 15g，生地黄 30g，玄参 20g，云苓粉 20g，椿根皮 20g，莱菔子 20g（捣），木香 6g，焦槟榔 10g，马齿苋 20g，败酱草 20g，陈皮 20g，焦三仙各 30g。7 剂，用凉水浸泡 5 小时后水煎 2 次混合，分 2～3 次服。二诊，服药后肠鸣漉漉，大便次数减少，腹痛减轻，还有少量血液。照前方 7 剂，服法相同，加生大黄 20g 另泡，另煎 8 分钟，兑入药汁同服。三诊，血止，腹痛腹泻减少，饮食增加，照原方 7 剂；四诊，诸症全消，为继续巩固疗效，照原方 10 剂，一年多慢性痢疾，一个月痊愈。

病例二：刘某，男，46 岁，包头市人，2016 年 7 月 20 日就诊。在市级医院住院 10 天，诊断为痢疾，输液、吃药效果均不佳，患者是笔者亲戚，打电话请教。腹痛剧烈，里急后重，痢下鲜紫脓血，发病急剧，头痛烦躁，壮热口渴，舌红苔黄燥，脉滑数，病情急剧，时有高热昏厥。证属疫毒感染，湿热浸淫。治宜清热化湿、凉血解毒。方用：白头翁 20g，黄连 15g（捣），黄柏 20g，枯黄芩 20g，苦参 20g，秦皮 15g，金银花 30g，连翘 20g，败酱草 20g，马齿苋 20g，苍术 20g，生薏苡仁 30g，大黄 20g 清热化湿解毒；赤芍 20g，牡丹皮 15g，生地榆 20g，贯众 15g 凉血止血解毒；炙甘草 10g，当归 10g，川芎 20g，木香 10g，焦槟榔 15g 行气和营；陈皮 20g，焦山楂 50g，炒神曲 20g，炒麦芽 20g 运脾消食消药。加盐酸小檗碱 1g（10 片）、维 U 颠茄铝镁片 2 片、多酶片 2 片，消炎止痛化积，一日 3 次，连服 3 天辅助治疗，采用"盐酸消旋山莨菪碱注射液 5mg，地塞米松注射液 5mg，复方黄柏液 10ml 直肠给药一日 1 次，连用 3 日，第二天减地塞米松 2.5mg，第三天减掉地塞米松。中西医结合 3 天止痛，痢疾缓减，第四天停止直肠给药，1 周痊愈。

（七）按语

1. 以上讨论的几种痢疾如果先行到医院或采取抗生素治疗不佳者，说明已经破坏肠道菌群，或肠道菌群紊乱，请不要滥用抗生素，可找中医辨证施治。

2. 痢疾中的疫毒痢和湿热下注痢，多为急性发作，临床中要标本兼治，采用针灸中脘、内关、足三里、天枢，或中冲放血急救。或采用盐酸消旋山莨菪碱注射液 5mg，地塞米松注射液 5mg，复方黄柏液 5ml 直肠给药 1~2 次即可止痛。小儿减量；然后口服盐酸小檗碱片 10 片、维 U 颠茄铝镁片、多酶片各 2 片，每日 3 次。小儿减量，以上 3 种西药服用 1~2 天即可，服用西药的同时，服用以上中草药治本。

3. 凡是符合人类健康的先进成果，中医都可以选择应用，用药原则是预防、天然、对证、和谐；反对有毒、辨病、强制、过度。以中医的观念，从治未病和整体观出发，辨证、辨性质，所用的药都可以是中药，包括部分无毒西药。以西医的观念辨病施药，强制治病，过度治疗，中药也会变成毒药。况且以上两种西药和复方黄柏液混合做直肠给药，无毒副作用，其他 3 种口服药都是低毒肠道吸收药，符合中医观念。

二十九、肝炎

（一）概述

肝炎是黄疸型或病毒性肝炎病的总称，西医分类很详细，甲型、乙型、丙型、黄疸型、病毒性等，长期不愈可造成肝损害，发生肝腹水或肝癌。但中医分湿热性、寒湿性、疫毒性、瘀血型、药物性等不同证候所致的肝脏损害疾病。

（二）病因病机

本病多以外感湿热疫毒之邪，从表入里，内阻中焦，脾胃运化失常，湿热交蒸肝胆，火热急盛谓之毒，热毒壅盛，邪入营血为急证，或饮食所伤，湿浊内生，或寒湿内阻，瘀血不通，脾阳不足，湿从寒化等，肝胆疏泄功能失调所致。

（三）临床表现

身目俱黄，黄色鲜明，发热口渴，腹部胀满，口干苦，恶心呕吐，小便短少黄赤，大便秘结，舌苔黄腻，脉弦数。或高热烦渴，神昏谵语，衄血便血，皮肤瘀斑，舌红绛苔黄燥。或身目俱黄，黄色晦暗，神疲畏寒，口不渴，舌质淡苔腻，脉濡缓。

（四）中医辨证施治

1. **湿热蕴蒸**　身目俱黄，发热口渴，心中懊侬，腹部胀满，恶心欲吐，口干而苦，小便短赤，大便秘结，舌苔黄腻，脉弦数。治宜清热利湿。方用：茵陈30g，栀子20g（破），大黄20g（后下），生白术15g，云苓粉20g，猪苓10g，龙胆草20g，枯黄芩20g，黄连10g（捣），知母20g，天花粉20g，车前子15g（包煎）清热利湿；柴胡15g，郁金15g，川楝子15g疏肝理气；连翘20g，马齿苋20g，败酱草20g，蒲公英20g清热解毒；竹茹10g，陈皮20g，焦三仙各20g运脾消药消食。如若湿气重于热者，临证中可减去龙胆草、枯黄芩、黄连、知母，加藿香15g，佩兰15g，厚朴10g，苍术20g，生薏苡仁30g清利湿邪。临证中可以随症加减，灵活运用。

2. **湿热疫毒**　发病较急，黄疸如金，高热烦渴，胁痛胀满，神昏谵语，衄血便血，肌肤瘀斑，舌绛红苔黄燥，脉弦滑数。治宜清热解毒、凉血开窍。方用：水牛角100g，黄连15g（捣），栀子20g（破），生地黄30g，牡丹皮15g，赤芍20g，玄参20g，石斛20g，茵陈30g，马齿苋20g，连翘20g，败酱草20g，蒲公英20g，忍冬藤20g清热凉血解毒；生地榆20g，白茅根20g，柏叶炭20g凉血止血；生白术20g，陈皮20g，焦三仙各20g运脾消食消药；神昏谵语者可加牛黄安宫丸或清开灵滴丸。

3. **寒湿阻滞，肝脾不和**　身目俱黄，黄色晦暗，纳少脘闷，神疲畏寒，腹胀大便不实，口淡不渴，舌质淡苔腻，脉濡缓。治宜健脾和胃，温化寒湿。方用：制附子30g（先煎），干姜粉20g，肉桂20g，党参15g，炒白术20g，炒苍术20g，茵陈30g，炒薏苡仁30g，甘草15g温阳健脾化湿；郁金15g，厚朴15g，云苓粉20g，泽泻15g，川楝子15g，柴胡15g，炒白芍20g，川芎20g，黄芪30g疏肝行气利湿；陈皮20g，焦三仙各20g运脾消食消药。

以上各症中如有瘀血不化者，可以加桃仁、红花、土鳖虫、水蛭等活血化瘀药，加强行气化瘀作用，保肝护肝。

（五）治未病提示

1. 当今的环境污染、水污染、食品污染、药物伤害，已经不可避免地损害肝、脾，因此在日常生活中，注意健康教育，杜绝饮食、药物伤害肝、脾，禁忌烟酒辛辣油腻、黄曲霉毒素污染。

2. 情绪毒伤肝脾，长期情绪抑郁，可引发肝脾损害。

3. 见肝之病，知肝传脾，当先实脾。治肝先实脾。

4. 无论外感内伤，尽可能不用化学西药，防止伤害肝、脾、肾。

5. 日常生活中多喝开水，多吃蔬果，保持大、小便通畅，严防排毒不畅损害肝、脾、肾。

（六）临证医案医话

病例一：鞠某，男，51岁，山东威海人，2017年7月20日就诊。1个月前发病到市级医院治疗，诊断为黄疸型肝炎，治疗后疗效缓慢，无食欲，经朋友介绍而来。患者面目发黄，全身黄色晦暗，纳少脘闷，神疲畏寒，腹胀，大便不实，口淡不渴，舌质淡苔腻，脉濡缓。证属寒湿困脾，肝脾不和。治宜健脾和胃、温化寒湿。方用：制附子40g（先煎），干姜粉20g，肉桂20g，党参20g，炒白术20g，炒苍术30g，茵陈30g，炒薏苡仁30g，甘草15g温阳健脾化湿；郁金15g，厚朴15g，云苓粉20g，泽泻15g，川楝子15g，柴胡20g，炒白芍20g，川芎20g，黄芪30g疏肝行气利湿；陈皮20g，焦三仙各20g运脾消食消药；桃仁10g，红花10g，土鳖虫10g，水蛭10g活血化瘀。7剂。二诊，脘腹不胀，食欲增加，照原方7剂。三诊，自觉舒服。照原方7剂。四诊，身目黄色渐消，照原方7剂。五诊，面色有光，黄色已退，照原方7剂。六诊，自觉脘腹舒适，食欲增加。患者要求多带些药，照原方14剂。前后共服以上中药90剂，到市级医院检查，痊愈。

病例二：杨某，女，45岁，黑龙江人，多年乙肝病毒携带者，经市级医院长期治疗，效果不佳。2017年11月14日化验单显示：谷草转氨酶130.00U/L，谷草/谷丙4.64，总胆红素20.00μmol/L，谷氨酰转肽酶8.00U/L，乙型肝炎病毒表面抗原：阳性。B超显示肝回声粗糙，胆囊泥沙样结石。2018年1月12日就诊，腹胀便秘，口干，舌紫红薄白苔，舌底血管瘀阻黑紫，脉滑数。证属湿热瘀阻。治宜清热除湿、活血化瘀。方用：柴胡20g，枯黄芩20g，龙胆草20g，茵陈30g，云苓粉20g，大黄20g，枳壳10g，金钱草30g，海金沙20g，石韦20g，怀牛膝20g，生白术20g疏肝清热、除湿排石；郁金15g，当归10g，川芎20g，炒白芍20g，丹参20g，三棱10g，莪术10g，桃仁10g（捣），土鳖虫20g，黄芪30g行气活血化瘀；党参20g，炒鸡内金30g（捣），陈皮20g，焦三仙各20g运脾消食消药。嘱咐90天后再诊，90天后二诊，乙肝病毒表面抗原阳性，其余都正常，舌红苔薄白，脉濡缓。治以扶正祛邪、抗毒柔肝。方用：大黄芪300g，当归100g，黑蚂蚁300g，丹参100g，炒白术200g，三七参150g，芦荟100g，红柴胡100g，蜈蚣50g，白花蛇舌草200g，虎杖100g，板蓝根100g，露蜂房50g，赤芍100g，制何首乌150g，巴戟天

150g，枸杞子 100g，大金钱草 60g。共研细末，蜜制为丸，每丸重 10g，每日 3 次，每次 1 丸，连服 6 个月再诊。6 个月后乙肝病毒表面抗原转阴。为巩固疗效，以此方加陈皮 100g，焦三仙各 100g，炒白芍 100g，再服 6 个月痊愈。

（七）按语

肝炎西医诊断的是甲型、乙型、丙型、黄疸型、病毒性等病名，西药治疗大多以治肝为主，调和脾胃甚少，因此脾胃受损，食欲减少，免疫力降低，损害其他内脏，效力缓慢。中医辨证施治除病因，疾病的病因证候消除，病可自愈；其次见肝之病，知肝传脾，先当实脾，维护脾胃功能，增加自愈能力，起到治肝护脾，标本兼治，治愈率高而且快。

三十、胆结石

（一）概述

胆管、胆囊、肝管、肝内胆管等部位结石引起肝胆炎症者为胆结石。

（二）病因病机

多因肝胆湿热，湿热郁阻，或生活习惯、饮食结构不合理等原因导致肝络受阻，胆液凝聚成石。

（三）临床表现

右胁肋闷痛、灼痛、胀痛、绵绵作痛、咳嗽引痛，难以转侧、头重，或面目发黄，肌肤发黄，口苦呕恶，寒热往来，小便赤黄，大便秘结，舌红苔黄腻，脉弦滑数。

（四）中医辨证施治

1. 肝胆湿热，气滞血瘀　湿热生于脾胃，郁阻肝胆，肝胆失其疏泄，胁络因之阻滞，湿热久积煎熬胆液凝聚成石，肝气郁结，瘀血不通，黄疸、舌红苔黄，脉滑数。治宜清热利湿、疏肝利胆、活血化瘀。方用：柴胡 15g，龙胆草 20g，茵陈 30g，金钱草 20g，郁金 15g，鸡内金 20g（捣），炒白芍 20g，枯黄芩 15g，枳实 10g，枳壳 10g，木香 10g，栀子 15g（捣），芒硝 5g，大黄 20g 疏肝利胆消石，清热利湿；桃仁 10g（捣），红花 10g，三棱 10g，莪术 10g 活血化瘀；陈皮 20g，焦三仙各 20g，莱菔子 20g（捣）运脾消食消药。

2. 生活习惯及饮食结构不合理，痰湿瘀阻　不吃早餐，中午也应付，晚上甘肥辛辣饱食。致使脾胃运化功能失调，肝胆疏泄功能下降，胆液凝聚瘀阻成石，舌红苔白腻或黄腻，脉滑数或弦数。治宜改变饮食结构或饮食习惯，祛痰利湿，活血化瘀。方用：柴胡 15g，当归 10g，川芎 20g，炒白芍 20g，云苓粉 20g，猪苓 10g，川楝子 20g（捣），香附 15g，白芥子 15g（捣），莱菔子 10g（捣），金钱草 20g，郁金 10g，厚朴 10g，姜半夏 10g，芒硝 5g 舒肝行气，利湿化痰；鸡内金 15g（捣），陈皮 20g，焦三仙各 20g 运脾消食消药消石。

（五）治未病提示

1. 当今社会人们生活条件提高了，思想压力加重了，健康意识淡薄了，生活习惯和饮食结构大多不合理，其实早上一定要吃好，中午一定要吃饱，晚上一定要吃少或不吃，长期养成良好生活习惯，慢性病和疑难病是不会找到你的。可是恰恰相反，早上不吃，中午应付，晚上大吃大喝，致使肝脾功能失调，疏泄障碍，形成结石和多种疑难病症。

2. 当今现代医学很发达，结石手术切除胆囊简单快速，虽然暂时解决结石问题，但病因未除，不到 2 年，肝管、胆管又长结石了，所以治病要治本，治病因，提倡中医辨证施治才能治本。

（六）临证医案医话

病例： 王某，男，46 岁，包头市固阳县人，2008 年 3 月 29 日就诊，3 年前做胆结石胆囊切除术，近 1 个月右胁及后背时有疼痛，近 1 周加重，右上腹压痛明显，在某医院查体，诊断为肝管结石。皮肤及巩膜黄染，畏寒发热，恶心呕吐，便秘，小便黄，舌红苔黄，脉洪数。患者长期夜饭丰盛，辛辣酒肉不断，证属湿热内蕴瘀血阻滞。治宜清热除湿、活血化瘀。方用：茵陈 30g，栀子 15g（捣），枯黄芩 20g，木香 10g，郁金 10g，炒白芍 20g，枳壳 10g，大黄 15g（后下），芒硝 5g，鸡内金 20g，金钱草 15g，川楝子 15g（捣），川芎 20g，丹参 20g，桃仁 10g（捣），红花 10g，柴胡 10g，陈皮 20g，焦三仙各 20g，10 剂。嘱咐其每日大便在痰盂，用水冲刷，9 天后便下圆柱状 0.5cm×0.8cm 结石一个。继续服上方 10 剂清热除湿，促进循环。直至黄苔退净为止，并嘱咐注意饮食结构要合理，随访 2 年未复发。

（七）按语

本例患者就是典型胆囊切除术后 3 年发生肝管结石，由于长期饮食结构不合理，湿热蕴结，疏泄失调，反复形成结石，清除湿热，促进循环，结石自然排除，改变饮食习惯，永不复发。

三十一、泌尿系结石

（一）概述

以腰腹绞痛，或茎中疼痛如刀割，是砂石阻塞不通，为泌尿系结石。

（二）病因病机

下焦湿热，蕴结肾及膀胱，湿热不解煎熬尿液，尿中杂质聚为砂石，或生活习惯和饮食结构不合理，致使尿液减少，排毒不畅，尿液杂质聚为砂石。

（三）临床表现

小便频急，淋漓涩痛，欲出不尽，小腹拘急，痛引腰腹，尿中有砂石，舌红苔黄腻，脉弦数。

（四）中医辨证施治

1. 湿热蕴结　湿热蕴结肾及膀胱，煎熬尿液，尿中杂质聚为砂石。治宜清热利湿、理气化石。方用：瞿麦 15g，萹蓄 15g，怀牛膝 20g，金钱草 15g，石韦 15g，王不留行籽 15g，鸡内金 20g（捣），冬葵子 15g，海金沙 20g，泽泻 15g，草薢 15g，黄柏 20g，滑石 10g，生薏苡仁 30g 清热利湿化石；木香 10g，川芎 20g，三棱 10g，莪术 10g，黄芪 30g，红花 10g，桃仁 10g，延胡索 10g（捣）理气化瘀排石；陈皮 20g，焦三仙各 20g 运脾消食消药。

2. 生活习惯及饮食结构不合理，痰湿瘀阻　不食早餐，中午也应付，晚上甘肥辛辣饱食。致使脾胃运化功能失调，肝胆疏泄和肾的排泄功能下降，尿液凝聚瘀阻成石，舌红苔白腻或黄腻，脉滑数或弦数。治宜改变饮食结构或饮食习惯、清热利湿、活血理气化石。方用：上述湿热蕴结方加当归 10g，白芍 20g，丹参 20g，郁金 10g 加强疏解化石功能。以上治疗痊愈后，还要以知柏地黄丸滋阴补肾，巩固疗效。

（五）治未病提示

1. 当今社会人们生活条件提高了，心理压力加重了，健康意识淡薄了，生活习惯和饮食结构大多不合理，其实早上一定要吃好，中午一定要吃饱，晚上一定要吃少或不吃，长期养成良好生活习惯，慢性病和疑难病是不会找到你的。可是恰恰相反，早上不吃，中午应付，晚上大吃大喝，致使肝脾肾功能失调，疏泄障碍，肾的排泄减少，形成结石和多种疑难杂病。

2. 激光碎石机可检查有无泌尿系结石，也可以经碎石后吃以上中药排泄，可以在短时间内消除疾病。

（六）临证医案医话

病例：闫某，男，56 岁，内蒙古包头市人，在市级医院诊断为肾结石，2014 年 3 月 10 日就诊，患者夜饭酒肉是习惯，小便不畅，淋漓涩痛，尿色黄赤，小腹胀痛，腰痛，舌红苔黄腻，脉沉数。证属湿热下注，气滞血瘀。治宜清利湿热、活血化瘀。方用：瞿麦 15g，萹蓄 15g，怀牛膝 20g，金钱草 15g，石韦 15g，王不留行籽 15g，鸡内金 20g（捣），冬葵子 15g，海金沙 20g，泽泻 15g，萆薢 15g，黄柏 20g，滑石 10g，生薏苡仁 30g 清热利湿化石；木香 10g，川芎 20g，三棱 10g，莪术 10g，黄芪 30g，红花 10g，桃仁 10g，延胡索 10g（捣）理气化瘀排石；陈皮 20g，焦三仙各 20g 运脾消食消药，7 剂。二诊，小便无涩痛症状，照前方加石膏 20g、知母 20g 加强清热作用，7 剂。三诊，黄腻苔退薄，诉说昨天小便刺痛，尿出一股鲜红的血后再没有痛感了，可能结石排出，随照前方 7 剂继续清除湿热，直至黄腻苔完全消退后停药，共服 35 剂痊愈，后以知柏地黄丸滋阴补肾月余，防止复发。

（七）按语

1. 本病不是排石后就达到目的了，而是要把湿热除尽才能罢休，湿热证候未除，很容易复发或患其他淋症，如膏淋、热淋、血淋等，还可转化为肾盂肾炎等疾病，湿热除尽后还要以知柏地黄丸滋阴补肾，巩固疗效，以防复发或传变。

2. 饮食习惯和饮食结构不合理也很重要，早餐一定要吃好，夜饭不吃油腻辛辣，以清淡为主，或不吃饭，这样才能保证少得病或不得病，更不得结石病。

三十二、闭经

（一）概述

育龄妇女连续年余或几年不来月经者称为闭经。

（二）病因病机

湿热或痰湿或寒湿阻滞，瘀血不通。妇女的生理功能比较复杂，稍有不慎，如：生冷不忌，洗衣做饭冷水操作，吃冰镇食品，穿衣特少，受风湿、风寒、风热外袭，甘肥辛辣，聚湿生痰，体重增加，身体肥胖，夏伏天吹空调风扇等不良生活习惯，造成湿热、痰湿、寒湿阻滞经络胞宫所致。

（三）临床表现

闭经时间多在年余或几年不等，体型肥胖，头晕目眩，头重体乏，畏寒肢冷，舌淡苔白或白腻，湿热多舌红苔黄腻，脉沉细或沉数涩。

（四）中医辨证施治

1. 湿热痰湿瘀阻 体型肥胖，头重体乏腰痛，便秘，舌红苔黄或黄腻，脉沉涩。证属湿热阻滞，瘀血不通。治宜清热除湿、活血化瘀。方用：当归15g，川芎20g，炒白芍20g，桃仁10g（捣），红花10g，土鳖虫20g，水蛭10g（捣），木香10g，丹参20g，香附20g，泽兰叶15g，鸡血藤20g，白龙昌菜20g或益母草50g，三棱10g，莪术10g行气活血化瘀；马齿苋20g，败酱草20g，忍冬藤20g，蒲公英20g，大黄20g（后下），芒硝5g，生山楂20g清热除湿解毒；怀牛膝20g，川续断20g，桑寄生20g，焦杜仲20g补肾壮腰。有痰湿者加白芥子15g（捣），姜半夏10g，竹茹10g，鲜生姜30g（切薄片）。

2. 寒湿阻滞，瘀血不通 体型肥胖，头晕目眩，畏寒肢冷，舌淡苔白或白腻，脉沉细。证属寒湿阻滞，瘀血不通。治宜温经散寒、行气化瘀。方用：制附子30g，干姜粉20g，肉桂20g，桂枝20g，吴茱萸10g温经散寒；当归15g，炒白芍20g，川芎20g，延胡索10g（捣），木香10g，桃仁10g（捣），红花10g，香附20g，鸡血藤20g，三棱10g，莪术10g，土鳖虫20g，水蛭10g（捣），生山楂20g，白龙昌菜20g或益母草50g行气活血化瘀；白芥子15g（捣），姜半夏10g，云苓粉20g，泽泻15g除痰湿。

3. 脾肾两虚，血海空虚 头晕目眩，畏寒肢倦，因月经或失血过多，脾肾气血亏损，其后闭经，舌淡红苔白，脉细。治宜补脾益肾、养血助阳。方用：太子参20g，炒白术20g，茯苓粉20g，炙甘草20g，当归10g，黄芪30g，炒白芍20g，熟地黄20g，巴戟天10g，补骨脂15g，肉苁蓉20g，制何首乌20g，菟丝子20g补脾益肾养血；肉桂20g，干姜20g，香附15g，鸡血藤20g，川芎20g，丹参20g，桃仁10g，红花10g，土鳖虫20g助阳活血；陈皮20g，焦三仙各20g运脾消食消药。

（五）治未病提示

1. 育龄妇女要多穿衣服，免受风寒侵袭，夏伏天尽量不要吹空调电扇，洗衣做饭要用温水，秋冬时节早防寒冷，春冬季节晚些脱棉衣。时刻保护肚脐、小腹温暖，不可受风寒，否则很容易引发月经不调和闭经之病。

2. 生活习惯和饮食结构要合理，不吃辛辣生冷、垃圾食品、冰镇食品、快餐食品，否则引发肥胖痰湿，寒湿体质，造成循环瘀阻，闭经是迟早的事。

3. 治疗闭经很多医生使用孕激素或其他激素，致使子宫内膜增厚，内分泌紊乱，适得其反。中医辨证施治除去病因，疾病自然痊愈。

（六）临证医案医话

病例一： 杨某，女，32 岁，山东省威海人，第一胎生一女孩，7 岁。2017 年 7 月 3 日就诊。患者闭经 3 年，体型肥胖，头晕目眩，畏寒肢冷，舌淡苔白，脉沉细。证属寒湿阻滞，瘀血不通。治宜温经散寒，行气化瘀。方用：制附子 30g，干姜粉 20g，肉桂 20g，桂枝 20g，吴茱萸 10g 温经散寒；当归 15g，炒白芍 20g，川芎 20g，延胡索 10g（捣），木香 10g，桃仁 10g（捣），红花 10g，香附 20g，鸡血藤 20g，三棱 10g，莪术 10g，土鳖虫 20g，水蛭 10g（捣），生山楂 20g，白龙昌菜 20g 行气活血化瘀。7 剂，凉水浸泡 5 小时，水煎 2 次，药液混合后分早、晚 2 次服。二诊加泽泻、云苓粉各 20g，白芥子 10g（捣）除痰湿。每次 7 剂。三诊、四诊同二诊方，四诊后 3 天时打电话说月经来潮。五诊，头不晕，四肢温和，舌苔已退，身体自觉轻快，减泽泻、云苓、白芥子继续 7 剂。六诊、七诊、八诊，照五诊方巩固疗效。九诊，患者诉恶心反胃，脉诊后，疑似怀孕，重新组方：当归 10g，川芎 10g，炒白芍 20g，熟地黄 15g，桂枝 10g，肉桂 10g，党参 20g，炒白术 20g，云苓 20g，炙甘草 10g，黄芪 20g，藿香 15g，竹茹 10g，陈皮 20g，焦三仙各 20g，川续断 20g，桑寄生 20g，焦杜仲 20g，健脾补血，壮腰安胎，5 剂，服后停药。停药后 10 天左右突然小腹剧痛，崩漏下血，到医院检查，宫外孕。住院治疗 1 周痊愈。

结语： 3 年闭经，中医辨证施治 20 多天，月经来潮，60 多天后呕恶疑似怀孕，70 多天因宫外孕住院，虽然宫外孕很危险，及时住院治愈，却反映出中医治疗闭经的真实成功案例。

病例二： 于某，女，32 岁，山东省威海人，晚婚 2 年后无孩子。2018 年 4 月 22 日就诊，结婚后一直想要孩子，但近几年一直闭经，经前例朋友杨某介绍前来治疗。体型肥胖，头重体乏腰痛，便秘，舌红苔黄，脉沉涩。证属痰湿邪毒阻滞，瘀血不通。治宜清热化湿解毒，活血化瘀。方用：当归 15g，川芎 20g，炒白芍 20g，桃仁 10g（捣），红花 10g，土鳖虫 20g，水蛭 10g（捣），木香 10g，丹参 20g，香附 20g，泽兰叶 15g，鸡血藤 20g，白龙昌菜 20g，三棱 10g，莪术 10g 行气活血化瘀；马齿苋 20g，败酱草 20g，忍冬藤 20g，蒲公英 20g，大黄 20g（后下），芒硝 5g，白芥子 15g（捣），姜半夏 10g，竹茹 10g，鲜生姜 30g（切薄片），生山楂 20g 清热除湿，化痰解毒；怀牛膝 20g，川续断 20g，桑寄生 20g，焦杜仲 20g 补肾壮腰。7 剂。二诊，月经来潮，量少有血块，继原方 7 剂。三诊、四诊、五诊、六诊照原方服用共 42 剂停药。待再次月经完全正常，嘱咐月经干净后第 7 天晚上同房，7 月 30 日来电话说已怀孕。

病例三：许某，女，28 岁，内蒙古包头市人，2015 年 1 月 2 日就诊，闭经年余，头晕目眩，畏寒肢倦，曾先后流产 2 次，因出血过多，随用黄体酮治疗好转，其后闭经，舌淡红苔白，脉细。证属因多次流产伤肾失血。治宜补脾益肾、养血助阳。方用：太子参 20g，炒白术 20g，茯苓粉 20g，炙甘草 20g，当归 10g，黄芪 30g，炒白芍 20g，熟地黄 20g，巴戟天 10g，补骨脂 15g，肉苁蓉 20g，制何首乌 20g，菟丝子 20g 补脾益肾养血；肉桂 20g，干姜 20g，香附 15g，鸡血藤 20g，川芎 20g，丹参 20g 助阳活血；陈皮 20g，焦三仙各 20g 运脾消食消药。7 剂。二诊，精神振作，畏寒已除，但腹部疼痛，加桃仁 10g，红花 10g，土鳖虫 10g，连用 14 剂；三诊，月经来潮，量中等伴有小血块，为巩固疗效照二诊方 14 剂。第 2 个月月经正常。

（七）按语

1. 现在的年轻女子穿衣很少，阴冷潮湿促使很多人呈寒湿体质。

2. 夏伏天潮湿闷热很重，走到哪全是空调，热汗被冷风吹到筋骨、内脏，寒湿痹阻，怎么能循环畅通呢？

3. 生活习惯和饮食结构不合理，也使人体中毒，痰湿阻滞，瘀血不通，这些都是致病因素，人们应引以为鉴，少得闭经病。

4. 中医治未病观念百年来受到遏制，老百姓不懂怎么保护自己，反而任意损害身体，致使气血脾肾亏损，血海空虚。病例三以补脾益肾，养血活血，血海充盈，冲任得养，经血得行。

三十三、崩漏（功能性子宫出血）

（一）概述

妇女月经暴下量多为崩，时间长而淋漓不绝为漏。西医称功能性子宫出血。

（二）病因病机

湿热阻滞，肝郁化火；或寒湿困脾，脾气虚弱，脾不摄血；或老年脾肾两亏，内分泌紊乱，阴阳失调；或气滞血瘀，瘀血不化等因素所致。

（三）临床表现

月经不调，超前延后，暴血下注，出血过多，淋漓不绝，腹痛少气，全身无力，引发贫血及气血两亏。

（四）中医辨证施治

1. 湿热阻滞，肝郁化火　多发生于青春期，阴道出血淋漓不绝，初多后少，色红或紫，稍有血块，或乳胀，舌红苔黄。治宜清热除湿、疏肝解郁。方用：葛根 20g，黄连 10g（捣），枯黄芩 15g，栀子 15g，黄柏 20g，当归 10g，炒白芍 20g，炒白术 20g，柴胡 10g，茯苓粉 20g，甘草 10g，薄荷 10g，牡丹皮 15g 清热除湿，疏肝解郁；生蒲黄 15g，仙鹤草 20g，藕节 15g，知母 20g，生地黄 20g，茜草 20g，地榆炭 20g，陈皮 20g，生山楂 20g 滋阴止血和脾。

2. 寒湿困脾，脾气虚弱，脾不摄血　多发于青春期，月经量多时长，淋漓不绝，头晕心慌，体倦乏力，小腹坠感，面色苍黄，唇淡，舌淡红，脉沉细。治宜益脾摄血、扶阳渗湿。方用：黄芪 30g，党参 20g，炒白术 20g，升麻 10g，海螵蛸 15g，仙鹤草 15g，炙甘草 10g，茜草 15g，焦杜仲 15g，血余炭 10g 益脾摄血；茯苓粉 20g，苍术 15g，厚朴 10g，藿香 10g，制附子 15g，肉桂 10g，草果仁 10g 扶阳渗湿；陈皮 20g，焦三仙各 20g 运脾消食消药。

3. 脾肾两虚，阴阳失调，内分泌紊乱　多发于更年期女性，心情烦躁，失眠健忘，月经暴下如崩，头晕心慌，全身无力，面色晦暗，舌淡红，脉细数。治宜温补脾肾，平衡阴阳。方用：黄芪 20g，炒白术 20g，云苓粉 20g，炙甘草 20g，制附子 20g（先煎），干姜 20g，当归 10g，川芎 10g，炒白芍 20g，熟地黄 20g，制何首乌 20g，桑葚 20g，五味子 20g，制山茱萸 20g 补脾益肾，调补阴阳；龙骨 30g（捣），牡蛎 30g，炒酸枣仁 20g（捣），石菖蒲 20g，节菖蒲 10g，茯神 20g（捣），首乌藤 50g 镇静安神；茜草 20g，血余炭 20g，三七 10g（研细粉冲服），棕榈炭 10g，仙鹤草 15g，焦杜仲 15g，川续断 20g，桑寄生 20g 活血止血，壮腰补肾；陈皮 20g，焦三仙各 20g 运脾消食消药。

4. 气滞血瘀，瘀血不通　多发生于患子宫肌瘤或更年期妇女，阴道出现大量出血，伴有血块，小腹痛，头晕心悸，气短乏力，面色灰白，唇紫，舌有瘀斑，脉涩。治宜行气活血、化瘀止血。方用：少腹逐瘀汤加黄芪 20g，土鳖虫 10g，水蛭 10g（捣），三七 10g（研细末冲服），血余炭 15g，仙鹤草 20g 行气活血，化瘀止血；陈皮 20g，焦三仙各 20g 运脾消食消药。可另加服云南白药加强活血止血作用。

（五）治未病提示

从治未病观点出发，提高防御机制很重要，比如调节情绪，调节饮食，改变生活习惯，穿衣单薄，常吃冷食冷饮、垃圾食品，睡眠不规律，熬夜，情绪暴躁等都可发病。中老年时脾肾、肝肾亏虚，内分泌失调，都是致病因素，医生经常提醒教育、社区、妇联各机构每年要组织进行体检和健康教育，从预防着手，把疾病消灭在萌芽之中。

（六）临证医案医话

病例一：陈某，女，19 岁，大学生，2014 年 10 月 20 日就诊。阴道出血 50 多天不净，经量初多后少，色紫，有血块，乳房胀，舌红苔黄有裂纹，脉弦。证属肝郁化火。治宜疏肝解郁、清热除湿。方用：葛根 20g，黄连 10g（捣），枯黄芩 15g，栀子 15g，黄柏 20g，当归 10g，炒白芍 20g，炒白术 20g，柴胡 10g，茯苓粉 20g，甘草 10g，薄荷 10g，牡丹皮 15g 清热除湿，疏肝解郁；生蒲黄 15g，仙鹤草 20g，藕节 15g，生地黄 20g，茜草 20g，地榆炭 20g，陈皮 20g，生山楂 20g 滋阴止血和脾。7 剂。二诊，血止。为巩固疗效，再续 7 剂，痊愈。

病例二：杨某，女，46 岁，包头市人，2011 年 6 月 6 日就诊。阴道突然大量出血，伴有血块，头晕眼花，面色苍白，舌淡红苔薄白，脉细。6 月 4 日住院，诊断：子宫内膜增殖症，功能性子宫出血，行输血 400ml，并拟行子宫全切手术，患者体虚未同意手术，6 日转中医治疗。中医诊后属脾肾阳虚，内分泌失调，更年期综合征。治宜补脾益肾、扶阳摄血。方用：生晒参 10g（研细末冲服），黄芪 20g，炒白术 20g，木香 6g，炙甘草 20g，茯神 20g（捣），当归 10g，炒白芍 20g，炒酸枣仁 20g，熟地黄 20g，川芎 6g 补脾养血；制何首乌 20g，制山茱萸 20g，五味子 20g，川续断 20g，焦杜仲 15g，桑寄生 15g，菟丝子 20g，肉苁蓉 20g，阿胶 10g（烊化）补肾养血；三七参 6g（研细末冲服），血余炭 20g，茜草 20g，仙鹤草 20g 化瘀止血；制附子 20g（先煎），肉桂 20g，干姜 10g 扶阳；陈皮 20g，焦三仙各 20g 运脾消食消药。7 剂。二诊，出血量减少，照此方连续服 30 剂，血止，面色转红，饮食睡眠全部改善。

（七）按语

湿热阻滞，肝郁化火多与情绪有关，属肝不藏血；寒湿困脾，与脾虚不摄血有关；脾肾、肝肾虚弱，更年期综合征，属内分泌失调；也可因瘀血不化引发子宫肌瘤，卵巢囊肿，子宫内膜增厚等病症，都是造成妇女崩漏的主要原因，中医只要认真辨证，不难掌握其病因病机。

三十四、习惯性流产

（一）概述

育龄妇女受孕 3 个月以上连续小产 3 次以上者，中医称为滑胎，现代医学称习惯性流产。

（二）病因病机

1. 内因　父母先天不足，肾气不充，胎元不实；或后天元气损伤，房事过度，暗伤精血，或七情内伤，脾胃受损，或药物损伤，冲任虚损，提摄不固引发。

2. 外因　胎元本弱，起居不慎，房事不节，或劳作不慎所致。

（三）临床表现

阴道出血反复不止，腰酸腹痛加剧，有胎块排出残缺不全者，说明有残留胎块瘀滞胞中；若出血减少或停止，证明排出胎块完整，殒胎已净。病史多为 3 次以上小产。

（四）中医辨证施治

1. 脾肾两亏，肾元不固　体质虚弱，腰膝酸软，精神萎靡，月经不调，屡孕屡堕，或应期而堕，阴道出血，舌淡苔白，脉沉弱。治宜补肾益脾，调补冲任。方用：党参 20g，炒白术 20g，茯苓 15g，炙甘草 15g，当归 10g，熟地黄 20g，制何首乌 20g，制山茱萸 20g，黄芪 20g，菟丝子 20g，川续断 20g，焦杜仲 15g，桑寄生 15g，砂仁 10g，阿胶 10g（烊化），陈皮 20g，焦三仙各 20g，肉桂 10g，制附子 10g。

2. 房事损胎，不慎外伤　小腹疼痛，会阴下坠，子宫出血，或失血过多，精血亏虚，面色苍白，头晕眼花，脉虚数。治宜活血逐瘀，养血止血。方用：当归 10g，川芎 15g，炒白芍 20g，熟地黄 20g，丹参 15g，怀牛膝 15g，桃仁 10g（捣），红花 10g，炙甘草 15g，干姜 15g，益母草 30g，鸡血藤 20g，黄芪 20g，制山茱萸 20g，制何首乌 20g，川续断 20g，焦杜仲 15g，桑寄生 15g，陈皮 20g，焦三仙各 20g，血余炭 15g，茜草 20g，白茅根 20g。

（五）治未病提示

1. 习惯性流产临床较常多见，脾肾虚弱，肾元不固在 20 世纪 70 年代以前较多见，因百姓生活贫困，营养失调，偶有不慎外伤或房事损伤，是其主要原因。在生活中保护肾精，禁忌房事是预防本病发生的最好方法。

2. 21 世纪人民生活水平提高，饮食结构不合理，乱吃乱喝引发食物中毒，药物中毒也不少见，尤其化学性西药中毒或过敏都可造成意外流产，习惯性流产。因此不吃垃圾食品、化学性西药，感冒后运用温和的中成药或中草药，提高自身免疫力，也是预防本病的最好方法。

（六）临证医案医话

病例一：李某，女，24 岁，包头市某厂工人，1997 年 5 月 20 日就诊，近 2 年连续小产 3 次，都是在怀孕 3 个月以后小产，阴道出血，住院刮宫，在医院治疗几年无效，随求中医治疗。面黑体弱，舌淡苔白，有瘀斑。证属：脾肾虚弱，瘀血不通。治宜温脾补肾、活血化瘀。方用：太子参 10g，云苓 20g，炒白术 20g，炙甘草 15g，熟地黄 20g，制山茱萸 20g，制何首乌 20g，菟丝子 20g，川续断 20g，焦杜仲 15g，桑寄生 15g，巴戟天 20g，肉苁蓉 20g，制附子 10g，当归 10g，川芎 20g，鸡血藤 20g，白龙昌菜 20g，炒白芍 20g，丹参 20g，土鳖虫 10g，陈皮 20g，焦三仙各 20g 服药 30 日。并嘱咐服药期间忌房事，一直忌到下次月经停经后第 8 天晚上房事，孕期忌房事。1998 年 3 月生一女婴，身体健康。

病例二：张某，女，25 岁，与李某同厂工人，2002 年 3 月 10 日经李某介绍前来就诊，同是小产 3 次，每次都是 3 个多月后滑胎。此次怀孕 12 周，自觉腹痛，子宫出血量多，会阴坠胀。嘱咐其到医院做引产刮宫后再来治疗。3 月 13 日出院后回家修养时，约笔者到家中诊治。患者面色苍白，身体虚弱，头晕眼花，心悸气短，无食欲，舌淡红苔白腻，脉虚数。证属痰湿瘀阻，失血致虚。治宜除湿化痰，化瘀补虚。方用：苍术 20g，炒白术 20g，云苓粉 20g，泽泻 15g，生薏苡仁 30g，白芥子 15g（捣），姜半夏 10g，石菖蒲 15g 除湿化痰；太子参 10g，当归 10g，川芎 20g，炒白芍 20g，黄芪 20g，制山茱萸 20g，制何首乌 20g，桃仁 10g（捣），红花 10g，土鳖虫 15g，白龙昌菜 20g，炮姜 15g，桂枝 10g，肉桂 10g 温经化瘀补虚；陈皮 20g，焦三仙各 20g 运脾消食消药。7 剂。2 诊，舌苔变薄，脉象缓和，食欲增加，照原方 7 剂。3 诊，面色转润，食欲增加，照原方 7 剂。4 诊，面色红润，舌淡红苔薄白。嘱咐半年内避孕，治以温补脾肾，补肾固冲，活血化瘀。重新拟方：太子参 10g，炒白术

20g、云苓粉 20g、炙甘草 20g、当归 10g、川芎 15g、炒白芍 20g、熟地黄 20g、制何首乌 20g、制山茱萸 20g、五味子 20g、菟丝子 15g、川续断 15g、炒杜仲 15g、巴戟天 15g、桑寄生 15g、阿胶 10g（烊化）、砂仁 10g、桃仁 10g（捣）、红花 10g、土鳖虫 10g、白龙昌菜 20g、陈皮 20g、焦三仙各 20g。水煎连服 30 天。半年后怀孕，孕后以补肾固冲调补，禁忌房事。方用：当归 10g、黄芪 20g、炒白术 20g、云苓粉 20g、川续断 15g、桑寄生 15g、炒杜仲 15g、砂仁 10g、大枣 10 枚、制何首乌 15g、制山茱萸 15g、菟丝子 15g、陈皮 20g、焦三仙各 20g，调补 15 剂，来年生一男孩。

（七）按语

1. 习惯性流产中医也要辨证施治，每位患者的体质不同，病因不同，证候不同，治疗中要逐步解除不同病因和证候。无论孕前或孕后不乱吃化学性毒药，破坏体质免疫功能，免疫力下降孕期容易感冒，感冒后不敢吃药而造成体质紊乱，影响胎儿发育，笔者在临证中常用中草药或一些中成药治疗感冒，并没有发现不良反应，反而效果很好，对孕妇和胎儿都起到保护作用。

2. 生活习惯和饮食习惯很重要，禁忌吃辛辣刺激性食物、垃圾食品，不在新装修的房屋内居住等都是应该注意和考虑的事项。

3. 禁忌房事，避免做重体力活，防止伤害胎气。

三十五、不孕不育

（一）概述

夫妻婚后同居 2 年以上，生殖功能正常，未避孕而不受孕者称为不孕不育。

（二）病因病机

不孕不育与肾的关系密切，与天癸、冲任、子宫的气血功能失调，脏腑胞脉气血不和，肾虚、肝郁气滞、痰湿阻滞、瘀血不通等原因有密切关系。

（三）临床表现

婚后多年不孕，月经不调或闭经，或体型肥胖，少腹作痛，或腰酸腿软，性欲淡漠等。体质与证候不同各有不同表现。

（四）中医辨证施治

1. 肾气虚不孕　婚后多年不孕，月经量少色淡，或闭经，面色晦暗，腰酸腿软，或因房事频繁，损伤肾气，舌淡苔白，脉沉细或沉迟。证属寒湿阻胞，肾阳虚衰。治宜除寒祛湿、温肾补气。方用：人参10g，炒白术15g，炙甘草15g，当归10g，川芎15g，炒白芍20g，熟地黄20g，白龙昌菜20g，菟丝子20g，炒杜仲15g，制何首乌20g，制山茱萸20g，巴戟天10g，补骨脂15g，川续断15g，制附子20g，干姜10g，桂枝15g，肉桂10g温肾补气血调冲任；车前子15g，泽泻15g，怀牛膝20g，茯苓粉15g，利水渗湿；陈皮20g，焦三仙各20g运脾消食消药。

2. **气滞血瘀不孕**　多年不孕，经期先后不定，或量少，色紫黑，有血块，或痛经，或少腹疼痛，疼痛拒按，或经前乳房胀痛，烦躁易怒，舌黯红有紫点，脉弦或细弦。证属肝郁气滞，瘀血不通。治宜疏肝理气、活血化瘀。方用：当归10g，川芎20g，炒白芍20g，香附15g，川楝子15g，木香10g，炒白术20g，红花10g，乌药10g，丹参20g，泽兰叶10g，鸡血藤20g，延胡索10g（捣），白龙昌菜20g，土鳖虫10g，桃仁10g（捣），吴茱萸10g疏肝解郁，活血化瘀；陈皮20g，焦三仙各20g运脾消食消药。

3. **痰湿阻滞不孕**　婚后久不受孕，形体肥胖，经期延后或闭经，白带黏稠量多，面色㿠白，头晕重，体无力，胸闷呕恶，舌红苔白腻，脉滑。证属痰湿内阻，气机失调。治宜燥湿化痰、理气调经。方用：苍术20g，黄柏15g，姜半夏10g，茯苓粉20g，石菖蒲20g，白芥子15g（捣），生薏苡仁30g，生白术20g燥湿化痰；当归10g，川芎20g，炒白芍20g，郁金10g，香附15g，鸡血藤20g，白龙昌菜20g，丹参15g理气调经；黄芪20g，炒杜仲15g，川续断15g，菟丝子20g益气固肾；陈皮20g，焦三仙各20g运脾消食消药。

（五）临证医案医话

病例一：杨某，男，30岁，包头市人，婚后多年不育，妻子经检查属正常，自己经检查精子成活率低下，曾在市级医院治疗多年，并未获效，又在生殖中心花数万元无效。1999年3月18日找中医就诊。患者腰酸腿软，精神不振，性生活频繁，损伤肾气，舌淡红苔白，脉沉细。辨证属肾阳虚弱，正气不足，湿阻经络。治宜补气养血、扶阳益肾。治疗期间禁忌房事。方用：生晒参10g（研末冲服），炒白术15g，炙甘草15g，黄芪20g，当归10g，川芎15g，炒白芍20g，熟地黄20g，白龙昌菜20g补气养血；菟丝子20g，炒杜仲15g，制何首乌20g，制山茱萸20g，巴戟天10g，补骨脂15g，川续断15g，桑寄生15g，制附子20g，干姜10g，桂枝15g，肉桂10g温肾助阳；车前子15g，泽泻15g，怀牛膝20g，茯苓粉15g利水渗湿；陈皮20g，焦三仙各20g运脾消食消药。7剂。2诊，腰酸腿软减轻，效不更方，再7剂。直到10诊，70剂药后，自觉一切正常。嘱咐月经干净后第 7 天晚上同房，当年 6 月怀孕，于 2000 年 2 月 28 日生一健康男孩。

病例二：刘某，女，28 岁，包头市人，婚后 3 年不受孕，2010 年 7 月 10 日就诊。形体肥胖，月经延后，白带量多，面色㿠白，头晕重，体无力，胸闷呕恶，舌红苔白腻，脉滑。证属痰湿内阻，气机失调。治宜燥湿化痰，理气调经，治疗期间忌房事。方用：苍术 20g，黄柏 15g，姜半夏 10g，茯苓粉 20g，石菖蒲 20g，白芥子 15g（捣），生薏苡仁 30g，生白术 20g，怀牛膝 20g 燥湿化痰；当归 10g，川芎 20g，炒白芍 20g，郁金 10g，香附 15g，鸡血藤 20g，白龙昌菜 20g，三棱 10g，莪术 10g，丹参 15g 理气调经；陈皮 20g，焦三仙各 20g 运脾消食消药。7 剂。2 诊，胸闷呕恶减轻，效不更方，继续照原方服用 21 剂，月经恢复正常，头晕重，体无力消失。在原方基础上加黄芪 20g，炒杜仲 15g，续断 15g，制何首乌 15g，补骨脂 15g，菟丝子 20g 益气固肾；巩固治疗 21 剂，嘱咐月经干净后第 7 天晚上同房，来年 5 月 26 日生一健康男孩。

病例三：于某，女，32 岁，山东威海人。前面在闭经一栏有介绍，晚婚 2 年后闭经不孕，经治疗后月经正常而怀孕。参考"闭经"。

（六）按语

1. 不孕不育是由多种原因引起的，新婚之期因不在排卵期，频繁性生活导致精子质量下降，肾气受损，不孕不育容易形成，后越想要孩子，房事越频繁，精子质量越差，越不会有孕。因此，计划生育很重要，育龄妇女月经干净后根据笔者的经验 7～9 天是排卵期，所以提前忌房事，保存健康精子，在排卵期行房事才会有健康的孩子，也容易受孕。

2. 因女方气血冲任不调；或痰湿阻滞，经血受阻；或气滞血瘀，冲任失调等因素造成女方经血闭阻，气血失调，只要辨证恰当准确，都会迎刃而解。

3. 现代医学用激素，如雌激素、孕激素调经，治疗闭经或不孕，殊不知可能造成子宫内膜增厚，引发闭经或冲任失调紊乱。所以中医辨证施治才是治本之举。

三十六、带状疱疹

（一）概述

带状疱疹是由湿热火毒聚积皮肤及内脏,反映于皮肤某一部位神经剧痛合并疱疹的病毒性疾病。中医学称"缠腰火丹"，多发于胸胁腰背，也见有一侧头面部，或腰臀部，疼痛为针刺型，或跳痛型，稍微有瘙痒感，或无瘙痒感，由于发病怪异，个别患者疼痛剧烈而不发疱疹，在剧痛 3～10 天后，或时间更长有 1 个月后才出疱疹，因此，常被误诊误治，根据笔者经验，本病并不难辨别，只要疼痛是针刺痛或跳痛就可认定为带状疱疹，及时治疗，7～10 天即可康复。

（二）病因病机

人体体质自愈力低下，湿热火毒瘀滞于内脏皮肤，血液瘀阻不通而致。

（三）临床表现

胸胁腰背或三叉神经或腰臀部针刺性疼痛，出疱疹或暂不出疱疹，出疱疹者疮面有小水疱，扩展快，疼痛难忍，失治误治可化脓，心烦，口渴，舌红苔黄，脉洪数或细数。

（四）中医辨证施治

证属湿热火毒瘀阻。治宜清热除湿、解毒化瘀。方用：苍术 20g，黄柏 20g，生薏苡仁 30g，云苓粉 20g，金银花 15g，连翘 15g，野菊花 15g，蒲公英 20g，紫花地丁 20g，赤芍 15g，贯众 20g，马齿苋 20g，败酱草 20g，黄芪 20g，全瓜蒌 20g，红花 10g，川芎 20g，陈皮 20g，生山楂 20g。结合疼痛处针刺拔罐出血。

（五）禁忌与注意事项

1. 忌辛辣，烟酒刺激性食物。
2. 只要有针刺性或跳痛性疼痛，疼痛难忍，就可定为带状疱疹，立即治疗，7～10 天皆可康复。

（六）临证医案医话

病例一：王某，女，28 岁，包头市人。怀孕第一胎已 6 个月，胸胁腰背刺痛，出现散在疱疹，第二天疱疹范围扩展，由于怀孕，不愿去医院找西医治疗，当日即找中医治疗，2008 年 4 月 12 日就诊，舌红苔黄，脉滑数。证属湿热火毒瘀阻。治宜清热除湿解毒。方用：苍术 20g，黄柏 20g，枯黄芩 15g，云苓粉 20g，金银花 15g，连翘 15g，野菊花 15g，蒲公英 20g，紫花地丁 20g，赤芍 15g，马齿苋 20g，败酱草 20g，黄芪 20g，陈皮 20g，生山楂 20g，川续断 20g，桑寄生 20g，焦杜仲 15g。10 剂，用凉水浸泡 3 小时，水煎 2 次，混合药液分早晚服。第 3 天疼痛减轻，疱疹不扩展，5 天疼痛消失，疱疹萎缩，

8天康复，疱疹退净。足月后生一女孩，非常健康聪明。

病例二：郑某，男，36岁，包头市人，2010年6月20日就诊。胸胁疱疹化脓，脓疱溃破，面色暗灰痛楚，舌红苔黄腻。半个月前发现疱疹后，自己买西药口服治疗，但没有缓解，7天后到某区中医院就诊，中医院没用中药治疗，而是输液7天，未见好转，疼痛未减，疱疹顶部发灰，疼痛加重，无法忍受。后有亲戚介绍来笔者处就诊，经查看脓疱溃破连成大片，未溃破的用三棱针穿破，先用刮痧板刮掉脓液，双氧水涂抹，再刮掉，然后上氯霉素注射液15支（30ml），倒在创面纱布覆盖。方用：苍术20g，黄柏20g，生薏苡仁30g，枯黄芩15g，云苓粉20g，石膏30g，知母20g，栀子15g（捣），金银花15g，连翘15g，野菊花15g，蒲公英20g，紫花地丁20g，赤芍15g，马齿苋20g，败酱草20g，皂角刺30g，黄芪20g，陈皮20g，生山楂20g，水煎服3剂。第2天换药时，解掉纱布察看，溃破脓疱全部收敛干巴，双氧水洗后再上氯霉素注射液10ml，纱布覆盖。第3天来换药，创面萎缩光滑。中药方继续服用7剂痊愈。

病例三：张某，男，57岁，包头市人。因胁下疼痛到市某医院治疗，诊断为胁下神经炎，输液7天无效。2014年5月14日经亲戚介绍前来就诊，胁下皮肤针刺疼痛，无法忍受，昼夜影响睡眠，舌红苔薄黄，脉细数。根据症状表现，疑为带状疱疹，因为没出疱疹，被医院误诊误治。证属湿热火毒瘀滞。治宜清热除湿解毒。方用：苍术20g，黄柏20g，生薏苡仁30g，云苓粉20g，金银花15g，连翘15g，野菊花15g，蒲公英20g，紫花地丁20g，赤芍15g，贯众20g，马齿苋20g，败酱草20g，黄芪20g，全瓜蒌20g，红花10g，川芎20g，陈皮20g，生山楂20g。结合疼痛处针刺拔罐出血。3天疼痛减轻，5天疼痛基本消失，10剂中药康复。

病例四：江某，男，88岁，某厂离休干部。2005年8月20日就诊。此老人40天前因带状疱疹在职工医院住院40天，疱疹完全消退，未留任何痕迹，而疼痛却没有减轻。出院后来笔者处求治，自述40天没好好睡觉，医院输液、吃西药，1个月疱疹就消退，但针刺一样的疼痛却没有减轻，先是连续痛，疱疹消退后呈间歇痛，最多间歇1小时疼痛1次，像针刺刀割，面带痛楚。属带状疱疹后遗症，多为失治误治毒火未消。老人舌紫红苔腻，脉细滑数。证属痰湿火毒瘀阻。治宜清湿热化痰瘀。方用：苍术20g，黄柏20g，生薏苡仁30g，怀牛膝20g，云苓粉20g，金银花15g，连翘15g，忍冬藤20g，赤芍15g，栀子15g（捣），贯众20g，马齿苋20g，败酱草20g，黄芪30g，全瓜蒌20g，红花10g，当归10g，川芎20g，郁金15g，延胡索15g（捣），鸡血藤20g，姜半夏10g，桔梗20g，白芥子15g（捣），陈皮20g，生山楂20g。结合疼痛处针刺拔罐出血。5 天疼痛减轻，15 天疼痛基本消失，30 剂中药康复。

（七）按语

医院住院治疗 40 天，仍留有后遗症，中医辨证施治 30 天治愈，比常规治疗多花了 20 天时间，原因有：第一，年龄大了，用西药治疗 40 天，损害了体质的免疫力；第二，后遗症的消除比常规治疗要难一些。其实带状疱疹是一个简单病，只要是针刺性疼痛，有疱疹无疱疹就应该按疱疹治疗，西医治疗是治病，以消炎为主，其实病毒性感染用常规消炎药是无用的，这一点就是普通西医医生也应懂得，那么为什么还要输消炎药呢？值得怀疑。中医以痰湿火毒辨证，行气血，化血瘀施治，真正起到了抗病毒作用，在较短时间就能痊愈。

三十七、牛皮癣

（一）概述

皮肤阳面产生多层厚硬片状污灰色皮癣，如牛皮状厚，称片状牛皮癣，或全身弥漫性散在粟粒状疱疮，表面有白屑称为点状牛皮癣。

（二）病因病机

湿热内蕴，热毒炽盛，气血失和；或脾虚湿盛，血虚风燥，肌肤失养等都可引发本病。

（三）临床表现

全身弥漫性粟粒状疱疮或厚硬片状皮癣，奇痒难忍，脱屑多，发热烦躁，痛苦无比，舌红苔黄或黄腻，或舌淡红苔白，脉洪数或缓滑。

（四）中医辨证施治

1. 湿热内蕴，热毒炽盛　皮肤弥漫性疱疮，表面有白色或污黄色皮屑，自觉奇痒，发热烦躁，舌红苔黄或黄腻，脉弦数。治宜清热除湿、凉血解毒。方用：苍术 20g，黄柏 20g，生薏苡仁 30g，苦参 20g，土茯苓 40g，茯苓粉 20g，生石膏 30g，栀子 15g（捣），天花粉 20g，黄连 10g（捣）清热除湿；金银花 20g，忍冬藤 20g，蒲公英 20g，紫花地丁 20g，生地黄 30g，牡丹皮 15g，紫草 15g，白茅根 30g，赤芍 15g，连翘 20g，地骨皮 15g 凉血解毒；当归 10g，川芎 20g，黄芪 30g 行气活血、增强体质；陈皮 20g，焦三仙各 20g 运脾消食消药。外用：黄连粉 20g，雄黄 10g，硫黄 10g，枯矾 20g，苦参 20g，百部 20g，川椒 20g，狼毒 10g，冰片 5g，樟脑 5g 浸泡于 75%酒精 500ml 中，半个月后外敷抹，直至痊愈。

2. **脾虚湿盛，血虚风燥** 皮肤阳面多层厚而硬皮状皮癣，干燥不流水，四肢对称性，上肢多在背部、颈项部，奇痒，抓痕血痂明显，舌淡红苔白，脉细缓。治宜养血润燥，燥湿解毒。方用：苍术 20g，黄柏 20g，生薏苡仁 30g，怀牛膝 20g，苦参 20g，土茯苓 40g，白鲜皮 20g，马齿苋 20g，败酱草 20g 燥湿解毒；当归 10g，川芎 20g，赤芍 15g，白芍 15g，鸡血藤 20g，首乌藤 50g，刺蒺藜 30g，红花 10g，防风 15g，全蝎 6g（研末冲服），制何首乌 20g 祛风养血润燥；陈皮 20g，焦三仙各 20g 运脾消食消药。外敷：大蒜泥，紫皮大蒜更好，敷于硬皮之上 1 小时，忍受疼痛，坚持时间越长越好，分片治理，直到退净为好。

（五）禁忌与注意事项

1. 牛皮癣忌口是最关键的，禁忌烟酒辛辣，如若常吃烟酒辛辣者，那是治不好的，治好后也会复发。

2. 牛皮癣西医用激素治疗反复发作，并且加重者，中医接受治疗后，不可急着退激素，要在中医药治疗中逐步减退，应该每 15 天减 1/4 片，逐渐减完为止。告诫所有医生本病禁忌用激素，用激素害人又害己。

（六）临证医案医话

病例一：裴某，男，40 岁，包头市固阳县人，1982 年 7 月 20 日就诊。患者颈项部，背部有巴掌大两片牛皮癣，手臂肘部对称性两片，厚如牛皮之领，奇痒，多次在各医院治疗无效，自述约 25 岁时发病，至今 15 年。脾虚湿盛，血虚风燥之证。治宜养血润燥，燥湿解毒。方用：苍术 20g，黄柏 20g，生薏苡仁 30g，怀牛膝 20g，苦参 20g，土茯苓 40g，白鲜皮 20g，马齿苋 20g，败酱草 20g 燥湿解毒；当归 10g，川芎 20g，赤芍 15g，白芍 15g，鸡血藤 20g，首乌藤 50g，刺蒺藜 30g，红花 10g，防风 15g，全蝎 6g（研末冲服），制何首乌 20g 祛风养血润燥；陈皮 20g，焦三仙各 20g 运脾消食消药。水煎服。外敷：大蒜泥，敷于硬皮上 1 小时，忍受疼痛，分片治理。10 日后二诊，各处癣片退薄，面积缩小。效不更方，继续服中药，外用大蒜泥。20 天后退净，为了巩固疗效继续服中药 10 天痊愈。嘱咐禁忌烟酒辛辣，再未复发。

病例二：陈某，男，45 岁，包头市人，嗜好烟酒油肉辛辣，2013 年 5 月 17 日就诊，之前在各大医院就诊，后又到中医皮肤专科就诊，病史 20 年。全身弥漫性皮疹疱疮，皮屑多，舌红苔黄腻。患者湿热体质，属湿热内蕴，热毒炽盛。治宜清热除湿，凉血解毒。方用：苍术 20g，黄柏 20g，生薏苡仁 30g，苦参 20g，土茯苓 40g，茯苓粉 20g，生石膏 30g，栀子 15g（捣），天花粉 20g，黄连 10g（捣）清热除湿；金银花 20g，忍冬藤 20g，蒲公英 20g，紫花地丁 20g，生地黄 30g，牡丹皮 15g，紫草 15g，白茅根 30g，赤芍 15g，连翘 20g，地骨皮 15g 凉血解毒；当归 10g，川芎 20g，黄芪 30g 行气活血，增强体质；陈皮 20g，焦三仙各 20g 运脾消食消药。外用：黄连粉 20g，雄黄 10g，硫黄 10g，枯矾 20g，苦参 20g，百部 20g，川椒 20g，狼毒 10g，冰片 5g，樟脑 5g 浸泡（75%）酒精 500ml 中，半个月后外敷抹。治疗半个月后，疱疮变薄，皮屑变少，瘙痒减轻。效不更方，继续治疗半个月仍然如前，一问才知继续喝酒辛辣不忌。再三解释，强调禁忌辛辣烟酒，又治半个月，皮癣全部退净。继续巩固半个月，治愈。嘱其禁忌辛辣烟酒。20 天后又来了，病情又复发，询问未忌口。

（七）按语

牛皮癣属疑难病症，但只要不用激素，忌口，遵守这两点原则，是能治愈之病，用激素，或不忌口，属不治之症。

三十八、荨麻疹

（一）概述

荨麻疹是全身皮肤自觉瘙痒，抓后起大片风团，越抓越多，时起时落，反复发作的一类疾病。

（二）病因病机

本病多与正虚邪恋，腠理不密，露卧乘凉，感受风湿或风寒或风热之邪客于肌表；或因肠胃湿热郁于肌肤；或因气血不足，虚风内生等因素所致。

（三）临床表现

四肢及腹背有皮疹或大片风团，时起时落，反复发作，遇风或遇寒加重，严重瘙痒，越抓越多，舌质淡苔薄白，脉沉细或浮滑。

（四）中医辨证施治

1. 血虚失养，外感风寒湿　形寒怕冷，体质阳虚，皮肤干燥，四肢皮肤有数片皮疹或风团，略高出皮面，遇寒湿加重，舌淡苔薄白，脉沉细。治宜益气固表、疏风散寒湿。方用：黄芪 30g，炒白术 20g，防风 15g，桂枝 15g，炒白芍 20g 益气固表；当归 10g，熟地黄 15g，川芎 15g，制何首乌 15g 濡养气血筋骨；僵蚕 10g，荆芥 10g，麻黄 10g，细辛 6g，制附子 10g，白鲜皮 20g，苍术 20g，土茯苓 40g，佩兰 15g，草薢 15g 疏风散寒湿止痒；陈皮 20g，焦三仙各 20g 运脾消食消药。

2. 内有蕴热，风湿热相搏　四肢躯干散发大小不等的红色风团，部分融合成片，剧烈瘙痒，越抓越多，时起时落，反复发作，舌红苔白，脉浮滑。治宜清热除湿，祛风止痒。方用：金银花 20g，忍冬藤 20g，连翘 20g，苍术 20g，黄柏 20g，生薏苡仁 30g，土茯苓 40g，苦参 20g，马齿苋 20g，草薢 15g，蒲公英 15g，败酱草 15g 清热除湿解毒；黄芪 30g，生白术 15g，当归 10g，防风 15g，制何首乌 20g，荆芥 10g 祛风固表和血；蝉蜕 10g，白鲜皮 20g，地肤子 15g 祛风止痒；陈皮 20g，焦三仙各 20g 运脾消食消药。

（五）禁忌与注意事项

1. 荨麻疹属皮肤病，西医治疗很容易用激素，只能治标不能治本，反而会反复发作，难以痊愈。因此禁用激素，要辨证施治，治本为要。

2. 禁忌辛辣，提高身体素质，汗出后躲避风、寒、湿、热等外邪侵袭。

（六）临证医案医话

病例一：隋某，男，24 岁，山东威海人，2017 年 5 月 20 日就诊。自述此前因甲亢病在某医院西医治疗，治疗几个月后，化验结果：甲亢转化成甲减，并且全身瘙痒，风团满身，越抓越多，奇痒，舌红苔白，脉滑数。诊断为荨麻疹，体虚汗出后风湿热侵袭。治宜清热、祛风湿止痒。方用：黄芪 30g，防风 15g，生白术 20g，当归 10g，川芎 20g，炒白芍 15g 和血固表；荆芥 10g，苍术 20g，黄柏 20g，生薏苡仁 30g，怀牛膝 20g，草薢 15g，苦参 15g，土茯苓 40g 除风祛湿；忍冬藤 20g，金银花 10g，连翘 15g，蒲公英 15g，紫花地丁 15g，败酱草 15g，马齿苋 15g 清热除湿解毒；陈皮 20g，焦三仙各 20g 运脾消食消药。7 剂。二诊，皮疹消退，瘙痒减轻，还有轻微瘙痒，效不更方，继续 7 剂，痊愈。

病例二：陈某，男，34 岁，内蒙古包头市人，2015 年 11 月 10 日就诊，患者自述 2 年前因感冒在某医院输液治疗，7 日后好转，但身体较虚弱，常出虚汗，出院后 5 天全身风团疙瘩，奇痒难忍，又到医院治疗，诊断为荨麻疹，治疗 5 天后有所好转，出院后 1 周又复发，以后一直时好时坏，2 年内多方求医，不能根治，体质虚弱汗出，遇寒严重，痒不欲生，舌淡有齿痕，苔薄白，脉沉细。治宜益气固表、疏风散寒湿。方用：黄芪 30g，炒白术 20g，防风 15g，太子参 10g，桂枝 15g，炒白芍 20g，炙甘草 10g 益气固表；当归 10g，熟地黄 15g，川芎 15g，制何首乌 15g 濡养气血筋骨；僵蚕 10g，荆芥 10g，麻黄 10g，细辛 6g，制附子 10g，干姜 10g，白鲜皮 20g，苍术 20g，土茯苓 40g，佩兰 15g，萆薢 15g 疏风散寒湿止痒；陈皮 20g，焦三仙各 20g 运脾消食消药。7 剂。二诊，皮疹消退，瘙痒减轻，效不更方，继续 7 剂。三诊，好转，再无复发。照原方服用 1 个月，共计 44 剂药，面色转红润，出汗停止，荨麻疹再未复发。

（七）按语

1. 从上两例病按治疗情况得知，例一隋某甲亢在医院西医治疗几个月后转化为甲减，体质虚弱，汗出着风湿热。例二陈某因感冒输液，好转后体虚着风寒湿引发患病。说明治病、治标和治证、治本很有区别，前者损害人体内脏和体质，治标不治本；后者提高人体体质，标本兼治。从而可知，中医整体调理，辨证施治是多么重要。

2. 治疗荨麻疹不仅要益气固表，而除风湿热，或风寒湿，和气血，养血活血亦很重要，促进人体气血调和、充盈，佐以解表是调理本病的关键。

三十九、湿疹

（一）概述

湿疹是皮肤发出的红色丘疹，有单个小丘疹布满四肢腹背，或丘疹连成片状，或三五混合布满周身，且有刺痒感的皮肤病。

（二）病因病机

因气候阴冷潮湿，或湿热暑湿，或内脏湿热、寒湿、风湿毒邪郁于肌表所致。

（三）临床表现

四肢腹背布满丘疹，瘙痒胜者有血痂，偏于湿重者有刺痒感，舌淡红或红，苔白或黄或黄腻，脉浮数；外因与地域有很大关系，北方人到南方或沿海地域旅游，或到沿海地域养老，多气候不适宜，会发生此病，当回到北方自动消失；内因严重湿热、寒湿、风湿，丘疹不会自行消失。

（四）中医辨证施治

1. 湿热暑湿着风型　全身奇痒，布满红色丘疹，抓破有血痂，舌红苔黄或黄腻，脉浮数或洪数。是内脏体质湿热又中暑湿、风湿所致。治宜清热除湿，解毒止痒。方用：金银花 20g，忍冬藤 20g，连翘 20g，苦参 15g，土茯苓 50g，苍术 20g，黄柏 20g，草薢 15g，黄连 10g（捣）清热除湿解毒；生地黄 20g，地骨皮 20g，赤芍 15g，紫草 15g 清血热；当归 10g，川芎 20g，莪术 10g 行气活血；白鲜皮 20g，地肤子 20g 止痒；陈皮 20g，焦三仙各 20g 运脾消食消药。

2. 寒湿暑湿着风型　全身布满红色丘疹，刺痒，舌淡苔白或薄白，脉浮细或浮细数。体质寒湿又中暑湿、风湿所致。治宜温阳除暑湿、风湿，解毒止痒。方用：制附子 20g，干姜 10g，桂枝 15g，炒白芍 20g，甘草 10g，藿香 15g，佩兰 15g，紫苏 10g，草薢 15g，苍术 20g，茯苓粉 20g，土茯苓 50g，苦参 15g，防风 15g 温阳除暑湿风湿；黄芪 30g，当归 10g，川芎 20g，莪术 15g，白鲜皮 20g，地肤子 20g 行气活血止痒；陈皮 20g，焦三仙各 20g 运脾消食消药。

（五）禁忌与注意事项

1. 本病有自身湿热体质，多吃辛辣肥厚饮食，体质酸化，因吹空调或风扇受风受寒而得者。因此不吹空调风扇，不吃辛辣厚味、烟酒，是预防此病的有效方法，否则会反复发作，缠绵难愈。

2. 因地域阴冷潮湿，或暑伏期潮热郁闷难忍，开空调风扇，或夜间开窗、开空调睡觉，都可引发湿疹，因此，强调中医治未病，从预防着手是最有效的办法。

（六）临证医案医话

病例一：于某，男，50 岁，内蒙古包头市人，2013 年 7 月 20 日就诊。全身红色丘疹，丘疹大小不等，奇痒难忍，舌红苔黄腻，脉浮数，三高体质，嗜好辛辣、甘肥酒肉。证属湿热困阻，着风引发。治宜清热除湿、祛风解毒。方用：金银花 20g，忍冬藤 20g，连翘 20g，苦参 20g，土茯苓 100g，苍术 20g，黄柏 20g，草薢 15g，黄连 10g（捣）清热除湿解毒；生地黄 20g，地骨皮 20g，赤芍 15g，紫草 15g 清血热；当归 10g，川芎 20g，丹参 20g，莪术 10g 行气活血；白鲜皮 20g，地肤子 20g 止痒；陈皮 20g，生山楂 30g 运脾消食消药。7剂。二诊，瘙痒与丘疹均有减轻，效不更方，继续 7 剂，要求忌辛辣，不吹空调。三诊，丘疹消退，还有瘙痒感，舌苔由黄腻变薄黄。照原方加马齿苋 20g，服到 42 剂后，痊愈停药。

　　病例二：笔者，男，69 岁，2017 年 4 月 15 日来山东威海市文登区养老，5 月 15 日自办诊所开业。7 月 10 日数伏天，全身小丘疹，刺痒，舌红苔黄，脉浮数。证属湿热阻络，暑湿侵袭。笔者是北方人，来沿海地域，本地暑伏天潮热难忍，长期生活在北方干燥地区，不适应本地潮湿闷热气候，故发湿疹。本病为地域性外因侵袭湿疹回到北方可以自行消失，治宜祛暑除湿、清热解毒。方用：金银花 20g，忍冬藤 20g，连翘 20g，苦参 20g，土茯苓 50g，苍术 20g，黄柏 20g，萆薢 15g，黄连 10g（捣），佩兰 15g 清热除湿解毒；生地黄 20g，地骨皮 20g，赤芍 15g，紫草 15g 清血热；当归 10g，川芎 20g，丹参 20g，莪术 10g，黄芪 50g 行气活血；白鲜皮 20g，地肤子 20g 止痒；陈皮 20g，生山楂 30g 运脾消食消药。15 剂痊愈。2018 年 7 月 20 日数伏天又复发，舌淡红苔薄白，脉缓滑有力。证属寒湿阻络，暑湿侵袭。治宜温阳通络，祛暑除湿。方用：桂枝 20g，制附子 20g，干姜 10g，炒白芍 20g，苦参 20g，土茯苓 60g，苍术 20g，生薏苡仁 30g，藿香 15g，佩兰 15g，黄芪 30g，当归 15g，川芎 20g，莪术 10g，白鲜皮 30g，地肤子 20g，陈皮 20g，生山楂 30g，甘草 10g。15 剂痊愈。

（七）按语

　　在临床治疗湿疹实践中加入行气活血之药如黄芪、当归、川芎、丹参、莪术等药疗效很好，体现了中医气行血行，气滞血瘀之理。其次忌口辛辣烟酒，甘肥厚腻也至关重要。

四十、外感——疑难病的导火索

（一）概述

　　风、寒、暑、湿、燥、火六淫适时侵袭人体肌表或口鼻，人体正气虚弱，抵抗力减弱，就会传肺气管发病；人体正气强盛，或不发病或发病轻，多喝白开水，3～5 天可以自愈。体虚发病较重者，中医辨证施治，3～5 天即可痊愈；烈性疫气，即烈性传染性疾病的发病途径也是如此。凡是普通六淫之气或烈性疫疠之邪经皮肤口鼻感染人体的都称为外感，其性质有普通和烈性之分。

（二）病因病机

　　人体正气虚弱，卫外功能低下，六淫之邪或烈性疫气入侵人体肌表、口鼻，或失治误治，感染肺气管，累及五脏六腑所致。抗生素滥用也是原因之一。抗生素进入人体无选择地杀灭、抑制，致病细菌和人体有益细菌，使其全部受伤受害，有益细菌受伤受害、死亡，脾胃功能、免疫功能随之下降，虽然外感暂时痊愈，但人体自觉困倦、软弱，食欲下降，抗病力逐渐减弱，健康状况进入恶性循环，五脏六腑的气化和生克制化功能紊乱，致病菌产生抗药性，疾病反复发作，单一疾病变成综合征。

（三）临床表现论述

既然是六淫或疫气，各有各的发病机制和表现方式，其病性不同，表现方式就不同，治疗也不同。中医将季节不同、或体质不同的各种症状表现辨为不同性质的证候，根据不同证候整体调理辨证施治，这就叫作中医。因为，同一种病，发生在不同体质的人体生命中，或季节、地域不同，病的性质就不同，比如：冬天的外感性质是风寒，春天的外感性质是风热，夏天的外感性质多暑湿，秋天的外感性质多秋燥、或湿热，南方多湿，北方多燥，加之每个人的体质不同，王琦老师的团队把人的体质分成 9 种体质，各种体质的外感其性质仍然不同，这就产生了中医的同病异治和异病同治。那么现代医学的治疗，无论风、寒、暑、湿、燥、火、疫气、南方、北方、人体不同体质的，统统是一种方法，消炎退热抗病毒；用药：抗生素、激素、抗病毒药、退热药，千篇一律，美其言，重复用药。而中医是根据疾病的性质——证候，辨证施治，调理整体平衡，这个疾病的性质——证候就是病的根源，俗称病根，中医称之为证候。为什么很疑难的疾病，中医能产生神奇的疗效，而现代医学却不能呢？比如：烈性传染病非典时期，中医介入，死亡率马上下降了 80%。广州中医药大学第一附属医院在非典时期，做到"零感染、零死亡、零转院"，也是中医及时介入治疗的结果。邓铁涛老师还担任了国家中医药管理局抗非典专家组组长、支援香港专家的顾问。这里在讲中医与现代医学的不同，临床表现可以在各论中论述，因为证候不同，其临床表现也不同。

（四）中医辨证施治

1. 风寒袭表　发热恶风寒，头身疼痛，鼻塞流涕，咳嗽喉痒，无汗烦躁，脉浮紧。治宜辛温解表。我国医圣张仲景在伤寒论中以六经为纲，八法为纬，辨证论治为法，有伤寒、中风之义，合病、并病之分，表证、里证、半表半里证、虚证、实证、虚实兼并等。辛温解表如：太阳病，头痛发热，身疼腰痛，骨节疼痛，恶风无汗而喘者麻黄汤主之。太阳中风，脉浮紧，发热恶寒，身疼痛，无汗出而烦躁者，大青龙汤主之。太阳病，项背强硬，无汗恶风，葛根汤主之。太阳病，头痛，发热，汗出，恶风者，桂枝汤主之，等辨证方法。后世医家有：荆防败毒散，通宣理肺丸，风寒感冒颗粒等都可根据体质证候辨证加减应用。

2. 风热袭表　发热恶风，发汗或发汗不畅，头痛咳嗽，咽喉红肿疼痛，鼻塞流涕，口渴欲饮，舌红苔白或黄，脉浮数。治宜辛凉解表。清代温病四大家叶天士、薛生白、吴鞠通、王孟英，其著作《温热论》《湿热论》《温病条辨》《温热经纬》完成了温病学从伤寒病学分离出来的任务，从此对外感病，中医分为伤寒病学和温病学两大类，为后世外感性疾病温热病、湿热病和传染病奠定了基础。温病条辨中：桑菊饮、银翘散，都是辛凉解表的代表方。后世的羚翘解毒丸、风热感冒颗粒等都可以根据体质证候辨证加减应用。

3. 暑湿伤表　发热恶风，肢体酸重，头昏重胀痛，心烦口渴不欲饮，口中黏腻，胸闷呕恶，舌红苔黄或黄腻，脉濡数。治宜清暑祛湿。方用：金银花20g，连翘20g，忍冬藤20g，香薷15g，薄荷10g，厚朴15g，藿香15g，半夏15g，茯苓20g，苍术20g，黄柏20g，生薏苡仁30g，怀牛膝20g，佩兰15g，葛根15g，黄芩15g，黄连10g（捣），陈皮20g，泽泻15g，焦三仙各20g清暑祛湿和胃。

4. 寒湿伤表　南方或沿海地区由于炎热潮湿，居民习惯空调环境下生活，因此中寒湿者居多，北方人体质偏寒湿者，也有夏秋季节中寒湿，被寒湿困阻。临床表现多以恶寒身重，头重痛，或头重如裹，胸痞无力，肠胃不适，或呕恶泄泻，苔白或白腻，脉濡缓。清代湿病派先师薛雪（薛生白）认为是阴湿伤表，方用羌活、苍术、香薷、藿香等。或以藿香正气散合香砂胃苓汤对证。现代中成药藿香正气胶囊合修正药业的香砂胃苓丸很方便。

5. 疫病　指烈性传染病。祖国医学对一切疾病主要注重预防，"治未病"。《内经》指出："圣人不治已病治未病，不治已乱治未乱，病已成而后药之，乱已成而后治之，譬犹渴而穿井，斗而铸锥，不亦晚乎？"又说："正气内存，邪不可干。"《诸病源候论》亦云："恶毒之气，人体虚者受之。"有中医治未病理念的主导，任何烈性传染病都可迎刃而解，在防治方面都比美国快而有效。

（1）中医对传染病的认识：吴又可在《瘟疫论》中说："然伤寒与中暑感天地之常气，疫者感天地之疠气，在岁运有多少，在方隅有轻重，在四时有盛衰，此气之来，无老少强弱，触之即病，邪自口鼻而入。"又说："邪之中人，有自天受之，有传染受之，所感虽殊，其病则一。"说明致病因子是经过呼吸道的鼻和消化道之口的途径而传染人体的。更重要的是认识到人体抵抗力对传染病发生的内在条件。古人已经观察到人体对疠气有一定的抵抗力，不然为什么有人病重？有人病轻？有人暂时不发病呢？有人慢慢治愈，或自愈，有人却病故呢？

（2）中医关于传染病的辨证施治：中医对急性传染病的防治也和其他疾病

的防治认识是一致的，以辨证施治的规律，认识疾病的本质，从伤寒论的六经辨证，到温病的三焦和卫气营血辨证，由表及里，由阳到阴；由上到下，由卫分、气分到营分、血分；从疾病的发展规律，疫疠的性质，根据天时、地域、人之体质、年龄、病邪盛衰，仔细辨别与体会，最终达到因时、因地、因人制宜，灵活应变，准确治疗。所以中医在治疗传染性疾病时，每一位患者的方药都有差别，但疗效是非常肯定的。

（3）西医对于传染病是确定疾病的病名，是由哪一种病菌或病毒所害，在疾病急速发展的时期，确定不了细菌和病毒的名称，不能轻易下药，耽误疗效，引发传染病情发展，或者确定病毒和细菌名称了，暂时生产不出有效对抗的药物。只能以大众化抗生素、抗病毒药、激素应付，致使人体肠胃菌群紊乱，营养破坏，免疫力下降，造成恶劣后果。即使这次传染病研发出疫苗了，下次的传染病病毒变异，前次的疫苗对后一次变异了的病毒也不起作用了。因此人力、财力全部浪费，防治效果微弱。就连美国疾控中心和预防中心也没有很好办法。

（4）2014年1月20日《国际新闻报》报道："美国疾病控制中心和预防中心（CDC）最新发布数据显示：美国自1976年至今，每年因流感疫情死亡的病例记载，最低的在3000例左右，最高的3.9万例不等。"美国虽然是世界上医学科技最强大的国家，西医技术要比中国西医先进几十年以上，但在防治传染病方面存在着难以应付的事实。而我们中国有中医药的存在，历史以来每年的各种流感疫情死亡病例只有美国的百分之几。这是不争的事实。

像非典、禽流感等近年来暴发流行性疾病，中医药都会以辨证施治办法，以不变应万变。较之西医，不良反应较少。

（5）国家公布防治非典6大处方分析。

处方一：黄芪10g，薏苡仁15g益气化湿；桔梗6g宣肺化痰；败酱草15g、生甘草3g清热解毒消炎。

解析：用整体观念与辨证施治观念分析，本方是"气虚湿盛"体质的传染性非典型肺炎患者，"气虚湿盛"是本病的证候，以黄芪、薏苡仁，益气化湿；然后加桔梗宣肺化痰，败酱草、甘草清热解毒消炎。全方"益气化湿，宣肺化痰，清热解毒消炎。"达到标本兼治。

处方二：茵陈15g，佩兰10g，草果3g利湿化浊；鱼腥草15g，野菊花6g清热解毒消炎。

解析：用整体观念与辨证施治观念分析，本方是"湿热、湿重于热"体质的传染性非典型肺炎患者，"湿重于热"是本病的证候，以茵陈、佩兰、草果利湿化浊；再加鱼腥草、野菊花清热解毒消炎。全方"利湿化浊，清热解毒消炎。"达到标本兼治。

处方三：葛根 10g，紫苏叶 6g 解肌发表；蒲公英 15g，金莲花 6g，大青叶 10g 清热解毒消炎。

解析：用整体观念与辨证施治观念分析，本方是"热毒在表"体质的传染性非典型肺炎患者，"毒邪在表"是本病的证候，以葛根、紫苏叶解肌发表；蒲公英、金莲花、大青叶清热解毒消炎。全方"解肌发表，清热解毒消炎。"达到标本兼治。

处方四：金银花 10g，连翘 15g，芦根 15g，薄荷 6g 辛凉解表消炎；生甘草 6g 清热解毒。

解析：用整体观念与辨证施治观念分析，本方是"风热在表"体质的传染性非典型肺炎患者，"风热病邪在表"是本病的证候，以金银花、连翘、芦根、薄荷辛凉解表消炎；生甘草 6g 清热解毒相助。全方"辛凉解表消炎，清热解毒。"达到标本兼治。

处方五：生黄芪 10g，白术 6g，防风 10g，沙参 10g 健脾益气；苍术 6g，藿香 10g，金银花 10g，贯众 6g 化湿解毒消炎。

解析：用整体观念与辨证施治观念分析，本方是"气虚湿盛"体质的传染性非典型肺炎患者，"气虚湿盛"是本病的证候，以黄芪、白术、防风、沙参补脾益气，提高人体免疫；苍术、藿香化湿；金银花、贯众解毒消炎。

全方"补脾益气，提高人体免疫，化湿解毒消炎。"达到标本兼治。

处方六：太子参 15g，紫苏叶 6g，葛根 10g 益气宣邪；藿香 10g，苍术 6g，佩兰 10g 化湿解表；贯众 6g，金银花 10g，连翘 10g，大青叶 10g 清热解毒消炎。

解析：用整体观念与辨证施治观念分析，本方是"气虚湿邪郁表"体质的传染性非典型肺炎患者，"气虚湿邪郁表"是本病的证候，以太子参、紫苏叶、葛根益气宣邪；苍术、藿香、佩兰化湿解表；金银花、贯众、连翘、大青叶清热解毒消炎。全方"益气宣邪，化湿解表，清热解毒消炎。"达到标本兼治。

（五）按语

外感病分类繁多，因治疗外感病误诊误治发生医疗事故者也较多见，中医辨证施治，不讲病，只对证，花钱少治疗快，瘥后无后遗症。中草药或中成药治疗一般 3～5 天痊愈，花费少。

四十一、疑难杂病

病例一：皇甫某，女，17 岁，于 1999 年 10 月 12 日下午 5 时由某医院急诊科转来就诊，症状：呕吐与打喷嚏交替发作。

1. **望诊** 患者四肢瘫软，面色朝红，双目紧闭，打喷嚏与呕吐交替连续出现，约每分钟打 15～20 个喷嚏，约 2 分钟喷嚏停止，呕吐开始，呕吐物为绿水或干呕，约 2 分钟，呕吐突然停止，喷嚏再度开始。如此连续交替出现，患者苦不堪言，舌红苔黄腻，体温 37.5℃。

2. **脉诊** 脉象洪大滑数。

3. **问诊** 患者亲属介绍，10 月 10 日下午因恶心呕吐、头痛、呼吸困难、手足麻木到某医院急诊科治疗，经吸氧和挂瓶输液治疗后基本痊愈，当晚患者要求回家，回家后 1 小时病情又复发，症状同前，呕吐与打喷嚏连续交替出现，当晚又到另一家医院急症治疗，经吸氧和对症治疗后到 11 日中午基本痊愈，患者又要回家，回家后数小时病情再一次发作，症状仍然如前。其叔叔将侄女送入另一家大医院，并聘请全市多名顶级专家会诊，确诊为癔症。给予对症治疗，静脉滴注镇静药，肌内注射麻醉药（度冷丁）等，治疗 24 小时病情有增无减。在亲戚推荐下 12 日下午转笔者处治疗。

4. **辨证施治** 根据如前症状，呕吐与打喷嚏连续交替出现，舌红苔黄腻，脉洪大滑数，怀疑大便是否通畅？亲戚们回忆多日不见入厕，故确诊为阳明腑实证候。由于呕吐及打喷嚏连续，无法下药，只好用针灸急救。

（1）针刺十宣放血，双合谷、双内关、双足三里针刺，并用某品牌经络诊疗器通电于针柄。留针 1 小时 30 分。

（2）针刺电疗后 5 分钟，呕吐与打喷嚏频率减缓，1 分钟只出现 2 个喷嚏或干呕，10 分钟后基本控制，40 分钟后完全停止，神志逐渐清醒，可以回答医生的简单问话，1 小时 30 分钟后试服急攻中药，未发生呕吐。

（3）中药急攻腑实：控涎散 3g，牙皂粉 1g，呕吐停止后立即冲服，服药后未发生呕吐，随即起针，让患者成坐势，服药粉 1 小时后，患者感觉腹痛剧烈并有里急后重感，立即去厕所，便下污浊大便，初为栗子样硬块数十粒，随后脓水污浊全部排出，并呕吐大量痰涎，持续约 1 小时后，吐泻停止，患者神志完全清醒。当晚静脉滴注林格液 1000ml，禁食。13 天后，有食欲感，吃少量稀饭和面条。

（4）中药汤药辨治：此患者属腑实证，具体分析，痰湿、湿热、气郁互结引发阳明腑实证。调治宜清热除湿，化痰下气通府。方用：石膏 30g，知母 15g，葛根 15g，枯黄芩 15g，黄连 10g（捣），苍术 15g，黄柏 15g，生薏苡仁 30g，藿香 10g，厚朴 10g，半夏 10g，云苓粉 15g 清热除湿化痰；川芎 15g，香附 15g，大黄 10g（后下），枳实 10g，陈皮 15g，莱菔子 20g（捣），焦三仙各 20g 下气开郁通腑，消食消药。连续服用 20 天，舌苔由黄腻转薄黄。又以：中成药清胃黄连丸合健脾丸巩固疗效直到黄苔退净痊愈。

5. 按语

（1）中医不找病，找病因，辨证候，对症下药，不到3小时除掉急症，20天清除病根。

（2）中医把人与天地自然看作一个大整体，把五脏六腑、四肢筋骨、经脉，各器官看成是一个活着的，有生命的小整体。人得病不是某脏腑、某器官患病，是活着的生命体患病，并与大自然的风、寒、暑、湿、燥、火、疫疠，以及人体体质强弱，情绪的喜、怒、忧、思、悲、恐、惊等七情六欲息息相关，因此，整体意识，找病因，辨证候，是中医的精髓，也就是治未病、整体观念和辨证施治才是中医传统文化的不衰之道，掌握了中医的精髓，任何疑难疾病都可迎刃而解，否则，靠现代化仪器诊断出的结果只是一个病名，是某一个局部部位出现的不正常现象，以局部盖全面，盖整体，再使用化学毒药，毒害人体器官，病只能越治越多，越治越复杂。

（3）本病看似奇怪，但仔细辨别，全面分析，不难识证。当年9～10月间，本地一直阴雨连绵，气候阴冷潮湿，北方人的习惯是喜燥恶湿，此患者素体实火内结，又偶感寒湿，加之患者几天前气郁忧思，更伤肺脾，火、湿、痰、气中阻，阳明腑实，胃气上逆，互结成病。综合自然气候，人体内外病邪的聚集，找到病的证候为痰湿、湿热、气郁互结的阳明腑实证，病因、病的证候都找到了，治疗就可以对证下药了。这就是中医的整体观和辨证施治观。

病例二：王某，女，50岁，近几个月常有心烦，失眠的现象出现，时轻时重。20多天前干脆彻夜不眠，并恶心，不能吃，不能喝，到市某医院住院治疗7天输液，吃西药，病情不见好转。转到职工医院又治疗13天，仍然没有效果，第21天转由中医治疗，某市级医院中医科医生开了7剂药，服用1剂药后，开始呕吐，21天过去了，不吃不喝不睡又增加呕吐，胃里无物，只是干呕或呕绿水。

第22天，由家属搀扶着来笔者处就诊。

经笔者诊察后，舌淡苔白，脉诊细微弱。纯属阴阳俱虚，寒湿困脾。笔者推测，患者为更年期综合征，没有很好调理，致使阴阳气血俱虚，寒湿乘虚而入，故病情加重。应以滋补阴阳气血，健脾除湿，镇静安神为原则。方用：生晒参10g，炒白术20g，云苓粉20g，炙甘草10g，砂仁10g，炒苍术15g，生薏苡仁30g，藿香15g，厚朴10g，半夏10g，佩兰15g，生鲜姜30g，陈皮20g，焦三仙各20g，肉桂20g，黄芪20g，当归10g滋补阴阳气血，健脾除湿；龙骨30g（捣），牡蛎粉30g，五味子20g，炒酸枣仁20g（捣），远志10g，节菖蒲10g，夜交藤50g，茯神20g（捣），琥珀10g镇静安神。每日1剂，水煎服。

为了更精确地辨证施治，笔者只开 1 剂，天天诊断，以观疗效。第 2 天二诊，患者说吃药后没吐，而且恶心减轻，但仍然没吃没喝没睡，只要没吐就是效果，照原方再 1 剂。第 3 天三诊，患者说没吐而且未恶心，肚子里感觉舒服些了，但仍然没吃没喝没睡，照原方再开 1 剂。第 4 天四诊，患者精神明显好转，高兴地说："刘大夫，我昨天晚上睡了 10 分钟，吃了鸡蛋大一块馒头，喝了几口小米汤。"效不更方，再开 1 剂。第 5 天五诊，患者说："昨天晚上真真切切睡了半小时，真的吃了半个馒头，半碗小米稀粥。"并要求给她开 2 剂吧。照她的要求再开 2 剂。第 7 天六诊，患者精神好多了，说她能睡 2 小时，还能吃一碗汤面，再开 2 剂。第 9 天七诊，患者高兴地说："我能睡 3 小时了，昨天还吃了半碗炒菜。一个多月没吃炒菜了。"就这样患者一天天好起来，这次笔者给她开 3 剂药，直到农历八月十五这一天，患者来复诊痊愈。笔者说："整整一个月治疗，你的病好了，从今天起你不必吃药了。"这是一个真实的完整病案。

两个半月后的（12 月 15 日中午），王某手捂着脸又来就诊，说牙痛。笔者未经诊断，认为是牙痛病，好治，按牙痛病开消炎药止痛药静脉滴注，10 分钟后，患者手足抽搐颤抖不止，立即停止静脉滴注，详细诊断才得知是心脏病，"心绞痛牙痛"心不痛牙痛，及时给予速效救心丸 14 粒含服，几分钟后恢复正常，牙也不痛了。笔者嘱其下午 6 时以后再含服救心丸 14 粒，明日再来复查。可是患者以为好了，晚上忘记含服救心丸，晚上 11 时病情又突然发作，先牙痛，再次开始抽搐，家属打电话要求出诊，带笔者到家后，患者抽搐严重，缩成一个圆球形，牙关紧闭不能说话，笔者建议到大医院抢救，立即打"120"电话，医护人员进门后，患者不会说话，只是摇头，示意不去医院。僵持几分钟后，经商量，怕患者心急发生意外，也就不强求去大医院了。救护车走后，患者安静了许多，但抽搐严重，牙关紧闭，药不能入口里，只好用汤匙撬开牙关放入 2 片异山梨酯，1 分钟后，口开、手开，抽搐成圆球形状的身体也逐渐恢复，十余分钟后能开口说话了，牙也不痛了，半小时后含服速效救心丸 14 粒，嘱咐明天来复诊。第 2 天上午复诊后，以中医辨证施治调治 20 天恢复健康，至今多年再未复发。

方药：生晒参 10g，麦冬 10g，五味子 20g，炙黄芪 60g，当归 10g，川芎 20g，郁金 10g，炙甘草 15g 补气调气养心；桃仁 10g（捣），红花 10g，桔梗 20g，枳壳 10g，川牛膝 10g，白芍 20g，升麻 10g，延胡索粉 10g 活血止痛；龙骨粉 30g，牡蛎粉 30g，炒酸枣仁 10g（捣），远志 10g，节菖蒲 10g，首乌藤 30g 镇静安神养心；陈皮 20g，焦三仙各 20g 运脾消食消药。随证加减调治 20 天痊愈，再未复发。

按语：患者半年之内，发生两种"怪病"，患者正在更年期，心脾阴阳气血俱虚，加之寒湿乘虚而入，故病情加重，20多天不能吃，不能喝，不能睡，成为较复杂的神经官能症。住医院20天治标不治本，病情加重。经市级医院中医治疗，一剂药发生呕吐，证明还是治标不治本，治病没辨证。在基层卫生院全科中医辨证施治的调治下，1个月后恢复健康。更年期妇女内分泌紊乱，体质虚弱，2个多月后"心绞痛"，但奇怪的是，心绞痛心不痛，而是牙痛，在临床中并不少见，笔者在近50年的临证中，还见过心不痛，手痛、手臂痛的心绞痛患者，但经诊断，望闻问切后确实是心脏病引发的牙痛、手痛、手臂痛。以速效救心丸，或消心痛急救，中医辨证施治调治都可快速痊愈。

病例三：李某，男，58岁，某厂病退职工，1982年因风湿性心脏病二尖瓣狭窄在北京作过扩瓣手术。2002年11月13日因手足关节剧痛前来就诊，主诉3天前手、足、腕、踝关节疼痛到职工医院就诊，诊断为风湿性骨关节炎，医院开吲哚美辛、芬必得等药，服药后无效，后来发展至肘、膝关节及肌肉也开始疼痛，疼痛难忍，不能入睡，3天没有睡觉。故前来找中医就诊。

脉诊、典型代结脉；心脏听诊，不规则间歇，房室传导过程异常延缓，明显房室传导阻滞，此病与手足、肘膝关节肌肉剧烈疼痛关系还很少见，舌淡红无苔，有瘀斑。证属阳气虚弱，血脉瘀阻，不通则痛。治宜扶阳通脉，活血化瘀。

由于患者长期患心脏病，与西药结缘，效果欠佳，还损害了脾胃，全身多处内脏不适，请求中医药治疗。

方药：制附子20g，炮姜10g，生黄芪50g，炙黄芪50g，当归10g，川芎20g，郁金10g，生晒参10g，五味子20g，炙甘草20g，制何首乌20g，土鳖虫20g，地龙10g，丹参20g，桃仁10g（捣），红花10g，延胡索10g（捣）扶阳通脉，活血化瘀；龙骨粉30g，牡蛎粉30g，炒酸枣仁20g（捣），远志10g，节菖蒲10g，首乌藤30g镇静安神养心；陈皮20g，焦三仙各20g运脾消食消药。1剂，水煎服。第2天二诊，肘膝关节肌肉疼痛减轻，照原方再1剂。三诊，肘、膝关节肌肉疼痛消失，腕、踝关节疼痛减轻，照原方再1剂。四诊，由于效果很理想，提议抓3剂。第7天五诊，所有疼痛消失，能够安然入睡，脉诊：代结脉很少出现，约1分钟出现1次，心情转好。患者提议再续7剂，巩固疗效，半个月后复诊，心率恢复正常，疼痛完全消失。

按语：此例患者医院诊断风湿性骨关节炎，治疗后加重。寻求中医治疗后，7天疼痛消失，心脏房室传导阻滞减轻，15天后，心脏病房室传导阻滞也恢复正常，手、手臂关节肌肉，足膝关节肌肉疼痛全部消失，恢复正常。中医不治局部病症，从全身整体考虑，辨证施治，解除疾病的原因和证候，患者的病因和证候是阳气虚弱，血脉瘀阻，不通则痛。扶阳通脉，活血化瘀后，心脏病和骨关节病全部好了。这就是中医整体观念和辨证施治的威力。无论任何疑难重病，奇病怪病按照中医整体观和辨证施治观调治，无不得心应手。

病例四：康某，男，50 岁，某校教师。2006 年 12 月 25 日来笔者处就诊，病症：手足指端红肿变形，指（趾）甲逐渐腐蚀脱落，每只手或足有 3～4 个指头发病，1～2 个指头不发病，初期甲根流脓，但无疼痛瘙痒感觉，病程一年半。

2005 年 7 月初，县城某医生诊断为甲沟炎，治疗 10 天左右效果不佳，9 月初住某市级医院，诊断为灰指甲，治疗 4 个多月仍然无效。2006 年 8 月 15 日去北京某医院，经化验无真菌，排除灰指甲，并怀疑湿疹，经治疗，至今未愈。

经笔者诊断，五脏脉象除肝脉虚弱外，其余均正常略带有余，指（趾）端，凡是发病指甲全部脱落，指端红肿，无疼痛瘙痒感，每个手足只有 1～2 个指头未发病，舌红苔薄黄，肝脉虚弱，脉细数。

辨证分析："肝主筋，甲为筋之余，爪甲为肝之为华。""肝气调，肝血足，则爪甲红活饱满，润泽坚韧。"根据以上理论推测：①是否吃过伤肝脏西药，损伤肝脏，肝脏亏虚，肝木失养，爪甲失精血之养，而脱落变形；②是否为情绪怫郁，肝郁气结，久而化火，血瘀阻滞经络，引起爪甲失气血滋养所致。

治则：养肝柔肝，滋阴降火，舒筋除湿。

方药：黄芪 30g，当归 10g，川芎 20g，炒白芍 20g，熟地黄 20g，炒苍术 20g，黄柏 20g，生薏苡仁 30g，怀牛膝 20g，云苓粉 20g，木瓜 20g，丹参 20g，鸡血藤 20g 养肝柔肝，舒筋除湿；生地黄 20g，玄参 20g，金银花 15g，连翘 15g，牡丹皮 10g，赤芍 15g，栀子 15g（捣），知母 15g 滋阴降火；陈皮 20g，焦三仙各 20g 运脾消食消药。5 剂，水煎 2 次混合，分早、晚 2 次服用。30 日二诊，无明显变化，一年多的怪病，不可能短期见效，照原方继续 5 剂。在治疗期间，笔者查阅古籍《诸病源候论·代指候》曰："代指候，其指先肿，㷀㷀热痛，其色不黯，然后方缘爪甲结脓，极者爪甲脱也，亦名代甲，亦名糟指，亦名土 X。夫爪甲，筋之余也，由筋骨热盛，气涩不通，故肿结生脓，而爪甲脱。"循古籍，筋骨热盛，气涩不通，前二诊基本符合证候。既然筋骨热盛，除骨蒸应该更合理。2007 年 1 月 5 日三诊在原方基础上，再加银柴胡 15g、秦艽 15g 除骨蒸。嘱咐此方吃 1 个月以上再诊。于 2007 年 4 月 6 日来诊，基本好转，爪甲不红肿，指（趾）甲从根部往外退出好甲。

四十二、综合征

临证中常有一些西医诊断如白塞综合征、吉兰-巴雷综合征、雷诺综合征等疾病。西医用药后往往无效，这几十年中常有这样的患者前来就诊。现分别叙述如下。

（一）白塞综合征 2 例

病例一：郑某，女，40 岁，包头市人，1998 年 6 月 8 日就诊，经市某医院诊断白塞综合征，主诉：口舌黏膜糜烂，不能饮食，眼睑红肿，目痛流泪，下阴唇肿痛，有溃疡，疼痛难以行走，病程 1 个月，住院治疗未愈。舌红苔黄，脉弦细。证属湿热蕴结，火热伤阴。治宜清热除湿，凉血解毒。方用：苍术 20g，黄柏 20g，生薏苡仁 30g，怀牛膝 20g，苦参 15g，土茯苓 30g，胡黄连 10g，生地黄 30g，玄参 30g，金银花 20g，连翘 20g，忍冬藤 20g，败酱草 20g，马齿苋 20g，生蒲黄 30g，白茅根 30g，陈皮 20g，生山楂 20g，甘草 10g，10 剂，凉水浸泡 3 小时，水煎 2 次，药汁混合，分早晚服。二诊，口舌溃疡逐渐愈合，已不痛，阴唇消肿无疼痛，眼睑红肿消退，再续 10 剂，痊愈。

病例二：鲍某，男，40 岁，山东威海市人。口腔溃疡长达 10 年，时轻时重长期不愈，并长期慢性腹泻，眼睑红肿流泪，反复在市级医院治疗，医院确诊为白塞综合征。2017 年 5 月 26 日就诊，面色㿠白，精神萎靡疲惫，舌淡红苔白，脉象滑而无力。辨证：脾虚湿盛，阴阳失调。治宜健脾燥湿，平衡阴阳。方用：黄芪 30g，太子参 10g，生地黄 30g，苍术 50g，黄柏 20g，生薏苡仁 30g，怀牛膝 20g，生白术 20g，藿香 10g，厚朴 10g，半夏 15g，云苓粉 20g，土茯苓 30g，泽泻 15g，生蒲黄 20g，肉豆蔻 10g（破），诃子 10g（捣），陈皮 20g，焦三仙各 20g，制附子 10g，肉桂 10g，胡黄连 10g，黄连 10g（捣）每日 1 剂，连续服用上方 60 剂，10 年未愈的口腔溃疡和肠胃疾病、眼病，皆痊愈。

按语：白塞综合征病程较短者多以湿热蕴结，毒火伤阴所致。以清热除湿凉血解毒治疗多能取得显效，但若病程较长，多因口腔咀嚼困难，长期影响消化功能，多数构成脾虚湿盛证候并兼阴阳失调，病情复杂，需要谨慎辨证。

许多老中医认为此病就是《金匮要略》中所说的狐惑病，多以甘草泻心汤加减主之，还有的老中医以三才封髓汤加味主之，这些都是临证时，根据证候依据掌握的，中医同病异治自古都是很现实的问题，辨证施治，方证对应是中医的精髓。

（二）吉兰-巴雷综合征

病例： 李某，女，12 岁，学生，下肢麻木无力，进行性加重，住某职工医院检查，诊断为吉兰-巴雷综合征。治疗 20 天效果不佳，慕名于 2000 年 7 月 20 日寻求中医治疗。查体：下肢瘫痪，不能行走，无食欲，舌淡苔白，脉细弱。询问其家长，平时孩子的嗜好？饮食如何？说平时不喜欢吃饭，喜欢吃零食，近日天气热，喜欢吃雪糕喝冷饮。由于孩子长期吃零食、方便面、火腿肠、精美包装小食品、冷饮冷食，损害了脾胃功能，寒湿困脾，造成长期不喜欢吃饭，没有食欲，营养缺乏，肝、肾得不到营养滋润，遂即肝肾、脾肾阳虚，筋骨失养所致。证属寒湿困脾，脾肾阳虚。治宜温阳健脾、除湿益肾。方用：黄芪 10g，太子参 10g，云苓粉 10g，炒白术 10g，炙甘草 6g，砂仁 6g，白豆蔻 6g，草果 6g，炒苍术 10g，生薏苡仁 30g，怀牛膝 10g，佩兰 6g，泽泻 6g，猪苓 6g，厚朴 5g，肉桂 6g，制附子 6g，桂枝 10g，炒白芍 10g，木瓜 6g，陈皮 10g，焦三仙各 10g 温阳健脾，除湿柔肝。每日 1 剂，连续 7 剂，并加复合维生素 B，一次 1 片，一日 3 次。从此禁忌小零食、冷食冷饮。二诊，食欲增加，下肢无力未缓解，照原方再续 7 剂。三诊，食欲大增，四肢无力好转。照原方减黄芪、炙甘草，加制山茱萸 10g，熟地黄 10g，制何首乌 10g，肉苁蓉 10g，7 剂。四诊，下肢有力，可以扶着下地。效不更方，照三诊方服 1 个月，痊愈。

按语： 本病在中医称"痿证"。《内经素问·生气通天论篇》曰："因于湿，首如裹；湿热不攘，大筋软短，小筋弛长，软短为拘，弛长为痿。"说明湿热或寒湿是痿证发病的原因之一。《素问·痿论篇》提出"治痿者独取阳明"。

此患者寒湿损害脾胃，平时吃小食品，冷食冷饮更损害脾胃，脾胃运化失调，营养不能滋润肝肾，筋骨失养所致。以"四君子三妙散合胃苓汤加味"除湿养胃助阳，纠正脾胃功能，加柔肝滋肾之品健其筋骨，效如桴鼓。

笔者认为：无论治疗任何疾病，顾护脾胃是首要的，药物需经脾胃吸收运化，脾胃受损，连饮食都不能吸收，怎么能吸收药呢？因此笔者在方药中，都要加顾护脾胃、消食消药之品，为什么不提倡用西药呢？因为西药都是化学合成的毒性很强的有毒药，损害脾胃及肝肾，故不提倡滥用西药。

"痿证独取阳明"是我们祖先在 2000 多年以前就提出的治痿理论，当然辨证施治治疗痿证，还有其他证候引发痿证的，但是无论是肺热伤津，筋失濡养证，还是肝肾亏损，髓枯筋痿证，都得从脾胃着手，脾胃运化功能失调，想补津养筋或补肝益肾，都是枉然。

（三）雷诺综合征

雷诺综合征是双手手指苍白，有时发紫，遇冷加剧的病症。多因寒湿阻滞，阳气被遏，气虚血瘀所致。

1990 年笔者一患者诊断为雷诺综合征，医院看了几天后无效，来就诊。双手手指苍白无血色，无疼痛而麻木，遇冷加重，形寒肢冷，舌淡苔白，脉沉细。辨证：寒湿闭阻，阳气阻遏，气虚血瘀。问其前几年是否受过冷水长期刺激？弟媳说：在娘家时经常早上出去着露水割草，每年都有一个多月是这样，冰冷的露水长期刺激所致。治宜温阳通络、除寒祛湿。方用：麻黄 10g，细辛 10g，制附子 30g，干姜 20g，桂枝 20g，炒白芍 20g，片姜黄 30g，川芎 20g，鸡血藤 20g，当归 15g，黄芪 50g，党参 20g 温阳通络补气；苍术 20g，生薏苡仁 30g，羌活 10g，独活 10g，威灵仙 15g，炒白术 20g，云苓粉 20g，萆薢 15g，木瓜 15g 祛湿；陈皮 20g，焦三仙各 20g 运脾消食消药。每日 1 剂，连服 1 个月痊愈。

（四）梅尼埃综合征

梅尼埃综合征多以头晕目眩，有旋转感，并有恶心呕吐，纳呆等症状。中医不讲病名，主要是辨证施治，证候多以湿热或寒湿困阻，痰瘀阻络引发。治宜清热除湿化痰，或以温阳除湿、化痰逐瘀为主。

病例一：朱某，女，32 岁，内蒙古包头市人，2000 年 7 月 8 日就诊。主诉：3 年前开始出现头晕目眩，有旋转感，并有恶心、呕吐、纳呆，每到天阴雨湿，或心情不顺，或劳累后即发作，多次住院均诊断为梅尼埃综合征。给予扩张脑血管药物可以缓解，但始终不能除根，反复发作。舌淡苔白有瘀斑，舌边有齿痕，脉弦滑。证属痰湿困脾，寒湿瘀滞。治宜温阳化痰、健脾除湿、活血祛瘀。方用：制附子 20g，干姜 20g，肉桂 20g，姜半夏 15g，鲜生姜 30g（切片），藿香 10g，厚朴 10g，茯苓粉 20g，胆南星 6g，苍术 20g，炒白术 20g，生薏苡仁 30g，甘草 10g，当归 10g，川芎 20g，土鳖虫 10g，水蛭 10g（捣），葛根 20g，珍珠粉 5g（冲服），陈皮 20g，焦三仙各 20g。每日 1 剂，水煎服 5 剂。二诊，呕吐止，眩晕减轻，照原方再 5 剂。三诊，诸证消失，在原方基础加太子参 10g 加强补脾作用，连服 20 剂痊愈，随访再未复发。

病例二：于某，女，50 岁，山东威海人，2017 年 7 月 20 日就诊。主诉：近一年多头晕目眩，恶心呕吐，心情烦躁，失眠多梦。住几次医院诊断为梅尼埃综合征，反复发作，数伏天更加严重。舌紫红苔黄腻，脉弦滑数。证属痰湿阻滞，瘀血不通。治宜清热除湿、化痰逐瘀。方用：苍术 20g，黄柏 20g，生薏苡仁 30g，怀牛膝 20g，葛根 20g，黄连 10g（捣），枯黄芩 20g，栀子 15g（捣），泽泻 15g，车前子 15g（包煎），藿香 10g 清热除湿；姜半夏 10g，鲜生姜 30g（切片），天南星 10g，茯苓粉 20g，石菖蒲 20g，珍珠母 30g（捣），当归 10g，川芎 20g，丹参 20g，土鳖虫 10g，水蛭 10g（捣），地龙 10g 化痰逐瘀；陈皮 20g，生山楂 20g 运脾消食消药；首乌藤 50g，酸枣仁 10g（捣）养心安神。每日 1 剂，水煎服 5 剂。二诊，呕吐止，头晕减轻，照原方 5 剂。三诊，头晕渐轻，效不更方，照原方 5 剂。四诊、五诊、六诊，1 个月后，基本痊愈，舌苔由黄腻退为薄黄，减葛根芩连栀子，加远志、柴胡、炒白芍、郁金，解郁安神，再巩固 1 个月，痊愈。

病例三：刘某，女，56 岁，黑龙江人，现住山东威海，2018 年 7 月 27 日就诊。主诉：近几个月头晕目眩，恶心、呕吐，天旋地转，无法行走，躺着屋转，体型肥胖。到市某医院住院，诊断为梅尼埃综合征，因为经济困难，无法住院，寻求中医治疗，舌淡苔白腻，脉弦滑。证属寒湿困阻，痰瘀互结。治宜温阳除湿、化痰逐瘀。方用：制附子 20g，干姜 20g，肉桂 20g，苍术 20g，生薏苡仁 30g，怀牛膝 20g，藿香 15g，厚朴 15g，姜半夏 15g，鲜生姜 30g（切片），云苓粉 20g，天南星 10g，石菖蒲 20g，白芥子 15g（捣），车前子 15g，天麻 10g（冲服）温阳除湿化痰；当归 10g，川芎 20g，丹参 20g，土鳖虫 15g，红花 10g，水蛭 10g，郁金 10g 活血化瘀；陈皮 20g，生山楂 20g 运脾消食消药。每日 1 剂，水煎服 7 剂。二诊，止吐，眩晕减轻，照原方 7 剂。三诊，眩晕症状减轻，效不更方，继续 7 剂。四诊，眩晕症还没有彻底消除，脉虚弦，是虚风内动。以平肝息风、滋肾降逆。处方：天麻 10g（冲服），钩藤 20g，珍珠母 30g（捣），桑寄生 20g，怀牛膝 30g，焦杜仲 20g，首乌藤 50g，炒酸枣仁 20g（捣），苍术 20g，生薏苡仁 30g，半夏 20g，黄芪 30g，云苓粉 20g，茯神 20g（捣），当归 10g，生白芍 20g，鲜生姜 30g（切片），制何首乌 20g，制山萸 20g，五味子 20g，龙骨粉 30g，牡蛎粉 30g，陈皮 20g，生山楂 20g。7 剂，针刺百会、四神聪、上星、印堂、内关、足三里。五诊，症状减轻，效不更方继续照四诊方 7 剂。六诊，眩晕症消除，并带与她相同病症的亲戚来看病。由于该患者体型肥胖，合并脑梗死，需要较长时间消除痰湿，活血化瘀，因此还恢复一诊、二诊、三诊时的药方继续服用，笔者嘱咐最好吃素，晚上吃蔬菜，或不吃饭，坚持 3 个月可彻底治愈。该患者听从医嘱，坚持 3 个月，食疗与药疗并用，连合并脑梗死一起治愈。

（五）按语

这些西医诊断的各类综合征，只是疾病的名称，不是疾病的性质和证候，所谓证候，就是老百姓所说的病根。西医是千方百计诊断病名，治疗的也是病名，西药的作用是靶向强制攻击，损害人体脾胃、肝肾、免疫系统。而中医是找病根，辨病的性质，不管病名，只管病的证候，就是辨证施治，平衡偏差，而中药是有生命的植物、动物药，毒性极低，作用是调节平衡，不强迫攻击，因此，只要方证对应，对人体损害非常低，疗效肯定。

四十三、顽固性神经衰弱

神经衰弱症是多种原因刺激，精神压力加重，情绪长期抑郁，或更年期综合征误治而引发的自主神经紊乱，失眠多梦，烦躁易怒，记忆力减退，头晕，头痛，精神萎靡，全身无力，失去工作能力的疑难疾病。若长时间得不到治疗，会失去生活信心，以自杀或其他手段了此一生者很多。尤其是经过西医西药强迫安神催眠的患者，自主神经紊乱，假神经病变成真神经病时，不能自控者屡见不鲜，经多年西医西药未能治愈者，此时在寻求中医治疗，效果也不会好到哪里，因为想减退强迫性安神催眠药很难，成瘾的副作用破坏了自主神经系统，恢复起来相当难。未经西医西药治疗者，寻求中医治疗，针灸结合辨证施治服中药 2～3 个月可以痊愈。当今现代医学界把这种病当成抑郁症，长期治疗不愈。终身遭罪。长期西医西药治疗不愈的患者太多，笔者不予以论述。未经西医西药治疗，寻求中医治疗者，多能治愈，得到康复。现举 1 例。

病例：王某，女，36 岁，包头市人，2014 年 4 月 12 日就诊。心情烦躁失眠，说话语无伦次，记忆减退，精神抑郁，心慌疲乏，胸胁闷痛，食欲不振，舌红苔薄黄，脉弦数。诊断为抑郁症，服西药后心慌气短，说话颤抖，因此不敢再服，寻求中医治疗，经人推荐，由其父带来就诊。问其父原因，系家人之间互相猜疑生气引发。

（1）中医辨证施治：证属阴虚烦热，肝郁湿热。治宜滋阴降火、疏肝解郁，镇静安神除湿。方用：生地黄 50g，炒白芍 50g，元参 30g，柴胡 20g，郁金 20g 滋阴降火，疏肝解郁；生龙骨 50g，生牡蛎 50g，节菖蒲 20g，炒酸枣仁 20g，首乌藤 50g，制何首乌 20g，桑葚 30g 镇静安神；苍术 20g，黄柏 30g，生薏苡仁 30g，怀牛膝 20g，陈皮 20g，焦三仙各 20g 除湿运脾，消食消药。7 剂，水煎服。二诊，情绪好转了很多，除了继续中医药辨证施治外，还应进行精神治疗。

（2）精神治疗：笔者了解原因后，属患者家属多采取精神抚慰。

（3）中医辨证施治，情绪治疗相结合，一个多月就痊愈了。

（4）按语：本病不是采取西医强迫安神催眠药损害自主神经，导致自主神经紊乱，以后纠正不了，会变成强迫症，无法恢复。尤其精神方面的病，要以情绪抚慰，心病心治，以中药调理和情绪调理相结合，没有治不好的。千万不能采取强迫抑制。

四十四、误诊误治案

（一）湿热阻滞误用辛温案

病例： 张某，男，48 岁，农民。时值冬日因头重目眩，身体困重无力，骨节酸痛，脉弦缓，舌红苔黄腻，于 2007 年 12 月 3 日就诊。根据辨证：湿热阻滞，经络不通。治宜清热除湿通络为主。方用：四妙葛根芩连汤合白虎桂枝汤加羌活、独活、防风、姜黄等辛温药，加强除风湿作用。可是恰巧药房缺少黄柏、石膏、知母、黄连、黄芩这些清热泻火燥湿药，急情之下到附近乡村医生那里采购也没有采购全，凉药不足，本应该减去辛温药羌活、独活、防风、姜黄。可是由于药已经抓的混起来了，就没有去拣出来这四味辛温药，第一等待把清热除湿药配全后再拿走，第二把四味辛温药拣出来再拿走，二者必居其一才能吃。这就是笔者的过错，心里本来感觉不合适，但看病的人多，分心的事多，一忽视，药就被拿走了，致使患者服药 1 剂，神志昏迷，面红赤，烦躁不安，语无伦次。电话通知笔者后，笔者就知道是什么原因了。当时很信任笔者的几个医生怀疑是否抓错药了？笔者说不是抓错药，是我不果断处置引发的原因。所有的清热燥湿药不是缺味就是缺量，辛温除湿药又没拣出来出的事。

笔者立即赶到患者家中，认定是笔者的失误，立即给患者服牛黄安宫丸 1 粒，静脉滴注清开灵注射液 80ml，由于患者烦躁不安，滴注液体大半就鼓包了，只好起针，少半液体作废。家属不听劝告要租车到市级医院，路上走了 1 小时，到了市级医院检查完办理住院手续后，往病房走的途中，突然大量吐痰一次，吐完后立即清醒，能正常与人交流。这说明笔者急救时用的清开灵、牛黄安宫丸等清热开窍药起了作用。

按语： 这是乡镇医院的门诊部发生的事，1 周坐诊 1 天，药房中草药不全，是事故发生的其中原因，但主要原因还是医生责任，药物不全宁肯不配药，不挣这个钱也不能抓药，既要抓药就不得有丝毫大意，既然清热燥湿药短缺，辛温除湿药就要减除，这是一例湿热重引起痰湿阻滞的患者，湿热不除，辛温药立即可引发痰湿蒙蔽清窍，导致上述不良反应。今日报告误谬之前后因果，愿后人及同道引以为鉴，中医辨证施治失之毫厘，谬之千里。这是笔者临床年中第 1 个失误病案。

（二）心脏病牙痛误诊案

病例： 王某，女，50 岁，在奇病怪病案中病案二介绍的王某牙痛，笔者没有按程序仔细诊断辨证，仅凭感觉认为牙痛很简单，消炎止痛就能解决，不料任何疾病都不简单，症状表现不是病因和证候，中医的精髓是整体辨证，结果按牙痛消炎止痛未见效，反而病情加重，仔细辨证才得知是心脏病心绞痛牙痛。实在是谬误。请参阅奇病怪病案第二案例。这是笔者第 2 个失误病案。

（三）委中穴放血误伤血管皮下出血案

病例： 张某，男，60 岁，2005 年 11 月 1 日因腰痛前来就诊。笔者施针后，然后在委中穴放血，手感似乎有点深，放血 0.3ml 血后，按压时间不足 1 分钟，虽然针眼没有出血了，但由于针刺稍深，造成皮下出血，按压时间短，当时腰就不痛了。患者回家几个小时后，感觉不适，查看腿胭窝上下又青又肿，速来通知笔者，等笔者前去查看时，沿着委中穴上下周围上至腹股沟，下至小腿肚承山穴全部青紫、水肿，证明是皮下出血蔓延面积扩大，而且出现疼痛感。

救治措施：止血、活血化瘀。方药：①云南白药，一次 1/3 瓶，每日 2 次。②血塞通注射液 0.5g、川芎嗪注射液 200mg，加 5%葡萄糖溶液 200ml 内静脉滴注。10 天后痊愈。

四十五、误诊误治纠正案

（一）2 例婴幼儿外感失治引发外感内伤案纠正案

病例一： 刘某，男，11 个月。外感风寒，高热 39℃，经某医院住院静脉输液 3 天，输完液后体温下降至正常，每到夜间再度高热，3 天后依然高热不退，而且肠胃功能紊乱，腹胀满痛，哭闹不休，3 天未大便。后出院找到笔者，患儿高热不退，腹满肚胀，咳嗽喘促。笔者以"麻黄汤合小柴胡汤"加前胡、杏仁、鱼腥草、陈皮、焦三仙。2 剂平，3 剂愈。同时服用保赤散 1 包，每日 2 次，参苓白术散、胃蛋白酶调服，当天退热，神志安静，3 天痊愈回家。

病例二： 王某，男，3 岁，因外感风寒治愈，但引发泄泻，1 个月之余，虚弱无比，无力站立行走，坐的时间也不能长，脖子无力，头歪。就诊于中医诊断后认为是"积食阻滞胃肠"，治宜通因通用。方选"保赤散"一代，每次 2 包，每日 2 次。一次见效止泻，3 日痊愈，3 日后以参苓白术散、胃蛋白酶调治 10 天康复。

按语： 中医观念，诊治疾病以整体观念和辨证施治观念识证，审证求因，标本兼治。

（二）心脏病手、手臂、腿、脚疼痛误诊误治案纠正案

病例： 李某，男，58 岁，是在前面"奇病怪病案"中论述过的心脏病患者，手、手臂、腿、脚疼痛，在某职工医院按风湿性骨关节炎治疗，结果越治越严重。患者转到我院，笔者诊断：阳气虚弱，血脉瘀阻，不通则痛。治宜扶阳通脉、活血化瘀。1 天见效，7 天后疼痛全部消失，15 天后连过去的心脏病都得到痊愈。请浏览前面奇病怪病案"病案三"。

（三）腹泻三年误用温补案纠正案

王某，女，43 岁，腹泻 3 年，时轻时重。某医院诊断为"过敏性结肠炎"，西药治之不应，中医科以温补脾肾着手，"四神丸"加减无效。无奈转求笔者医治。其时腹泻一日 3～5 次，便前小腹隐痛，便有黏液，便后痛减，面色青黄，舌红苔白边有瘀斑，脉虚弦。问其月经前后如何？患者讲月经期间更甚，腹泻一日 4～6 次，经前小腹冷痛，行经有血块，经后腹泻稍有减轻，一日 2～3 次，1 周后又逐渐加重。笔者思考定有"瘀阻胞宫之象"，小肠是气血枢纽，气血瘀阻而影响肠胃功能，此为气血瘀阻，虚中夹湿。治宜化瘀除湿、调整气血功能。方用：王清任膈下逐瘀汤加味：当归 10g，川芎 20g，桃仁 10g（捣），红花 10g，赤芍 15g，乌药 10g，延胡索 10g（捣），甘草 10g，香附 15g，枳壳 10g，牡丹皮 10g，苍术 20g，黄柏 20g，生薏苡仁 30g，川牛膝 15g，黄芪 20g，土鳖虫 10g，陈皮 20g，焦三仙各 20g，5 剂。2 诊，经行腹中冷痛已止，腹泻一日 1～2 次，加炒白术 20g 再进 10 剂，痊愈。

按语： 此证腹泻 3 年，其为瘀血阻滞，气血运行功能不畅而引发肠胃运化功能失调，实属罕见。古人云："妇人尤宜问经期。"经水不调而致他病者，当以调经为先。脾统血而恶湿，经水将动，脾血先注血海，然后下注为经，脾血既亏，不能运行水湿，必将作泻。此亦为脾虚而血瘀，旨在祛瘀整肠。此证以活血化瘀药兼以除湿运脾止泻，是否与其能调理冲任，纠正内分泌功能紊乱，使之阴阳平衡有关，值得后人与同道进一步探讨。

（四）带状疱疹误诊误治案纠正案

带状疱疹是急性病毒性感染引起的局部急性疼痛与疱疹并发的疾病，大部分患者是由出疹与疼痛同时出现，或先出疹后疼痛，但有相当一部分患者先局

部急性疼痛，多在面部、肋间、胸、背、肩胛内侧，外耳道口至太阳穴，极个别还有在眼眶周围及眉头，多数急性疼痛剧烈，为针刺样疼痛，活动受限，很难忍受。但疼痛而不出疹，针刺样疼痛的症状，很可能被误诊误治为他病，笔者近年来遇到被多例患者，大部分皮肤无疹而剧烈疼痛，有1例被延误治疗最终发生皮肤溃疡化脓，3例被误诊为肋间神经痛，9例患者被医院误诊为肋间肌扭伤，1例误诊为颈椎病，3例被误诊为单纯性面神经炎，3例眼红肿疼痛眼皮眉头有疱疹者被误诊为结膜炎。部分患者疼痛10～15天，还有一例疼痛30天后才出疹子，这些患者都是无奈忍受不了疼痛才寻找中医治疗的。笔者接诊后只要是针刺性疼痛者，都以带状疱疹处置，一般1周痊愈，老年者10天治愈。治法参阅前面带状疱疹章节。

四十六、人体经络与针灸是中医整体与辨证施治重要组成部分

中医在急救疑难急症时，首先想到的就是针刺或针灸，针刺或针灸缓解紧急症状后，用中医药辨证施治治本，或有很多疑难急症只用针刺或针灸就能解决，不需要服用中药。因为经络是运行气血的通道与网络，人体的营养气血通过十二经脉，奇经八脉的通道运送到全身五脏六腑、经络的肌肉组织，而肌肉组织又有"腧穴""孔穴""骨空""气穴"等穴位，每一个穴位都通过络脉、经脉连通着人体的五脏六腑，人体内脏的疾病可以通过经脉、络脉反映到"穴位"肌表，而每一个"穴位"都相当于一味对证的中药，它们都是我们的祖先几千年实践确认的健身治病的灵丹妙药。

经络理论也是中医学理论的组成部分，它的运行也是在中医辨证施治的原则下进行的，中医把人体看作一个活着的整体，人体的各个组织器官都是气血运行中五脏六腑、四肢百骸、十二经脉、奇经八脉相互联系的整体，与无气血运行的尸体解剖没有丝毫关联。心、肝、肺、脾、肾与皮肉筋骨经脉内外相通相连。人体每一个不舒服的病症，都是侵入人体的外邪和生命自生自长的内邪里应外合损害我们体质而出现的应急反应。而我们又可根据气血运行的经脉和络脉穴位，用针灸方法和针刀手法刺激，调动人体内在的抗病能力，调节机体的虚实状态，以达到防病治病，解决潜藏在人体内众多的疑难杂病，提高人体抗病能力，达到健康长寿。

比如：邓铁涛教授介绍针刺四缝治疗急腹症的蛔虫团梗阻，既简单，又速效省钱。再比如：笔者20岁时初学中医以针灸治疗自己的顽固性神经衰弱（抑郁症）。本章内容不论述自己针灸治疗常见病的案例，而是着重论述一些疑难急症、奇病怪病的治疗经过和结果。

（一）针灸治好了笔者的顽固性神经衰弱

前文中我论述了顽固性神经衰弱病症，1970 年，我不满 20 岁，得了顽固性神经衰弱（抑郁症）。当清醒的时候试着以针灸百会、印堂、上星、四神聪、太阳、合谷、内关、神门、通里、阴郄、足三里、太冲，治疗自己的疾病，病情好转一些后，照书开中药方，针灸与中药并用治好了自己的顽固性神经衰弱，没用一粒西药（请参阅顽固性神经衰弱）。

（二）针刺足三里、天枢、环跳治疗原因不明性腹痛及下肢截瘫 1 例

病例： 安某，女、50 岁。1999 年 8 月 1 日，突然因腹部剧烈疼痛合并下肢瘫痪无力，到某职工医院就诊，医生会诊后感到奇怪，无从下手，建议到市某医院诊治，因患者急痛难忍，途径本院时想请中医看看，几个人帮着抬进我医院，患者腹部疼痛难忍，下肢瘫痪无力，面色苍白，大汗淋漓。笔者诊脉后也觉蹊跷，但想到针灸一试，立刻针刺足三里、天枢、环跳三穴，5 分钟后疼痛减轻，10 分钟捻针时感觉疼痛消失，留针 20 分钟，痊愈，自己能下床行走回家。

按语： 足三里、天枢属足阳明胃经之穴，足三里可治一切肠胃疼痛，天枢是调节上下腹部气机的枢纽，是消化系统吸收出入的门户，两穴结合，调节了消化系统各种炎症和疏通了气机。环跳穴是足少阳胆经之穴，是治疗下肢瘫痪与疼痛的首选之穴，三穴结合，20 分钟治愈怪病 1 例。

（三）针刺太渊穴治疗寅时支气管哮喘 1 例

病例： 张某，女，62 岁，素有支气管哮喘 30 余年。2006 年 10 月 20 日因下肢深静脉血栓在某医院行常规治疗，于 10 月 27 日开始每于晨起 3 时许喘甚，不能平卧，请笔者针灸治疗。患者精神不振，面色㿠白，舌淡苔白，语言低微，脉细弱，自诉近日每于晨起 3 时许喘促气短，呼吸困难，张口抬肩，喉中哮鸣，不能平卧，约 2 小时后（5 时许）哮喘减轻自止。证属肺气大虚。针取双太渊，用补法，留针 30 分，针后当晚哮喘发作只持续了 10 分钟即止。第二天继续用上法，针后再未发作。连续针刺 10 次而愈，随访 1 年未发作。

按语： 在古医籍中，这种"时间性疾病"被称为奇病怪病，殊不知是与子午流注有关。晨起 3～5 时为寅时，据子午流注学说，营气流注于肺经，该患者患有深静脉血栓伴支气管哮喘，结合其病史脉证，当属肺气大虚，太渊为手太阴肺经五腧穴中的"腧穴""原穴"，在五行中属土，有补土生金之功，肺虚者宜之。

（四）双内关、双足三里急救怪病 1 例

在前文中介绍一例皇甫姓患者，女，17 岁，因连续打喷嚏、呕吐交替出现，在 3 个市级医院 3 天治疗无效，转到本院笔者首先想到的是针刺双内关、双足三里，10 分钟呕吐和喷嚏症状减轻，30 分钟呕吐和喷嚏症状停止，然后采取"控涎散"服用 1 小时后泻下几十块燥屎，随即苏醒，后以中药调治 3 天痊愈，5 日康复。因此，针灸对疑难急症的奇病、怪病、急病，急救效果非常明显，所以当今针灸已经风行了全世界。

（五）曲泽放血结合双内关、双足三里急救急性吐泻 1 例

病例： 严某，男，36 岁，2006 年 10 月 30 日就诊，2 天前感冒，鼻塞头痛，自行买感冒药吃后稍有减轻，本日早晨感到周身不适，恶寒发热，周身疼痛，呕吐频作，并脘腹剧痛，一早泄泻 5 次，舌苔白厚，脉数而浮，体温 39℃，辨证为风寒束表，内迫阳明。笔者立取曲泽，消毒后以三棱针点刺放血，并以双内关，双足三里针刺，留针 20 分钟，急性呕吐、泄泻、腹痛停止，体温降至 38℃，随后以祛风寒中药 3 剂退热痊愈。此法急救急性呕吐、腹泻、腹痛之症极其有效，此为笔者临床多年之经验。

按语： 在此常见病不述，仅选几例急症、奇病、怪病论述，以此说明针灸在中医整体与辨证施治中的疗效是很显著的，尤其是急救方面，简单，速效，省钱。

四十七、人生的轨迹

（一）古人对优孕优生优育的论述

我国古代医家对优孕优生论述的很全面。明代万全的《幼科发挥》曰："夫男女之生，受气于父，形成于母，故父母强者，生子亦强，父母弱者，生子亦弱。""胎弱者，禀受于气之不足也，得于父母有生之初……子之羸弱，皆父母精血之弱也。"清代陈复正的《幼幼集成》曰："婴儿出生肌肤未实，宜用旧絮护其背，亦不可太暖，衣衫当随寒热加减，但令背暖为佳，更宜数见风日，则血气刚强，肌肉致密；乳哺亦不宜过饱，所谓忍三分饥，吃七分饱，乳哺须节，节则调养脾胃；乳母慎六淫七情"等。都说明中医从古至今就懂得优孕优生优育，预防人类品质的退化，为促进人类健康、聪明、少病、长寿做出极大的贡献。

（二）现代优孕优生优育的论述

我国《婚姻法》明确规定："直系亲属和三代以上的旁系血亲；患麻风病未经治愈或患其他在医学上认为不应当结婚的疾病禁止结婚。"看出国家对有孕优生十分重视，现代优生学与古代"父母强者，生子亦强，父母弱者，生子亦弱。"的论述都是相同的。但要达到优孕优生优育首先应注意以下几种事项。

1. **择偶**　①合适的年龄。②健康的身体。③不近亲结婚，扩大择偶范围。④注意家族遗传病咨询。⑤婚前检查等。

2. **生育最佳年龄**　男 26～30 岁，女 24～28 岁。

3. **受孕最佳日期**　月经干净后的第七、八、九天，此时同房多可受孕，因此要提前半个月忌房事，养精蓄锐，储备健康精子。

4. **性生活注意事项**　①性生活卫生，性交前洗澡，尤其是清洁外生殖器。②禁止酒后入房。③性生活环境安静舒适，光线柔和，温度适宜，夜深人静时最佳。④精力充沛，心情舒畅。⑤服避孕药者要在停药后采取其他方法避孕 6 个月以上者方可受孕。

5. **孕前准备**　①夫妻双方戒烟戒酒。②忌服催眠药及有害药品，如抗生素、激素、西咪替丁、抗高血压药、麻醉镇静药、有害中草药等。③避免电磁污染，如电脑、电视、无线电台、微波炉、高压线路等影响。④平衡营养，情绪稳定。⑤双方远离农药、工业化学毒物、重金属等毒物。⑥不接触宠物。⑦禁忌化妆品、染发剂、冷烫精、口红等有害化妆品。

6. **孕前营养储备**　①饮食搭配合理，营养均衡。②忌吃十大垃圾食品及小食品，洋快餐。多食新鲜蔬菜水果。

7. **胎教**　①音乐与语言胎教法，适当放一些轻音乐及欢快的音乐，定时听故事欣赏美术作品，保持心情愉快。②情绪胎教法，多行善事，不看不良书刊及影像，互相关怀温情等。

8. **分娩**　一定要入院待产分娩，做到 100% 安全分娩。

9. **婴儿护理**　刚出生的婴儿有时会引起羊水灌入口中，应及时排除并喂服脐风散或保赤散，使腹中胎粪及口中咽下的羊水污浊尽早排出，此后要提倡母乳喂养。

10. **婴儿出生后的正常表现**

（1）啼哭：婴儿出生后第一声就是啼哭，因此啼哭是婴儿的本性。婴儿啼哭时，呼吸运动量增大，有利于肺的发育，还可促进血液循环和新陈代谢，正常啼哭不必抱孩子，只要注意：①饥饿哭什么样。②撒尿哭什么样。③拉屎哭什么样。④是否发热。⑤疼痛哭。前三种正常处理就可以了，后两种可请医生检查治疗。但必须细心分辨为什么哭，找到原因就好处理了，不要不分辨原因一哭就抱，这样对孩子发育、心理都不利。

（2）微笑：睡眠之后微笑是婴儿神经系统逐步完善的表现，属于正常表现。

（3）咧嘴笑：婴儿平时活泼可爱，或看到亲人或有趣的东西会咧嘴笑，这也是正常表现。

（4）瘪嘴：表示有所要求。

（5）噘嘴、咧嘴：表示要小便。

（6）红脸横眉：表示要大便。

我在1995年给一个朝鲜人抚养一个婴儿，抚养2个多月后抱走了，工作之余抚养孩子，总结了很多经验。孩子很乖，没有一点毛病，3小时喂1次奶，七分饱，活泼可爱，2个多月没出现过一点毛病。孩子好像很懂事。

11. 护理婴儿的不正确表现　一哭就喂奶。婴儿哭是正常运动，不可以一哭就喂奶，婴儿乳食不知自节，如果一哭就喂奶，易造成乳食伤脾，则百病由生。婴儿喂奶要按时，一般3小时喂奶1次，每次喂七分饱，养成习惯后，3小时即开始慢慢哭啼，你就知道是饿了怎么哭了，喂完奶后抱起婴儿拍拍背部再放下，他自己会很乖地玩耍或睡觉。如若不按时间喂奶，不注意喂七分饱，一哭就喂奶，就造成婴儿消化不良，先开始吐奶，时间一长则泄泻，使小儿脾胃受损，免疫力下降，容易发生感冒或得其他疾病，因此，按时喂奶，七分饱是育儿最好的办法。

12. 尽早培养孩子健康心理　父母都希望自己的孩子健康、聪明、少病，并有所作为。可是最关键的是要培养孩子健康的心理，才可适应社会，适应生活，积极进取。

（三）中医治未病内容

1. 治未病　一是"未病先知、未病先防、既病防变、瘥后防复"四项内容。解释：就是日常生活中，未得病之前就要懂得预防保健知识，知道人怎样生活才能不患病，平常容易患什么病，这叫作未病先知。二要懂得防病的重要性，怎么防病？提前预防，使人体不患病，少患病，这叫作未病先防。三要懂得一旦患病疾病较轻，医生在患者就诊后要懂得疾病的传变规律，提前预防疾病的传变和病情的恶化，积极控制疾病的发展，这叫作既病防变。四要懂得积极有效控制疾病的办法，使之快速痊愈，愈后防止再次复发，这叫作瘥后防复。

2. 未病先知　就是通过健康教育，使老百姓知道以下健康知识：疾病发生有两大因素即外因和内因。①外因包括风、寒、暑、湿、燥、火，称六淫。还有污染的空气，污染的水和快餐食品，化学合成的药物等不能自知的病源病邪，人类必须懂得怎样预防这些病源病邪的侵袭。②内因包括生活和饮食习惯不合理，如甘肥、辛辣、油腻、肉、海鲜、大吃大喝这些强酸性食物的危害。③缺乏运动，循环障碍。④滥用化学合成药物，破坏免疫力。⑤七情六欲：喜、怒、忧、思、悲、恐、惊，思想情绪不佳等都可以促使人体体质酸化，由亚健康体质变成病体或得疑难病。人们得知这些健康知识后，就能知道怎么预防，减少疾病。

3. 未病先防　知道了以上这些健康知识后，采取以下一系列预防措施。①顺应自然，避免外邪风、寒、暑、湿、燥、火，污染空气、污染水、污染食品、化学合成药物等毒品和六淫外邪的侵害，采取预防措施。②顺应社会，调节心理，克制七情六欲。③合理饮食，少吃酸性食物，多吃碱性食物，经常吃一些排毒中药，或排毒食品，保持身体弱碱性，病邪就不会侵犯。④科学用药，少用或不用化学合成西药、抗生素，尽量服用有生命的毒性小的中草药、中成药、食准字药。⑤有氧锻炼，在阳光下锻炼，不做剧烈运动。⑥保证睡眠 8 小时，懂得熬夜对健康不利。这些就是"未病先防"的内容，做到这些就可以防止和减少疾病的发生。

4. 既病防变　如果采取以上未病先知、未病先防的措施，一旦有病也很轻微，稍用中药或中成药就可以调理痊愈。但医生要在患者就诊后防止疾病的传变和传播、恶化，采取主动，防变于先，先安未受邪之地，防与治并重，准确辨证施治，使之早日痊愈就叫既病防变。

5. 瘥后防复　疾病痊愈后，要提高身体素质，预防复发，使体质保持健康状态，这就是瘥后防复。

人体发病是由亚健康状态逐渐量变的过程，病情恶化是由量变到质变的过程，中医"治未病"就是防止亚健康体质的生成，再由亚健康的量变到质变的系统工程，这个工程做的好，人体就不发病或少发病，或发病轻，康复快，康复后也不易复发。

（四）中医"治未病"理念

1. 亚健康不等于健康　世界卫生组织指出：世界上有 20%的人是患者，75%的人属于亚健康人群，只有 5%的人才是健康的，亚健康人不属于健康人，比如心脑血管病前兆、癌症前兆，身心总感觉不舒服等，这是机体有潜在的未病之病，故亚健康已经是患者了，只不过是暂时没住院的患者，健康观念强的人早开始预防治疗了。"细胞生物学"揭示，人体生病是由细胞受损引起的，因为人体是由 60 万亿～100 万亿个细胞组成，细胞营养不均衡，就会受损，细胞受损就会生病，由亚健康到得病归根结底是细胞营养不均衡造成的，那么营养均衡从吃什么，怎么吃开始，从怎么保持机体正气不衰开始。

2. 好吃的不等于有营养　吃什么和怎么吃关系着人的健康和命运，关系着人体细胞营养均衡而不受损，人体营养素需要糖类、蛋白质、脂肪、矿物质、多种维生素、微量元素等几十种生命元素，维持人体细胞营养均衡的几十种生命营养素平衡是人类健康长寿的基本因素，某种营养素在人体细胞的含量既不宜过多也不宜过少，更不能缺少，生命营养素比例均衡，人体体质就是弱碱性的、健康的。生命元素比例失调，细胞就会受损，人体就会由亚健康变成不健康而得病。

因此，吃什么和怎么吃，怎么达到营养均衡，阴阳平衡是保持健康与长寿的关键因素。

3. 食疗大于药疗　食疗文化在我国有悠久历史，多吃碱性食品：五谷杂粮，粗粮，蔬菜水果。少吃酸性食品：油、肉、海鲜、盐、烟酒、精细粮食、加工合成食品、饮料、快餐等，使人体酸碱平衡，体质弱碱性。少得病不得病，食疗作为主要手段是人类健康长寿的保证。

国际酸碱平衡健康管理工程委员会首席科学家，南开大学生命科学院教授李建民向全世界呼吁：紧急行动联合起来，以人体酸碱平衡健康新理念为指导，打一场纠酸抗病，抢救生命的全民战争，保卫人类的宝贵生命，谁支持就是功德无量，谁反对必将是历史罪人！

李建民教授的学生、李观友老师应用饮食疗法调养疾病，以"预防养好癌症的富贵病"几千案例的文章发表。受到国家人事部和社会保障部，中医药管理局等单位的肯定和奖励。李观友老师在全国各大学，京交会，健康学术会演讲100多场，甚至出国演讲。充分说明一个问题："食疗大于药疗。"食疗可以治疗一切富贵病，包括癌症。给人类健康长寿开辟典范。

合理饮食，尽量多吃碱性食物，不吃少吃酸性食物，根据自身体质以中草药或中成药、适合自己的保健食品保健，就能达到体质的极佳状态。

人体有不同体质，"气虚体质"的人要常吃一些益气健脾的食物和中药。"阳虚体质"的人要常吃一些壮阳驱寒的食物和中药。痰湿体质的人要常吃一些利湿化痰行气的食物和中药。湿热体质的人要常吃一些清热除湿的食物和中药。阴虚体质的人要常吃一些滋阴清热的食物和中药。阴阳两虚体质的人要常吃一些阴阳双补，阴中求阳，阳中求阴的食物和中药。血瘀体质的人要常吃一些活血化瘀的食物和中药。寒湿体质的人要常吃一些驱寒利湿扶阳的食物和中药。气郁体质的人要常吃一些行气开郁的食物和中药等。由于空气、水源、粮食、蔬果等污染，实时服用沸石产品排毒，食用强碱性食品平衡体质，根据自己的体质保健会起到意想不到的效果。

比如：湿热兼淤血体质，平时就要在饮食方面禁忌辣椒，烟酒。多喝绿茶，多吃清淡素食，裙带菜、魔芋粉等强碱性食品，少吃厚味油腻食物。保健药品：清胃黄连丸，血府逐瘀丸这些清利湿热、活血化瘀的中成药。预防湿热太重、气滞血瘀的毛病加重。适当服用沸石产品排毒并补充小分子肽。既能保证健康生存，达到健康长寿。这就是中医"治未病"理念的运作。

根据自身不同体质，在名中医的指导下，选择适合自身体质的饮食和保健中药调理，达到未病先防，健康生活！

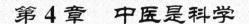

第4章　中医是科学

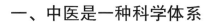

一、中医是一种科学体系

（一）生命与宇宙天地自然是一个大整体

1. 阴阳五行的平衡是生命存在的必然需求　人生活在地球上，地球是宇宙间的一个有生命的球体，宇宙间还有无数的星球，迄今为止人类还在不断探索其他星球是否存在生命。地球上存在阴阳五行，万物生长靠太阳，太阳的阳气是生命存在的第一要素，地球的地气属阴气是生命存在的第二要素，五行是生命存在的第三要素。土、金、水、木、火五种物质是生命存在的必然需求，没有肥沃的土地和水就长不出植物和树木，没有植物和树木的光合作用就不会有氧气，生命没有氧气是不能存活的，金属和火的热能，也是生命的需求，生命就是在阴阳的气化、五行的生克制化之中存在的，因此，阴阳五行的平衡是生命存在的必然需求。

2. 自然科学与生命科学的融合体现　阴阳的气化是生命的根源，阴阳的消长，五行的生克制化是生命修复、维护，气化功能的现象，人是生命体最有灵气的活体，阴阳五行产生于宇宙天地自然，人的生命被宇宙天地自然的阴阳五行孕育，男为阳，女为阴，父为阳，母为阴，人的生命又来自父母，天地自然的变化与人体生命息息相关，天地自然的阴阳五行运转变化失衡，气化失调，人体就会发生疾病，因此，阴阳的消长，五行的生克制化是维护生命的本能现象，也是中医维护生命体健康长寿的利器。人的生命与宇宙天地自然是一个大整体，而中医恰恰是研究天地自然阴阳五行气化与人体生命之关系的，我认为中医就是自然科学与生命科学的融合体现，也是人类必须研究透彻的科学体系。

3. 中医是生命科学　《黄帝内经》曰："人生于地，悬命于天，天地合气，命之曰人。"

自然辩证法认为：生命是整个自然界的结果。阴阳的气化运动，五行的生克制化是生命的基本特征，气化运动停止，生命就停止。这些都是自然科学和生命科学，中医就是研究自然科学与生命科学的。

"科学的定义是反映自然、社会、思维等的客观规律的分科知识。""科学是一种不断质疑又不断求真的过程。"

中医是生命的运动科学，注重"精、气、神"。精、气就是能量，神就是意识、信息，最不可捉摸的。得神者昌，失神者亡。人作为一种有灵性的动物，在许多确定的事情面前的忽左忽右，忽生忽灭的转念是对这个世界构成影响的。

中医是自然科学反映于社会、生命体质、生命思维、生命生死存亡的知识体系，它是整体观和辨证施治观解决人生命体阴阳五行平衡的利器，是人体气化功能运行的生命体现，是这个地球上非常节能、环保、低碳的生态环保理念，也是最可持续发展的一套利国利民体系。

眼耳口鼻一双手，望闻问切辨证由，见今知往明后事，生死寿夭变中求；
中华神圣医高手，主治未病治已病，未病先知神圣医，未病先治乃神医，
既病防变是圣医，瘥后防复乃名医，只治已病是庸医，辨病救人是下医；
化学药物是毒药，食药同源终得益，精通中华传统学，整体辨证生命依。

（二）人体生命是一个小整体

中医不是治病，是治证，审证求因，辨证施治。人体五脏六腑、四肢百骸、筋骨、血脉是通过经络、经脉、血液循环连成一个不可分割的活着的整体，局部有病，都可影响到全身，而病情的转化、恶化、转移、扩散都是治疗的失误引起的，因此，不能将局部病变看成某一部位的问题，而是要把人体的局部与全身各部分联系成一个整体，对人体的体质与疾病的性质详细分辨，辨别出属于阴、阳、表、里、寒、热、虚、实等性质的证候，中医称辨证，根据疾病的病因性质和人体的体质——证候，对证下药，这就是中医的整体观念与辨证施治，从而得知，中医不是治病，而是治病的原因证候，老百姓称病根，患病的原因证候除掉了，生命体质和病的性质就会改变，病名自然不存在了。

二、中医重疗效

国医大师、著名中医临床家朱良春说："中医之精髓在于学术，学术之根源本于临床，临床水平之检测在于疗效。所以临床疗效是迄今为止一切医学的核心问题，也是中医学强大生命力之所在。""中医的生命在于疗效，而疗效则来自明确的辨证和精当的用药。"

中医学的强大生命力在于疗效，而疗效来自于精准的整体观和辨证施治。一名成熟的临床中医大师就是一座全科医院，内、外、妇、儿、针灸、推拿，

常见病，疑难病，急症，慢性病，应样样精通，得心应手。

三、证、症、病

（一）证和辨证施治

中医的科学体系是"治未病、整体观、辨证观"。它的强大生命力就在于疗效，它的疗效在于精准的辨证施治，方证对应。

"证"：疾病的性质和生命体质的综合体现，中医称证候，简称证。中医的诊断方式是望、闻、问、切四诊。根据四诊得到生命和疾病的信息，面色是红、白、黄、灰、暗等，舌头的颜色是红、淡、紫、舌苔薄、厚、腻、薄白、白、白腻、黄、薄黄、黄腻，二便通与不通等信息，精神状况，症状表现，辨别确定是属阴寒证，还是属阳热证？属虚寒证，还是寒湿证？属湿热证，还是虚热证？是阳虚证，还是阴虚证？是表实证，还是表虚证？这是八纲辨证：阴阳表里寒热虚实。需要六经辨证的就要辨，太阳、阳明、少阳、太阴、少阴、厥阴。需要辨温病的就要辨三焦、营卫气血等。根据什么证候对证下药，方证对应，疗效才好。总而言之它不是病名，更不是症状表现，它是以症状表现为证据、依据，辨别出的疾病性质，是发病因素和症状表现藏之于内而形诸于外的各种证据综合。比如：天热喝水少，上火了，口渴咽干，发热脉洪数，心率快，舌红苔黄，那就是热证、火证，要用泻火清热药。天冷了冻着了，脉浮紧，关节肌肉疼痛，发热咳嗽，那一定是感冒表寒证，要用风寒解表药。平时不注意，穿衣服少，受冷风或吹空调，吃冷饮冷食多，舌淡苔薄白，脉迟缓，腹痛，关节痛，一定是风寒证，要用温热药，温阳祛风寒止疼痛等。这就是辨证施治，对证用药，方证对应。中医也辨病，如感冒病、消渴病、中风病、黄疸病等，但在治疗这些病的时候要"辨证"，方可施药。

（二）症和症状表现

症就是症状表现，根据四诊，望、闻、问、切，得到的生命信息就是症。但这些信息只是症状表现，以症状表现为依据，才能辨别出疾病的性质和生命的体质证候。举例说明，天气热喝水少上火了，生命反映出很多症状表现，如口渴咽干、发热脉洪数、心率快、舌红苔黄等症状，简称症。中医辨证施治，就是根据这些症状表现来辨证的，症状是辨证的依据，症状表现就是症。

（三）病和辨病施治

病是病名，是根据各种仪器检查、影像学检查、化验检查的指标判断得出疾病的名称，病就是疾病的名称，什么名称的病固定要用什么药治疗，就是辨病施治。

四、中医学辩证法和临床疗效体现

（一）中医学辩证法

中医学辩证法来自古代无数医学家在长期同疾病作斗争的临床实践，是自然科学与生命科学的总结概括，是把我国古代哲学中阴阳五行学说贯穿在人体生理、病理、诊断、治疗、摄生预防、治未病、治已病等医学实践中，全面系统地经过实践——认识——再实践检验，锤炼了几千年，不断提高、深化、丰富，至今还在继续认识——实践检验——理论——再实践的反复验证，为提高中医科学水平和临床疗效起着不朽的作用。辩证法中："外因是变化的条件，内因是变化的依据。"《黄帝内经》曰：正气内存，邪不可干。正气足，精、气、神足，得神者昌，失神者亡。这些辩证法内容几千年前就被祖先融于中医科学体系中了。

科学无止境，无顶峰，人体生命科学就是永远研究不透的科学，万年研究无止境。对待运动中的生命体永远要用中医辨证法看待，因时、因地、因人制宜，天人相应，阴阳五行的气化理论就是中医辨证法的科学实践体系，也是中医学基础理论和临床实践的系统科学体系。

（二）临床疗效体现

古代医学经典中最有价值者唯有张仲景的《伤寒杂病论》，它是中医学辩证法体现于临床实践最完美的结合。张仲景在《伤寒杂病论·原序》中说道："勤求古训，博采众方，撰用《素问》《九卷》《八十一难》《阴阳大论》《胎胪药录》并平脉辨证，为《伤寒杂病论》合十六卷。虽未能尽愈诸病，庶可以见病知源，若能寻余所集，思过半矣。"

张仲景明确指出自己精心创作《伤寒杂病论》的三个基本要素，一是继承，刻苦专研古人的医学著作，努力掌握前人已经积累的科学知识；二是实践，以历代医家积累的经验，集中体现各种验方，自己实践来验证；三是思维，自己"平脉辨证"，辩证思维，对证施药，反复实践验证，为《伤寒杂病论》十六卷倾注毕生精力，使中医学辩证法理论与临床实践相结合，创造性地发展了理、法、方、药系统的辨证施治理论体系，使《伤寒杂病论》成为中国第一部理论与实践相结合的辨证施治典籍。展现了中医辨证施治在临床疗效体现中的科学性。以后的1000多年来，历朝历代的名医名家层出不穷，为中医药科学奠定了坚实的基础。

五、中药是生命的"保护神"

（一）中医药的形成与发展

我们的祖先在生活与生产活动中，采食植物和狩猎，寻觅食物辨别有毒无毒，在与疾病做斗争时，经过无数次试验、观察、口尝、身受、实际体验，逐渐创造并积累起一些用药知识，经过反复的实践与认识，不断总结交流，逐步形成早期的药物疗法，随着历史发展，社会文化的进步，药物的需求，药物的来源由野生逐步发展到种植栽培，人工驯养，由植物动物扩大到天然矿物等品种，从 2000 多年前的《神农本草经》发展到现在的药典、中草药汇编等著作。并用中医药辨证施治预防和治疗疾病，2000 多年的临床试验，形成了系统的中医药基本理论和药学理论。它的原料基本上是天然的，绿色的、有机的，毒副作用小的，有生命的活性药物，它没有化学合成的毒性，仅仅是用药失误的毒性。全国中草药汇编是迄今全国中草药较完整的中草药汇编，共 3880 种，说明我国中药发展前景相当广阔。

（二）中药的毒性研究

古人曰："用药如用兵。""药"与"毒"之间本无明显界限，用之得法，毒药也可救人性命，服之不当，食品也可致病。"水能载舟，也能覆舟，药能治病，也能致病"。《本草思辨录》中指出："方之不效，由于不识证者半，由于不识药者亦半。证识矣而药不当，非特不效，抑且有害。"

1. 辨证用药　中医用药是辨证施治，热证用寒药清热泻火，寒证用温热药温阳祛寒，湿证用燥湿渗湿药除湿利水，虚证用补药调补等，这叫作方证对应，对证下药，即使方药中有毒药，也不会产生毒性。

2. 辨病用药　西医是辨病施治，对病名而言用药，无毒药也可以产生毒性，因为同一种病名，不同性质的证候，同样用一种药就会产生中毒反应，无毒药也可中毒。

举个简单的例子，"皮肤肿瘤，痈疽肿毒"：如红肿热痛，为热毒证，用药以清热解毒消炎。方选五味消毒饮加石膏、知母、黄连、黄柏、黄芩、马齿苋等清热解毒药可治愈。如肿块坚硬，推之不动，肿而不痛、不红，那属于寒湿肿毒，用药以除寒祛湿药。方选阳和汤加制附子、皂角刺、羌活、苍术、南星、黄芪等补气除寒湿之品。如果寒性瘤和热性瘤都用同样的消炎消肿止痛方肯定会起到中毒反应，比如热性瘤加制附子肯定中毒；寒性瘤加制附子却不会中毒，反而有特效，加黄连、黄芩、黄柏三种药本来无毒，但肯定要中毒。

3. 中药炮制不合格　依照《全国中药炮制规范》进行加工炮制，有毒中药必须严格遵守国家关于《医疗用毒性药品管理办法》和炮制规范进行炮制和管理。掌握剂型计量准确，辨证准确，对证下药，不会中毒；炮制不规范不合格，剂型计量不标准，辨证不准确，肯定会中毒。

4. 中药临床运用所遵循的原则

（1）"四气五味"学术规范，用药规律则以临床辨证作为依据。譬如：临床辨证为寒证，医生处以热药，则为正治，可以立见疗效；如若医者误用寒药，或以治病名而误用寒药，则为雪上加霜，由于"药证相反，"立即就会在临床上出现毒副反应。这就是说在中医临床上，中医师所用中药含有什么成分并不重要，重要的是所用中药是否适合于患者的体质证候，如若药证相符，方证对应，即刻可以见效，如若药证相反，必然会出现毒性反应。中药的临床毒性反应并不与其所谓的毒性成分存在着必然的关系，主要取决所用中药的性味归经是否适合患者的体质证候。在传统中医师笔下，即使含有毒性成分的某些中药，都会成为治病的良药；由于近几十年出现的中医水平降低，中医学生观念西化，不懂辨证施治，只懂辨病名用药，所以出现大量毒副作用

（2）正确辨证用药，遵循药物使用剂量，任何药物都有计量，在辨证施治指导下，用适当的剂量，是不会产生毒素的。单以某一种草药内含的化学成分论毒，只能作为参考，作为医生要谨慎行事。如若没有很好的辨病施治，只是以治病名来用药，药证相反，又没有掌握剂量，其后果是不堪设想的。也有人说长期大量使用任何药物，都会出现中毒事故。笔者认为这属于不当用药，并非药物本身的问题。只要是以整体观念和辨证施治指导用药，即使是有毒药物也会有独特作用。

六、中药的危机

（一）中药资源危机

1. 中药质量退化　中药种植使用化肥质量退化，中药炮制不规范，不能很好利用药性，再有中医药人才匮乏，懂医不懂药，甚者既不懂医、也不懂药的外行管理，中草药低价出口等造成中药退化，中药市场匮乏。

2. 中药利用率降低和浪费　随着中药在低温萃取工艺中取得了很大进步，浓缩丸、颗粒状、口服液和胶囊等在一定程度上替代了人工煎药的老办法。但在制成中成药过程中，口服颗粒、胶囊、浓缩丸、口服液中，由于对药理、药性、中药成分不能充分掌握应用，中药饮片中有许多非常坚硬质的根茎类饮

片，没有得到很好药用，例如要长时间浸泡才能泡醒、泡软，成分才能煎出药用，像白芍、延胡素等短时间很难泡醒、泡软，延胡素需要打碎或研末才好，白芍需要 5 小时以上浸泡才有药用，天麻不溶于水，应该研细末开水冲服，好多贵重药都应该打碎再煎或冲服等等。造成名贵中药利用力较低。再有研发的新药，专利药由于种种原因得不到很好开发，也是造成了很大浪费。

3. 中药造假　中医论坛中有知情人士揭露中药造假，例如把萃取后的黄芪再烘烤晒干后出售，用红薯切块加大黄、黑豆煮后晒干就变成制首乌等等。再有很多中医医师对中药知识不太精通，甚至根本不认识中药，更谈不上鉴别中药造假。院校毕业的药工也只能抓药，识别能力极差。鉴于以上中药存在的种种问题，归根结底一句话，中医药人才匮乏，新、老中药师青黄不接，希望有关部门多培养一些精通中药的医师、药工，提高鉴别能力，加强市场监管，杜绝假冒产品上市。

（二）中药秘方的危机

人民日报发表评论："中药秘方大量流失，成为外企摇钱树。"这说明一个真理，中医药已经得到全世界的青睐，中国中医若不注重中药秘方运用和保护，不注重疑难病专利方，则易贾手他人，应避免。

1. 如何为中医药盖上"中国印"　中医药宝库的开发利用，不只是加盖"防盗水印"、撑开"法律保护伞"，更要放在国家科技发展战略的地位加以布局。屠呦呦因发现青蒿素而获诺贝尔奖，令公众重新审视土生土长的中医药。在国家中医药管理局等三部门举办的相关座谈会上，相关人士指出青蒿素源于中医，中医药是中国最具原始创新的科技资源，成为与会专家谈论最多的话题。

屠呦呦曾说，青蒿素是传统中医药送给世界人民的礼物。但这个礼物却是"免费"的。尽管青蒿素是我国药品管理法实施后注册批准的第一个新药，也是到目前为止我国为数不多的创新药之一，但由于历史原因，青蒿素的知识产权存在争议。幸运的是，诺贝尔奖承认了屠呦呦的首创性，认为她在青蒿素研究中具有无可争议的"三个第一"。40 多年后这项拯救上百万生命的成果，才被盖上了"中国印"。

2. 专利成果的保护　我国中医研制出的疑难病专利也很多，每年专利公布比例占有率很高，每年的专利保护费也交的不少，真正进入市场比较少，20 年后保护期过后，可能真的成为外国企业的摇钱树。

中国创新的成果，不能总寄望由国际性学术荣誉来认可，中国创新的资源，也不应常用"秘不示人"来保护。屠呦呦获诺贝尔奖，青蒿素进入大众视野，提出了一个迫在眉睫的问题，就是如何以有效开发和保护中医药这一宝库？

我们对中医药这些"老祖宗留下的宝贝"，还缺乏有效的开发和保护手段。以"汉防己"为例，这种防己科植物分布于中国南部，它的提取物汉防己碱是一种很有前景的抗埃博拉病毒候选药物。然而，这项成果是美国和德国研究人员在《科学》杂志上发表了相关论文。

中药提取物如此，中药复方境况也让人担心。近年来，我国中药秘方大量流失，商标在国外屡遭抢注。"洋中药"纷纷在我国境内抢注中药专利，中医药竟成了国外企业的摇钱树。这就源于日本对《伤寒杂病论》《金匮要略》等古籍中所载古汉方的开发。

尽管屠呦呦称阅读了 2000 多本中医古籍才找到青蒿素的提取办法，但在浩如烟海的中医古籍中寻找创新药，这种"笨办法"仍不啻为一条捷径。西方传统筛选新药方法如同大海捞针，一些发达国家因而凭借技术优势，大力发掘世界各地的传统药物，如果我们捧着金饭碗，却不愿花"笨功夫"，也缺乏新技术，拿不出几个像样的一类新药，还得花高价进口原研药，这实在让国人惭愧。

七、中医药成果转化和药准字与食准字

其一，中医药专利成果转化目前在国内较为困难，用开发西医药的管理办法去对待中医药成果转化，不是一个明智的选择。限制了中医药的发展空间。

其二，有很多"药准字"的西药逐年被淘汰，临床实践证明许多"药准字"的药是有毒性的，因其中毒现象严重才被淘汰。中医药针对疾病的性质、证候运用，对人体的毒性会降低，这就是说中医治疗疾病用药是辨证用药，辨疾病的性质用药，所以"真中医"无论用西药还是用中药，毒性都会很小的，或者是无毒的。

其三，"药准字"药是药三分毒，那么用"食准字"药就不会有毒了吗？"食准字"是食物，能当饭吃的药几乎不会中毒，再者中医用"食准字"药也是辨证用药，不会仅辨病名而用药，正如吃饭也要讲科学，不讲科学吃饭也会生病的，中医辨证施治，辨疾病的性质用药，科学饮食是不会生病的，更不会中毒。所以"食准字"药按照辨证施治观念使用更无毒副作用。但事实上，由于管理上的不成熟，以及某些不良商家的违规操作，"食准字"药物并未得到良好充足的发展。相信在不久的将来，随着制度的完善与各种行业标准的正确执行，更多"食准字"药物必将在临床中发挥出它们真正的作用。

八、中医湿病学派

1. **中医派别是建立在整体观与辨证施治基础上的**　中医派别从古自今都有自己的主攻类别，虽然名称有别，但他们的观念是一致的，都是以整体观念和辨证施治为主，以治未病为基础。

中医各家学说中分《伤寒学派》，专研张仲景的伤寒杂病论，至今全国有700多家，书籍千余种，对张仲景辨证施治，理、法、方、药系统解释运用做出了贡献。

金元四大家的寒凉派，从运气角度探讨火热证，清热泻火；补土派，从脏腑辨证论脾土生万物，祛病必补脾土；攻邪派，从扶正祛邪的角度论述邪留则正伤，邪去正自安，以汗、吐、下祛邪；滋阴派，以阳常有余，阴常不足论，强调滋阴降火。四大家四类证候是出于地域不同，气候不同，体质差异的辨证施治，北方寒冷，吃肉食厚味，多火，可以清热泻火；或由于火气重者合并体虚，多为阴虚火旺，此时不可泻，要滋阴降火。脾为后天之本，无论治疗什么病，都要顾护脾胃，这是补土原则，后又出现温补派，但疾病是由邪气入侵造成，所以又要攻邪，邪去正自安。在辨证施治中灵活运用，抓住重点，因时、因地、因人辨治是所有中医医生遵循的基本原则。

明末清初出现的温病学派，吴有性疫病乃天地之疠气，自口鼻而入，从传染病到温病都给后世中医留下防病治病的宝贵经验。

现代又出现扶阳派，是说阳气是人的生命之气，阳气旺盛则生命旺盛，阳气衰竭则生命衰竭；当今社会以风流潇洒为主，只顾风度，不顾温度，冬天就有不穿棉衣过冬的，或穿个长羽绒服，下身不穿袜子和棉裤，说是风流；或冷饮冷食无处不见，空调无处不用；或医生治病以消炎为主，扼杀体内阳气等，致使寒湿体质和阳气衰退者无限增加，无奈之下，"扶阳派"出现，这就是中医辨证施治理论体系在临床中的体现。

"湿病学派"在清代温病学派中以薛雪（薛生白）的《湿热论》为基础早有论述，薛前辈湿热论对湿热、暑湿论述有佳，但对寒湿、痰湿、风湿、痰瘀、水湿邪气论述较少，今日笔者补充，并将笔者50年与水湿、湿热、暑湿、寒湿、风湿、痰湿、痰瘀等有关的疑难病予以总结，起名《湿病论治》以飨读者，这是中医整体观与辨证施治理论体系、治未病观念的全面体现，希望能给中医的传承和创新做一点贡献。欲除烦恼须无我，历尽艰难好做人。

2. **中医的概念**　中医，是以中华传统文化中医基础理论为指导，以望、闻、问、切四诊为主要手段诊集人体信息，通过四诊合参，辨别证候，根据人与天地自然为一体，人体是一个活着的、有情绪意识的整体，遵循治未病观念、整体观念和辨证施治观念，对证使用天然药物组方，或采用非药物疗法，实施养生、保健、预防、治疗等方法的医学行为称作中医。

3. 中医的观念　治未病观念；整体观念；辨证施治观念。

（1）治未病观念：就是在未患病以前就要了解各种季节性传染病，现代富贵病、环境污染病、饮食结构不合理病的病因病机，尽早进行健康教育，通过情志调摄、劳逸适度、合理膳食、起居有常等措施，对不同体质和状态给予适当干预，利用各种心法、手法、针法、营养法、健身法、天然药物疗法等进行养生、保健、健康教育、预防、治疗，使其身心健康，不患病，少患病，更不患疑难病。已病要准确辨证施治无失误，防止疾病传变、转化、恶化、使其快速康复，瘥后防止复发。即未病先知、未病先防、既病防变、瘥后防复。

（2）整体观观念：就是人与天地自然是一个大整体，天地自然的变化与人密切相连、相关；人体五脏六腑、四肢百骸、气血经络、精神意识情绪是一个活着的整体，互相关联，不可单独分析、认识、对待。

（3）辨证施治观念：就是通过四诊合参，辨别疾病的证候（性质、原因），方证对应，对证组方用药或非药物治疗，是辨证、对证下药，不是辨病、对病名下药。

4. 中医是"活命科学"　中医首先是让人活着，中医在临床中的诊断是很明确的、科学的，它不是针对某些数据、影像、病名而言的，不是要诊断什么病名，临床中也不是治疗症状，而是要找到患病的原因，明确疾病的性质。疾病只是一个名称，不是病的本质，一种病可由多个原因引发，要找到疾病的性质、原因，以及体质属性，就能找到治病的方法，中医称为辨证施治。辨证施治，方证对应，才能排除人体疾病的性质和原因，即人们所说的"治病根"。致病因素排除了，疾病自然就会消失，因此可以说中医是"活命科学"。

5. 中医的五大特色　辨证施治个性化、治疗方法人性化、给药途径多样化、用药取向天然化、防治原则和谐化。

6. 中医传统理念　以人为本，天人合一；平衡阴阳，效法自然；以防为重，扶正祛邪；仁爱和谐，济世活人；肩负责任，不虑吉凶。

7. 中医"治未病""治已病"的要素　人类是有精神意识的活体，不是供医学解剖的尸体，精神意识、情绪是决定人的健康与亚健康、生病与防治疾病的关键，从无病到防病，从有病到治病，调节人的精神、意识、情绪是防病与治病的要点，永远保持精神意识、情绪的平和是中医治未病与治已病的要素。

8. 中药观念　现代科技不是西医的专利，凡是符合人类健康的先进成果，中医都可以选择应用。用药原则是预防、天然、对证、和谐；反对有毒、对病、强制、过度。

以中医的观念从治未病和整体出发，通过辨证、辨病性、所用的药都可以似为"中药"，包括部分无毒的西药和营养保健食品。用药原则是辨证施治，证和病是两回事。药物有毒无毒是用法的差错，真中医辨证施治用药不会中毒，西医或伪中医辨病名施治用药肯定会中毒。用治病名的方法用药，无毒药也会变毒药，用辨证的方法用药，有毒药也会无毒。以西医的观念辨病名施药，强制治病，过度治疗，套用中药方药治疗病名，无毒中药都会变成毒药。

9. 中医湿病学派传承与创新的责任　中医湿病学派要严守中医学术观点，以"治未病观念、整体观念、辨证施治观念"为宗旨，以清代薛雪（薛生白）湿热论为基础，弘扬中华传统中医药文化，加强中医药湿病学派人才队伍建设，传承、挖掘、研究、提炼、创新发展，为实现中国梦、中医梦，为人类的生命科学中医药成为顶级科学做贡献。

中医是我国 5000 年传统文化的精髓，博大精深，中医药是中国的，掌握中医药技术的人才也是中国的，不是属于自己的，中国的中医药文化要发扬光大，要成为人类生命科学顶尖科学，就必须靠中国的中医人，在传承、挖掘、研究、创新的过程中不能保留和隐瞒丝毫，只有研发出更多的技术成果，中医药才会成为人类的生命科学。中国要强大，成为世界现代化强国，各项科学技术，包括中医药科技就要走在世界最前沿，中国的中医人要成为顶级的人类生命科学家，就要拼死传承，创新，把自己有限的生命无私地奉献给祖国的强国梦、中医梦。

"天将降大任于斯人，必先苦其心志，劳其筋骨"。生命科学中真正的中医理念是这个地球上非常节能、环保、低碳的生态环保理念，也是最可持续发展的一套利国利民体系。这是中国中医人继承和创新的责任。